Sonntag

1 GABE =
1 TABLETTE ODER 5–10 TROPFEN ODER 5–10 KORN

Die Arznei soll über die Mundschleimhaut gleich ins Blut gelangen, deswegen die zwischen zwei Löffeln zerpulverte Tablette mit der angefeuchteten Fingerspitze auf die Zunge oder die Mundschleimhaut streichen.
Tropfen direkt oder mit etwas Wasser verdünnt in den Mundwinkel mit einer Einmalspritze ohne Kanüle langsam eingeben oder in etwas Flüssigkeit trinken lassen.
Arzneikügelchen (Globuli) oder die zerpulverte Tablette können auch mit etwas Fleisch aufgetupft gegeben werden, sofern der Patient bei gutem Appetit ist.
Ist die Potenz nicht angegeben, **gilt immer D 6**.

*Hans Günter Wolff*

# Unsere Hunde – gesund durch Homöopathie

## Heilfibel eines Tierarztes

14., verbesserte und ergänzte Auflage

Sonntag Verlag · Stuttgart

Die Deutsche Bibliothek – CIP-Einheitsaufnahme

Ein Titeldatensatz für diese Publikation ist bei
Der Deutschen Bibliothek erhältlich

Übersetzt wurde dieses Buch bisher
in Holländisch: »Uw hond – gezond door Homoeopathie«,
Elmar Verlag, Rijswijk, Holland
in Englisch: »Homoeopathic Medicine for Dogs«,
The C. W. Daniel Comp. Ltd., Saffron Walden, GB
und in Portugiesisch: Tratando o Cão pela Homeopatia,
Organizaçao Andrei Editora Ltda., São Paulo/Brasilien

**Wichtiger Hinweis**

Medizin als Wissenschaft ist ständig im Fluss. Forschung und klinische Erfahrung erweitern unsere Kenntnisse, insbesondere was Behandlung und medikamentöse Therapie anbelangt. Soweit in diesem Werk eine Dosierung oder eine Applikation erwähnt wird, darf der Leser zwar darauf vertrauen, dass Autoren, Herausgeber und Verlag größte Mühe darauf verwandt haben, dass diese Angabe genau dem **Wissensstand bei Fertigstellung** des Werkes entspricht. Dennoch ist jeder Benutzer aufgefordert, die Beipackzettel der verwendeten Präparate zu prüfen, um in eigener Verantwortung festzustellen, ob die dort gegebene Empfehlung für Dosierungen oder die Beachtung von Kontraindikationen gegenüber der Angabe in diesem Buch abweicht. Das gilt nicht nur bei selten verwendeten oder neu auf den Markt gebrachten Präparaten, sondern auch bei denjenigen, die vom Bundesgesundheitsamt (BGA) oder Paul-Ehrlich-Institut (PEI) in ihrer Anwendbarkeit eingeschränkt worden sind.

Geschützte Warennamen (Warenzeichen) werden nicht besonders kenntlich gemacht. Aus dem Fehlen eines solchen Hinweises kann also nicht geschlossen werden, dass es sich um einen freien Warennamen handele.

ISBN 3-8304-9037-2


Printed in Germany 2002
Gesamtherstellung: Friedrich Pustet, Graphischer Großbetrieb, Regensburg
Grundschrift: 9.5/12.79 pt Thieme Gulliver (System Apple Macintosh)

# Inhaltsverzeichnis

# Vorwort zur 10. Auflage

Die Bücher von Dr. med. vet. H. G. Wolff sind seit langer Zeit ein fester Begriff nicht nur bei Veterinärmedizinern und homöopathischen Ärzten, sondern vor allem bei den vielen Tierhaltern, die nach den Anweisungen des Autors ihren vierbeinigen Lieblingen immer wieder erfolgreich helfen konnten.
Man kann ohne Übertreibung sagen, dass kein homöopathisches Werk in diesem Jahrhundert, mit Ausnahme vielleicht von Hahnemanns *Organon*, im deutschen Sprachraum in kurzer Zeit so weite Verbreitung fand wie diese Bücher von Dr. Wolff. Sie wurden in mehrere Sprachen übersetzt und sogar in Blindenschrift übertragen. Nun liegt bereits die 10. Auflage vor. Dr. Wolff hat sie nochmals sorgfältig überarbeitet und sagte danach, nun könne er nichts mehr verbessern. Nach fachlichen, stilistischen und didaktischen Aspekten empfand er diese Fassung als die Krönung des Werkes und ahnte nicht, dass ihm der Tod so bald für immer die Feder aus der Hand nehmen sollte.
Dr. Wolff war von einer tiefen Liebe zu den Tieren erfüllt, aber auch zu den Menschen, die sich um ihre Hausgenossen sorgten. In einer der begeisterten Zuschriften von Lesern seiner Werke wurde er »Der wiedergeborene Franz von Assisi« genannt, eine überaus treffende Bezeichnung.
Seine Ratschläge waren so erfolgreich, dass ihn nicht nur viele Tierbesitzer, sondern auch andere Menschen bei eigenen Krankheiten konsultierten.
Er war ein Mensch von hoher Sensitivität und feiner Beobachtungsgabe, der trotz seiner großen Erfolge nach dem Motto »Mehr sein als scheinen« lebte.
Für die Verbreitung der Homöopathie nicht nur in Laienkreisen, sondern auch in der Veterinärmedizin und indirekt in der Humanmedizin hat er mit seinen Büchern einen entscheidenden Beitrag geleistet und damit auch der wissenschaftlichen Anerkennung der Homöopathie den Weg bereitet. Diese 10. Auflage stellt nun sein Vermächtnis dar. Wir werden ihm am besten gerecht, wenn wir gleich ihm tagtäglich die Homöopathie nach den von Hahnemann

und seinen Nachfolgern formulierten strengen Regeln anwenden und die Erfolge dokumentieren.
Dem Autor, der uns unvergessen bleiben wird, schulden wir Dank von Mensch und Tier. Möge auch dieses Buch, wie alle seine Vorläufer, vielen Tieren und damit auch Menschen von Nutzen sein!

Karlsruhe, April 1994 Dr. K.-H. Gebhardt

# Einleitung

Dieser vorliegende Band ist der Tierwelt vorbehalten, die mit uns Menschen diesen Planeten teilt.

Obwohl alle höheren Tierarten Krankheitssymptome produzieren können und somit der homöopathischen Heilart ebenso zugängig sind wie der Mensch, wird im Folgenden nur vom Hund die Rede sein als dem Tier, das dem Menschen am nächsten steht, ja nach dem Philosophen SCHOPENHAUER »des Menschen größte Erwerbung« ist.

Die hier vorliegende Schrift hatte ihren Wegbereiter in dem 1964 bei Haug, Heidelberg, erschienenen Büchlein »Gesunde Hunde durch homöopathische Behandlung«, das in viele Teile der Welt gegangen ist.

Diese Tatsache gerade beweist, dass es selbständig denkende Tierfreunde überall gibt, die für ihre *Pets* eine Heilmethode wünschen, fern von chemischen Stoffen, von arzneilichen Nebenwirkungen oder gar Arzneischäden. Diese Freunde bevorzugen ein Heilverfahren, das nicht allein schon im Mutterleib durch eine *Eugenische Kur* die Gesundheit der noch nicht Geborenen fördert, sondern auch bei seiner Anwendung im Krankheitsfall den Organismus so weitgehend autovakziniert, immunisiert (der Begriff der Impfung liegt nicht weit davon), dass er von Krankheit zu Krankheit widerstandsfähiger und gesünder wird.

Die Homöopathie ist eine aktive Medizin, indem sie die Heilkraft des Organismus stärkt und sie nicht in Antibiotika- und Cortisonspiegeln ertränkt. Sie nimmt dem Individuum nicht die Fähigkeit, sich selbst zu heilen und untergräbt nicht die Heilkräfte der Natur. Sie wirkt nicht durch das Gewicht des chemischen Materials, sondern durch die Energiewellen des potenzierten Ausgangsstoffes, sie ist eine »Anstoßmedizin«, die bei sinnvoller Anwendung körpereigene Regulationen zur Überwindung der Krankheit in Gang setzt und dadurch schnell, sicher und mild wirkt.

HAHNEMANNS Homöopathie ist eine arzneiliche Heilweise, die keiner medizinischen Mode unterworfen ist und sich seit der Zeit ihrer Entdeckung zu Beginn des 19. Jahrhunderts in ihren Grundsätzen nicht verändert hat – wohl aber in ihren Formen.

Seitdem die Wissenschaft immer mehr zu der Erkenntnis gelangt, dass leichte Reize eine äußerst wichtige Rolle bei den Lebensvorgängen und dem Stoffwechselgeschehen spielen, ja diese durch winzige Mengen bestimmter Stoffe wie z. B. Hormone und Vitamine gravierend beeinflusst werden, gewinnt die Homöopathie immer mehr an Bedeutung.
Homöopathie ist nicht die gewaltsame Unterdrückung von lästigen Symptomen einer Krankheit durch kräftige chemische Mittel, sondern deren Aufhebung und Beseitigung durch kleine Mengen natürlicher Stoffe, die ein ähnliches Wirkungsbild wie das Krankheitsbild haben. Sie unterstützt das eigengesetzliche Heilbestreben des Organismus und ist frei von schädlichen Nebenwirkungen, ein Vorteil gegenüber anderen Heilmethoden, der nicht hoch genug geschätzt werden kann.

**Allezeit gelten diese drei Grundsätze:**

1. Similia similibus curentur – **Ähnliches werde durch Ähnliches geheilt.** Das gilt für alle Krankheiten, die unter Ausnützung der körpereigenen, natürlichen Heiltendenz mit einem spezifischen Heilreiz reguliert, d. h. geheilt werden können.
Es ist z. B. bekannt, dass der *Schwefel (Sulfur)* Hautausschläge verursachen kann und solche auch heilt. Es kommt dabei mit auf die Zubereitung des Stoffes an.
Starke Dosen rufen Hautveränderungen hervor, kleine homöopathisch zubereitete haben den gegenteiligen Effekt, haben eine Umkehrwirkung. Sie heilen alle Hautausschläge, die der von starken Dosen hervorgerufenen ähnlich sind.
Wie sieht aber ein solcher Schwefelausschlag aus?

2. Dafür hat HAHNEMANN die Forderung aufgestellt, **Arzneimittelversuche am Gesunden** zu machen. Er und seine Nachfolger haben Hunderte von Arzneimitteln auf ihre Wirkung am Gesunden geprüft und diese Prüfungsergebnisse – die so genannten Arzneimittelbilder – stellen den Schatz in der Homöopathie dar.
Die Prüfungsergebnisse am Tier unterscheiden sich von denen des Menschen nur wenig. Die feineren, subjektiven kann es nicht ausdrücken, aber die objektiven, markanten Leitsymptome sind in der gleichen Art wie beim Menschen vorhanden. Deswegen kann man

die menschlichen Prüfungsergebnisse ohne weiteres auf das Tier übertragen.
Es gibt aber auch über 100 Arzneimittelprüfungen am Tier, die in der Hauptsache von dem französischen Tierarzt FARRÉ in mühseliger Arbeit neben seiner Praxis entwickelt wurden. Die Ergebnisse bestätigen diese Aussage, die mehrfach u. a. von FERRÉOL (Genf) und vom Verfasser nachgewiesen worden ist.
Die Erfahrung lehrt weiterhin, dass, wie HAHNEMANN selbst schrieb, »die Tiere durch die homöopathische Heilart wenigstens ebenso sicher und gewiss wie die Menschen zu heilen sind.«

3. Der dritte Grundsatz besteht in der **Anwendung von kleinsten potenzierten Dosen**, die unterschwellig wirken und einen der größten Trümpfe der Homöopathie darstellen, indem Giftwirkungen bei richtiger Anwendung nicht auftreten können. Schon den jüngsten Welpen vermag man damit ohne Risiko zu behandeln. Die Arzneimittel werden nicht nur verdünnt, sie werden auch potenziert, d. h. sie gewinnen durch stufenweise Verschüttelung oder Verreibung, die homöopathische Arzneizubereitung, enorm an Heilkraft.
Je höher sie potenziert sind, umso mehr spezifische Heilkraft steckt in ihnen – vorausgesetzt, dass sie auf den passenden Empfänger trifft. Es gibt Potenzen 1:100, 1:1000, 1:einer Zahl mit 30, 200 ja 1000 Nullen. Bei solchen Potenzen wirken nicht mehr die materiellen Kräfte, sondern die immateriellen, wellenförmigen Strahlungskräfte, die sich direkt an die Vitalsphäre des Organismus wenden, an jene ordnende Kraft, die alles Leben aufrecht erhält und sich beim Tod vom Körper trennt und diesen der Auflösung in seine chemischen Bestandteile überlässt.
Man könnte auch sagen, dass es sich um subatomare Energien handelt, um Strahlungskräfte, mit denen man heilt, sofern das Mittel auf der richtigen Wellenlänge liegt, eben dem Krankheitsbild ähnlich ist.*

* »Das wusste ein Journalist im Fernsehen nicht, als er sich aufmachte, die Homöopathie »fachmännisch« zu beurteilen. Spöttisch trank er am Schluss der Sendung eine Hochpotenz aus, die er als verunreinigten Alkohol bezeichnete, um deren Unwirksamkeit zu beweisen. – Aber das ist es ja: Den Dingen geht der Geist voran, das Denken entscheidet, d. h. hier die Arzneimitteldiagnose. Sie ist der Schlüssel zum Schloss für die kostbaren Schätze dieser Heilkunst, die freilich nicht jedem erreichbar sein können.«

Homöopathie ist eine Wirkung von Energie auf die kleinsten Teile. Dass das Schwache das Starke besiegt, das Harte dem Weichen unterliegt – das wusste schon der große Weise LAOTSE. »Jeder weiß es«, klagt er, »doch keiner handelt danach.« –

Die Homöopathie zieht Nutzen aus diesen Gesetzen. Indem wir mit dem angezeigten Arzneimittel einen Heilreiz setzen, bringen wir die körpereigenen Regulationen zur Überwindung der Krankheit in Gang. Mit den fortgesetzten »Antwort-Flutwellen« erlernt der Körper die »Technik des Sieges« (nach einem Ausdruck von K. v. ROQUES) über den Feind, die Krankheit. Das Prinzip ist das gleiche wie bei jeder Immunisierung. Der spezifische Heilreiz bewirkt, dass der Körper selbst die Heilung vollzieht und gesünder und widerstandsfähiger aus der Krankheit hervorgeht, denn, wie gesagt, jede homöopathische Behandlung stellt eine Mikro-Vakzination dar.

Im Folgenden werden D- (1 : 10) und C- (1 : 100) sowie auch LM- (1 : 50 000) Potenzen empfohlen. Ein allgemeines, nur auf die Materie ausgerichtetes Begriffsvermögen wird nicht imstande sein, sich dieses Wirkungsprinzip vorzustellen. Und doch existiert es! Die schönsten Heilerfolge werden auch bei Tieren vorzüglich mit LM-Potenzen erzielt.

Die Grenze zwischen der letzten molekülhaltigen und ersten molekülfreien Potenz liegt zwischen der D 23 und D 24, zwischen der C 9 und C 10 sowie zwischen der LM 3 und der LM 4.

Die Heilwirkung der Potenzen jenseits dieser angegebenen beruht auf einem dynamischen Faktor, nicht aber auf dem Molekülgehalt.

Aus diesem Grunde sind die auf materieller Basis aufgebauten Experimente der schulmedizinischen Pharmakologie für den homöopathischen Wirkungsnachweis sinnlos und daher strikt abzulehnen. Homöopathische Arzneimittel können nur in einer Arzneimittelprüfung am Gesunden oder am Kranken erprobt werden. Eine materialistisch ausgerichtete Wissenschaft kann daher über homöopathische Mittel nicht autoritär urteilen. Es ist schlechterdings unverständlich, wenn heute aus dieser Sicht Gesetze erlassen werden, die denjenigen aufgezwängt werden sollen, die von einem völlig anderen Denkansatz ausgehen.

Erwähnt sei noch, dass unter homöopathischen Aspekten auch das ganze Arsenal von kostspieligen Laboruntersuchungen an Bedeutung verliert, einfach deshalb, weil sie nicht nur auf materielle Erscheinungen abgestellt sind.

Obgleich die naturwissenschaftliche Lehrmedizin Anspruch darauf erhebt, die allein kompetente Heilweise zu sein, die auf wissenschaftlicher Erklärung beruht, gibt es eine Fülle von Heilmethoden außerhalb der »Schule«, die auf Beobachtung basieren und hochwirksam sind. Ein Behandler von heute kann wählen, welche Methode für welche Krankheit die beste sei, was natürlich voraussetzt, dass er mehrere dieser vielseitigen Heilwege kennen muss. So wird nicht jede Krankheit z. B. mit der Homöopathie zu heilen sein. Diätfehler reguliert man am besten durch Diät, ein Fremdkörper muss manuell oder chirurgisch entfernt werden, bei bestimmten Infektionen und Seuchen wird man die auslösenden Bakterien mit Antibiotika vernichten, und bei festgefahrenen Endzuständen muss man ggf. operieren. Bei einem Organ, das atrophisch geworden ist, kann eine Regeneration durch die Homöopathie nicht mehr erwartet werden, denn die Homöopathie ist eine Heilweise mit einem spezifischen Heilreiz, der auf ein reaktionsfähiges Gewebe treffen muss, um die Selbstheilung einzuleiten.
Trotzdem bleibt die Fülle der homöopathisch heilbaren Krankheiten sehr groß, und im Folgenden sind die wichtigsten angeführt. Einen Anspruch auf Vollständigkeit erstrebt dieses Büchlein nicht.

*»Je mehr nun«*, sagt Hahnemann in einem Vortrag in Leipzig, *»die krankhaften Symptome der gewählten Arznei den Symptomen des kranken Tieres entsprechen, mit desto größerer Gewissheit und desto geschwinder und dauerhafter wird des Tieres Krankheit dadurch geheilt, mit einer Gewissheit, die der mathematischen ganz nahe kommt.*
*Das müsste nur ein unerfahrener und stumpfsinniger Beobachter sein, welcher leugnen wollte, dass die Tiere nicht ebenso gut und ebenso gewiss die Symptome ihrer Krankheit anzeigten als die Menschen. Sie haben zwar keine Sprache, aber die Menge der bemerkbaren Veränderungen an ihrem Äußeren, an ihrem Benehmen und der Verrichtung der natürlichen, der tierischen und der Lebensfunktionen dient vollkommen statt der Sprache.*
*Da nun das Tier nichts von Verstellung weiß und, nicht wie der Mensch, weder den Ausdruck des Schmerzes übertreibt noch seine*

*Gefühle verheimlicht oder Beschwerden lügt, welche nicht da sind, wie oft der Mensch durch Erziehung verdorben, in Sitten verderbt oder von Leidenschaften bald auf das, bald in jener Weise abgeändert tut, so fällt deutlich in die Augen, dass das, was das Tier von seiner Krankheit durch Symptome zeigt, wahrer Ausdruck des inneren Zustandes und reines, wahres Bild der Krankheit ist.*
*Zudem stehen die Tiere in unserer Gewalt, sie müssen die Diät bei der Kur beachten, die wir ihnen vorschreiben, sie belügen uns nicht, sie täuschen uns nicht wie die Menschen, die heimlich Schädlichkeiten sich erlauben, von denen der Arzt nichts weiß.*
*Die Tiere sind, mit einem Worte, durch die homöopathische Heilart ebenso sicher und gewiss als die Menschen zu heilen.*
*Von den Einrichtungen und Behandlung des Krankenstalles im Besonderen werde ich vielleicht ein ander Mal die Ehre haben, vor dieser ansehnlichen Versammlung zu reden.*
*Soviel für heute, um doch wenigstens das rechte Losungswort zur zweckmäßigen Befreiung der uns so schätzbaren Haustiere von Krankheiten ausgesprochen zu haben.*
*Denn auch diese armen Tiere, welche ihre Quäler nicht zur Verantwortung ziehen können, verdienen das Mitleid humaner Weltbürger.«*

Sicher ist die Anwendung der Homöopathie beim Tier nicht so einfach wie beim Menschen, der seine Beschwerden ja durch die Sprache ausdrücken kann. Wir sind auf die objektiven Krankheitserscheinungen angewiesen. Reichen die Symptome oder Umstände nicht aus, ein einziges Mittel zu wählen, so muss man notgedrungen auf zwei oder drei gehen und eine Zusammenstellung treffen. Damit freilich entfernt man sich von dem Ideal des homöopathischen Behandlers, mit einem einzigen Mittel die Krankheitssituation zu erfassen. Mitunter ist es jedoch notwendig.
Die homöopathischen Arzneien können bereits bei den ersten Anzeichen eines krankhaften Zustandes gegeben werden z. B. *Aconitum* bei einem fieberhaften Krankheitsbeginn, selbst wenn die eigentliche Diagnose noch nicht feststeht und ärztliche Hilfe nicht gleich erreichbar ist. Man kann durch rechtzeitige Anwendung des dem Zustand angepassten Mittels den Krankheitsausbruch überhaupt oft verhindern. Der Name der Krankheit ist im Allgemei-

nen unwesentlich, obwohl wir im folgenden Text der Übersicht wegen an der üblichen Einteilung der Krankheiten festhalten.
Dieses Buch ist in erster Linie für solche Tierärzte bestimmt, die sich bewusst sind, dass die Homöopathie mit ihrer Fülle von Möglichkeiten viele Lücken ihres therapeutischen Handelns schließen kann, denen es aber an praktischer Anleitung dazu fehlt. Wer tiefer in die Feinheiten der Materia medica eindringen will, möge sich an die Literaturangaben halten.
Fachwissenschaftliche Ausdrücke sind bewusst auf wenige beschränkt, um auch den vielen interessierten Tierfreunden bei der Lektüre zu helfen. Dem selbständig Denkenden soll dieser Band Hinweise vermitteln, die er braucht, um in gesunden Tagen vorbeugend und in kranken heilend eingreifen zu können.
In unserer Zeit, die besonders tief in die Materie verstrickt ist, mag das Erscheinen eines solchen Büchleins eine Notwendigkeit sein.
Gesundheit ist ein hohes Gut, ihre Erhaltung trotz aller Gefahren des Lebens eine bedeutende Leistung. Das gilt für alle lebenden Wesen. In seinen »Aphorismen zur Lebensweisheit« sagt SCHOPENHAUER: »Überhaupt beruhen neun Zehntel unseres Glückes allein auf der Gesundheit. Mit ihr wird alles eine Quelle des Genusses – sie ist bei weitem die Hauptsache zum menschlichen Glück. Der Gesundheit zum Teil verwandt ist die Schönheit.«
Die liebende Fürsorge für alle Wesen kommt nirgends umfassender zum Ausdruck als im buddhistischen Metta-Sutta. Die Gesundheit und das Frei-Sein von Schmerzen gehören mit zu dem Glück und Frieden, das dort allen Wesen, Menschen und Tieren, gewünscht wird:

*Mögen alle Wesen glücklich sein*
*und Frieden finden.*
*Was es auch an lebenden Wesen gibt,*
*ob stark oder schwach,*
*ob groß oder klein,*
*ob sichtbar oder unsichtbar,*
*fern oder nah,*
*ob geworden oder werdend –*
*mögen sie alle glücklich sein.*

# Zur homöopathischen Arznei

1. Die Dezimalpotenzen werden mit dem »D« vor der Zahl gekennzeichnet, die C-Potenzen mit dem »C« vor der Zahl. **Sind C-Potenzen nicht zu haben, können im Notfall auch die D-Potenzen genommen werden.**

2. **Akute Krankheiten brauchen häufigere Heilanstöße, je nach Heftigkeit ¼-, ½-, 1- oder 2-stündlich eine Gabe ungefähr 3-, 4-, 5-mal, danach mit einsetzender Besserung werden die Abstände verlängert, die folgenden Tage 3-mal täglich, wenn nötig.**
Sind die Krankheiten weniger akut, dann reichen 3 Gaben für einige Tage, bei chronischen Krankheiten etwas länger. Im Allgemeinen ist die D6 die Potenz für die Behandlung im Hause. Sollte sich eine andere Potenz als besonders wirksam erwiesen haben, so ist sie im Weiteren angegeben. **Sonst gilt für alle angeführten homöopathischen Heilmittel die D6.**
Für unkomplizierte Krankheitsfälle reicht sie aus, bei lebensgefährlichen zieht man ohnehin den Tierarzt zu Rate.

3. Die **Potenzhöhe** ist bei der **akuten Krankheit** von sekundärer Bedeutung, weil jede Potenz hilfreich ist. Im Gegensatz hierzu stehen die **chronischen Krankheiten**, die Anstöße ausschließlich von höheren Potenzen benötigen. Die Potenzangaben sind Anhalte, der erfahrene Homöopath wird je nach Krankheitslage variieren.

4. Erkrankt ein Hund fieberhaft mit Temperaturen über 39 °C, werden einige Gaben *Aconitum D6* der sich entwickelnden Krankheit die Spitze abbrechen. Danach – oder wenn diese erst später bemerkt wird – folgt *Belladonna D6* einstündlich, bis die Erscheinungen nachlassen. Wenn sich die Krankheit dann deutlicher abzeichnet, also den ersten Gaben noch nicht gewichen ist, wählt man unter den angegebenen Arzneimitteln der einzelnen Krankheitsbilder in den entsprechenden Kapiteln aus.

5. Bedenken soll man immer, dass diese Arzneigaben Heilanstöße sind. **Hier geht es nicht um Masse und Gewicht.** Insofern unterscheiden sich diese homöopathischen Mittel von allen anderen Spezialitäten der Apotheke.

Hundert Tabletten auf einmal genommen haben keine größere Wirkung als eine Tablette oder eine halbe, die zerpulvert auf die Zunge gegeben wird.

**Also: ob Yorkshire oder Dogge – die Dosis ist immer die gleiche: 1 Tablette oder 5–10 Tropfen oder ½ Eierlöffel voll Pulver.**

Das Wesentliche ist der Heilreiz in gewissen Abständen. Man muss es der Homöopathie hoch anrechnen, dass ihre Arzneien bei rechter Anwendung nie Schäden setzen können.

Der altbekannte Zille-Witz hat seine Richtigkeit:
Eine Frau kommt aufgeregt mit ihrer Tochter an der Hand in die Praxis ihres Doktors gelaufen und klagt, dass ihr Kind die ganze homöopathische Arznei auf einmal gegessen habe.
»Mit oder ohne Verpackung?« fragte dieser. »Ohne« war die Antwort.
»Denn is et jut« die Entgegnung.
Und warum?
Sie wissen es jetzt.

6. Ein gewichtiger Vorteil spricht für sich selbst: Chemische Präparate kosten mehr Geld als homöopathische Heilmittel.

# Eingeben der Arznei

Das Eingeben der Arznei ist kein Problem! Die homöopathischen Heilmittel haben viele Vorteile und keinen Nachteil, sie haben kaum Geschmack und kaum Geruch und werden hauptsächlich durch die Zungenpapillen aufgenommen.

Die **Tablette** zerpulvert man auf einem kleinen Stück Papier, öffnet den Fang und schüttet sie auf die feuchte Zunge, wo sie haften bleibt und dem Hunde anzeigt, dass er etwas gut Schmeckendes erhalten hat. Kluge Tiere nehmen sie später von allein, wohl auch deswegen, weil sie ihre wohltuende Wirkung verspüren. Ist aber die Heilung vollzogen, dann verweigern die meisten Tiere die Arznei, obgleich sie dann immer noch gut nach Milchzucker schmeckt. Die Arznei in Milch oder Wasser oder in einem Gemisch von beiden anzubieten, ist eine andere Möglichkeit. Ebenso gut kann die zerpulverte Tablette, mit der feuchten Fingerbeere aufgetupft, dem Hunde auf die Zunge oder das Zahnfleisch gestrichen werden.

Die **flüssigen** Potenzen (Dilutionen) schmecken ein wenig nach Alkohol. Man nimmt 5–10 Tropfen der Arznei auf einen Löffel Milch oder Wasser und gibt sie in die Lefze ein, ohne den Fang zu öffnen. Auf diese Weise kann sich der Patient nicht verschlucken. Ebenso gut kann eine Einmalspritze (5 oder 10 ml) dazu benutzt werden, wenn nicht ein kleiner Zwieback oder Hundekuchen als Arzneiträger dient.

Mitunter gibt es die Arzneien auch in **Pulverform** (Trituration), dann ist ein knapper halber Eierlöffel die zweckmäßige Gabengröße.

WIE LANGE?

Man gibt die angezeigten Mittel so lange wie die krankhaften Erscheinungen vorherrschen und schleicht sich mit zunehmender Besserung heraus – keinesfalls gibt man sie »zur Sicherheit« weiter.

DOSIERUNG:

Wenn nicht anders angegeben:
akute Krankheiten je nach Verlauf ½- bis 1- bis 2-stündlich 1 Tablette oder 5–10 Tropfen, chronische Krankheiten 1- bis 2-mal täglich 1 Gabe.

AUFBEWAHRUNG

Aufbewahrt werden soll die homöopathische Hausapotheke in einer besonderen Ecke, fern von Sonnenlicht, von Wärme, von streng riechenden Desinfektionsmitteln oder Parfüms. So gelagert, halten sich die Arzneien jahrelang, ja Jahrzehnte. Von Arzneien, die im vorigen Jahrhundert hergestellt wurden, weiß man, dass sie sich in unseren Tagen noch als voll wirksam erwiesen haben.

# Aus einem Brief an einen Tierfreund

Gern beantworte ich Ihre Anfragen.
Durch Aufschließung eines Arzneistoffes wird die ursprüngliche Materie, die ohne oder nur von geringer Wirkung auf den Organismus ist, wie z. B. Gold, Platin, Kalk, Silicium, Lycopodium usw., zur arzneilichen Entfaltung gebracht.
Aufschließung ist nicht »Verdünnung«. Durch den besonderen Vorgang der homöopathischen Zubereitung – stufenweise unter ständigem Schütteln allmählich in die Höhe getrieben – nimmt die Materie ab, aber die energetische Kraft der Arznei zu. In einer D 30 oder D 200 ist kein Molekül des Urstoffes mehr enthalten, aber die biologische Energie hat unglaublich zugenommen. Sie entfaltet allerdings ihre Arzneiwirkung, tropfenweise verabreicht, nur an dem Kranken, der in seiner biologischen Struktur potentiell, d. h. energetisch mit ihr übereinstimmt, was auch in der Ähnlichkeit der Symptome zwischen Krankheit und Arzneimittel zum Ausdruck kommt. Wer das Experiment nicht erlebt hat, wird es schwerlich glauben. Und doch ist es so!

Zu den schönsten Fällen in meiner Praxis zählen die Heilungen, die man mit Hochpotenzen erzielen kann, mit einer D oder C 30, 200, 1000 oder gar einer 10 000. Zum Beispiel lässt sich eine bestimmte Bösartigkeit beim Hund nur mit einer Dosis *Hyoscyamus C 10 000* heilen.

Wieso und warum:
Wägt man eine Substanz, die später zur Arznei werden kann, so stellt man nur die eine Tatsache fest, nämlich die Beziehung zur Erdenschwere. Aber eine Menge anderer Eigenschaften sind nicht wägbar. Diese Art von Eigenschaften sind die intramolekularen und intraatomaren Energien. Diese Energien sind, wie die moderne Physik feststellt, ungeheuer – jenseits des menschlichen Vorstellungsvermögens.

Mit der homöopathischen Zubereitungsweise werden Umformungen im Lösungsmittel erzeugt, die mit diesen Kernenergien in Beziehung stehen. Die bisher materielle Arzneisubstanz wird in biologi-

sche Energie umgewandelt. Diesen Vorgang nennt man in der Homöopathie »Potenzierung«.
Eine solche Potenz behebt die biologische Gleichgewichtsstörung, sodass die Lebensenergie wieder in normaler Weise wirken kann, wodurch der Kranke gesund wird.
Freilich – das ist eben die Kunst – muss das Arzneimittel auf die Störung abgestimmt sein. Es muss dieselbe Wellenlänge haben, wie – vergleichbar einem Radio, das auf einen bestimmten Sender eingestellt ist – sonst kann es nicht wirken – es schießt vorbei.
Damit ist zugleich die Unschädlichkeit bei falscher Mittelwahl erklärt und die Tatsache, dass bestimmte beobachtete Symptome als Ausgangslage vorhanden sein müssen, eben um das spezielle Heilmittel unter den vielen herausfinden zu können.

Die Homöopathie ist keine Erklärungsmedizin, wie die Schule, die Lehrmedizin, sondern eine Beobachtungsmedizin.
In der Übereinstimmung mit der Erfahrung ist es so, dass die niedrigen Verdünnungen »nur« den materiellen Körper beeinflussen, die höheren die Lebensenergie, noch höhere die Empfindungen (Heimweh – eine Gabe *Ignatia D 30*), bis wir mit den höchsten auch die geistigen Funktionen erreichen (Bösartigkeit). Die höheren Funktionen wirken aber zurück auf die niederen. So können wir durch höchste Potenzen sehr wohl auch körperliche Schäden heilen, nämlich dann, wenn diese infolge von Gleichgewichtsstörungen höherer Funktionen entstanden sind.
Die Praxis lehrt, dass beim Menschen wie auch bei den höher entwickelten Tieren, die wichtigsten Organisationen die höheren sind (Vitalkraft, das, was den Körper zusammenhält, jede Religion hat einen besonderen Ausdruck dafür), weil sie den Körper aufbauen und in Gang halten. Der Körper ist nur ein Produkt der höheren Potentiale, das normale Funktionieren hängt von ihrem Gleichgewicht ab. Das zu den Hochpotenzen.
Wissenschaftlich fundiert werden sie erst vermutlich beim weiteren Fortschreiten der Atomforschung. Zunächst gehören sie noch zu der Beobachtungsmedizin, die bisher nicht erklärt werden kann, aber auf millionenfacher Beobachtung beruht.
Zum Schluss lässt sich zusammenfassend sagen, dass alle homöo-

pathischen Arzneien energetisch wirken, auch dann, wenn noch »was drin ist« und sie noch nicht »immaterieller Natur« sind.
In unserer materialistischen Epoche kann man auch die Schulmedizin als »Wissenschaftlichen Materialismus« bezeichnen. Dort gilt nur, was wägbar, messbar, objektivierbar ist.
Glücklicherweise gibt es auch andere Auffassungen des Lebens, wobei das Problem, das denkende Menschen entzündet, in der Frage gipfelt:
Ist das schöpferische und ordnende Prinzip im Weltall materieller und wahrnehmbarer Natur oder ist es, im Gegensatz dazu, ein geistiges, energetisches und daher unsichtbar für die Sinnesorgane des Menschen?

> Alle Religionen stehen auf dem letzten Standpunkt.
> Auch die alten Ärzte wussten dieses.
> Medikament heißt wörtlich übersetzt: Medica mente =
> Heile durch den Geist.
> Dies ist das wahre Wesen der Heilkunst ...

*Auszug aus einem Brief vom 24. 1. 1965.*

Die Homöopathie hat sich in den vergangenen fast 200 Jahren so regelmäßig bewährt, dass an den Hauptgrundsätzen der Hahnemannschen Lehre bis heute nichts geändert werden musste.
Das spricht für das Genie ihres Schöpfers und für die Tatsache, dass er seiner Zeit weit, weit voraus war.
Das Fortschreiten der Wissenschaft im Großen besteht in der Überwindung der Lehrmeinung. Fast jede grundlegend neue Erkenntnis stößt zunächst auf Ablehnung, ehe sie – oft nach sehr langer Zeit – allgemein akzeptiert wird.
Der naturwissenschaftlichen Entwicklung standen bis weit in die Neuzeit hinein kirchliches und aristotelisches Dogma entgegen, heute das geltende »gesicherte Wissen«.
Als entscheidendes Hindernis für die Annahme erweist es sich in der Regel, wenn eine Entdeckung »verfrüht« ist. Die tiefere Ursache in der Einmütigkeit der Ablehnung neuer Erkenntnisse ist sozialpsychologisch zu verstehen: der Mensch als Zoon politikon will im Einklang mit der allgemeinen Überzeugung seiner Gruppe leben. Das geht bis zur Negierung experimenteller Tatsachen.

Für die Verfrühtheit einer Entdeckung gibt es ein Kriterium: Eine Entdeckung ist verfrüht, wenn ihre Auswirkungen nicht durch eine Reihe einfacher, logischer Schritte mit dem zeitgenössischen kanonischen Wissen vereinbart werden können.
Und genau das ist bei der Homöopathie der Fall. Das nötige Grundlagenwissen ist noch nicht vorhanden, und es ist müßig, krampfhaft nach einer Erklärung zu suchen, wenngleich auch viele Modelle diskutiert werden.

# 1 Krankheiten des Kopfes

## 1.1 Augen

### 1.1.1 Gerstenkorn

Ebenso wie beim Menschen kommt es auch beim Hund hin und wieder zu einem Gerstenkorn, einem Knötchen auf dem Lidrand, das für den Patienten sehr störend ist. Anstelle einer umständlichen Salbenbehandlung kann die Homöopathie mit *Staphisagria D6*, mehrmals am Tag gegeben, eine schnelle Heilung erzielen. Bei hochgradiger Schmerzhaftigkeit wird eine 2-stündliche Gabe von *Hepar sulfuris D3* als klassisches Eiterungsmittel hilfreich sein.

### 1.1.2 Tränenkanal

Andauernder, ein- oder beidseitig auftretender Tränenfluss ist, sofern am äußeren Auge keine Veränderungen erkennbar sind, auf eine entzündliche Verklebung des Tränen-Nasen-Kanals zurückzuführen. Sollten entzündungshemmende Durchspülungen des Kanals nicht die gewünschte Wirkung haben, bietet sich auch hier *Staphisagria D6* an, ebenso wie *Silicea D12* bis zur endgültigen Ausheilung.

### 1.1.3 Feigwarzen

Beim Auftreten von Feigwarzen (Papillomen) an den Augenlidern sollte man es mit einem chirurgischen Eingriff nicht zu eilig haben, denn er behebt die Ursache nicht. Die Behandlung mit homöopathischen Mitteln besteht darin, zunächst das Mittel zu geben, das den gestörten Stoffwechsel, der zur Warzenbildung führt, wieder harmonisiert. Dadurch kann die Warzenbildung rückgängig gemacht werden. Die Hälfte aller Warzen sieht man unter *Thuja D6*, 3-mal täglich, schrumpfen. Zeichnet sich innerhalb von 14 Tagen keine positive Entwicklung ab, d. h. keine deutliche Schrumpfung, dann lässt man *Causticum D12* folgen und evtl. danach noch *Acidum nitricum D6*, jeweils für den gleichen Zeitraum. Auch *Graphites D12*

kann für schwere gewichtige Typen, die immer guten Hunger haben, das Mittel bei Lidtumoren und Grützbeuteln an den Augenlidern sein.
Hier zeigt sich der große Vorteil der Homöopathie, der nicht hoch genug eingeschätzt werden kann: das nicht recht gewählte und also nicht passende Mittel schädigt den Organismus nicht, es »schießt« vorbei und hinterlässt keine Nebenwirkungen. Nur der spezifische Heilreiz vermag das mächtige, hier aber blockierte Bestreben des Organismus nach Selbstheilung anzustoßen, der – sofern möglich – die Wiederherstellung des früheren Gesundheitszustandes erbringt. Misserfolge kommen durch falsche Mittelwahl, nicht durch die Unwirksamkeit des Heilmittels zustande.
Bleiben trotz dieser Bemühungen die Feigwarzen unverändert und besteht eine Notwendigkeit, sie chirurgisch zu entfernen, braucht man erfahrungsgemäß mit einem Neuwuchs nicht zu rechnen.

### 1.1.4 Bindehaut

Die akute Lidbindehautentzündung wird im Allgemeinen durch Erkältung, Zugluft und durch Staub und Schmutz der Autoabgase ausgelöst. Bei einseitiger Entzündung gibt nicht selten der Besitzer an, dass sein Hund beim Autofahren durchs offene Fenster dem Fahrtwind ausgesetzt war.
Die entzündeten Bindehäute sind gerötet und geschwollen, der reichliche Tränenfluss ist heiß, scharf und wundmachend. Diese Krankheitserscheinungen entsprechen dem Arzneimittelbild von *Euphrasia, dem Augentrost.* Wir geben es als D 3 innerlich, 1- bis 2-stündlich. Dazu empfehlen sich Augenspülungen mit *Euphrasia-Lösung,* wobei 10 Tropfen der Tinktur auf ½ Glas warmer, isotonischer Kochsalzlösung (1 Esslöffel Salz auf 1 Liter Wasser) gegeben werden.
Sind Allergien für die schmerzlose, nicht gerötete Schwellung der Bindehäute verantwortlich, wirkt *Apis D 3* sehr eindrucksvoll.
Im Verlauf der chronischen Bindehautentzündung kommt es, wie es auch oft bei Staupe zu beobachten ist, zu dicken, gelbgrünen Absonderungen, für die *Pulsatilla D 4* das geeignete Mittel ist.
Sollte in diesem Stadium infolge unsachgemäßer oder versäumter Behandlung die Entzündung auf den Augapfel übergegriffen haben und dieser bei deutlicher Gefäßzeichnung gerötet sein, so wird

*Belladonna D4–D6* helfen. Unnötig zu erwähnen, dass dieser Zustand für den Patienten äußerst schmerzhaft und mit hochgradiger Lichtscheu verbunden ist, was bei seiner Pflege zu berücksichtigen ist. Dieses Bild sah man oft während der starken Staupe-Seuchenzüge nach dem 2. Weltkriege und immer dann, wenn der Ausbruch der Gehirnkrämpfe bevorstand. Damals hat *Belladonna D6,* im Wechsel mit *Apis D3* 1-stündlich, gute Erfolge gezeitigt.

Ein jeder Behandlung trotzender, chronischer Tränenfluss kann auch konstitutionell bedingt sein, indem er ein Ventil darstellt für eine Stoffwechselstörung. Meistens handelt es sich um eine Störung im Kochsalzhaushalt, und das Heilmittel ist dann *Natrium muriaticum D 12,* 3 Gaben täglich für 10 Tage.

Eine Fütterungsumstellung ist hier ein **Muss**: Weg vom Fertigfutter und weg von der Konservenkost – hin zur Frischkost (s. *Natrium muriaticum*-Typ, Kap. 17, Seite 181).

Eine besondere Art von Entzündung macht uns bei den Terrier-Rassen zu schaffen: die follikuläre Lidbindehautentzündung. Hierbei treten die Lymphfollikel an der Bindehaut und an der Innenseite der Nickhaut plastisch hervor und führen durch dauerndes Reiben auf der Cornea zu einer chronischen Reizung bis hin zum Geschwür. Bessert und heilt nicht *Argentum nitricum D6* innerhalb von 8–10 Tagen, dann ist ein chirurgischer Eingriff zu erwägen.

| | |
|---|---|
| Vermehrter Tränenfluss ohne Rötung, durch Zugluft und Wind. | *Pulsatilla D6*<br>*Euphrasia D3*<br>zu gleichen Teilen, 3- bis 4-mal täglich. |
| Verminderter Tränenfluss | *Kalium bichromicum D 12* neben örtlicher Anwendung von physiologischer Kochsalzlösung, Augensalben und Vitamin A+E |
| Trockenes Auge<br>mit Trockenheit der Nase<br>und der Schleimhäute. | *Lycopodium D 30,* 1-mal täglich bei gleichzeitigen Leber-, Appetit- und Verdauungsbeschwerden. |
| Jede Erkältung schlägt auf die Augen. | *Dulcamara D6* |

### 1.1.5 Nickhaut

Hunderassen mit viel Gelefze wie Doggen, Mastiffs, Boxer u. a. leiden oft unter einer Umstülpung des Nickhautknorpels nach außen oder auch einer Schwellung der Nickhautdrüse am inneren Augenwinkel. Weil die Nickhaut ihre Funktion nicht mehr erfüllen kann, entsteht eine Bindehautentzündung, die erst durch einen operativen Eingriff beseitigt werden kann. Fehlt aber die Nickhaut, entsteht leicht ein Triefauge.
Das alles hat natürlich mit der so genannten »schlaffen Faser« der alten Ärzte zu tun, mit zu schlaffem Bindegewebe in dieser Augengegend und meistens noch an anderen Körperstellen.
Das Trio zur Straffung des Bindegewebes allgemein ist:

> Ameisensäure *(Acidum formicicum) D 30* jede Woche
> 1 Ampulle (3-mal) unter die Haut gespritzt und
> *Silicea D 30* morgens 1 Tablette
> *Calcium fluoratum D 30* abends 1 Tablette.

insgesamt für 3 Wochen.
Örtliche Waschungen mit *Euphrasia-Urtinktur*, 20 Tropfen auf 1/4 l Wasser und öfteres Umdrehen der Nickhaut in die normale Lage. Sollten diese Maßnahmen nicht den gewünschten Erfolg erbringen, bleibt die Operation immer noch übrig.
Am besten werden derartige Leiden vorgeburtlich durch die Eugenische Kur (s. S. 173) beeinflusst.
In diesem Fall: *Sulfur C 200, Calcium carbonicum C 200, Calcium phosphoricum C 200, Silicea C 200, Calcium fluoratum C 200,* 1-malige Gaben in 3-tägigem Abstand.

### 1.1.6 Hornhautveränderungen

Durch Spielen mit anderen Hunden oder Katzen sowie durch Fremdkörper (Grannen) oder das Hineinschlagen von Ästen beim Toben durch das Unterholz können Verletzungen der Cornea entstehen. Sie führen bald zu einer milchigen Verfärbung der Hornhautoberfläche, die undurchsichtig und grau wird und glanzlos aussieht.
Hier werden wir zunächst *Mercurius sublimatus corrosivus D 6* anwenden, 4 Gaben täglich, und mit *Euphrasia-Salbe* oder *Euphrasia-Lösung* auf diese Entzündung der Cornea lokal einwirken.

Dasselbe gilt für die Hornhautentzündung, die als Folge der Staupe oder einer Stoffwechselstörung auftritt. Diese Erkrankung spielt sich nicht so sehr an der Oberfläche ab, denn diese bleibt glatt, sondern in den tieferen Schichten. Die Aufhellung dauert entsprechend länger als bei der oberflächlichen, und wochenlange Behandlung ist manchmal notwendig.
Aus der oberflächlichen Entzündung kann sich leicht ein Hornhautgeschwür (Ulcus corneae) entwickeln, in dem ein scharf begrenzter Krater entsteht, dessen Grund mit eitrigem Sekret angefüllt ist.
*Kalium bichromicum D 6* ist in diesem Zustand das anzuwendende Heilmittel, wenn die Krater wie »ausgestanzt« aussehen.
Entsteht im Laufe der Heilung eine rote Äderung, ein Blutgefäßsystem auf der Hornhaut, das unschwer auch mit bloßem Auge zu erkennen ist, gebe man *Aurum D 6* als das Arzneimittel für diesen Heilungsabschnitt.
Bleiben Flecke und Narben bestehen, ist *Conium D 6,* 3-mal täglich, das Mittel der Nachbehandlung, evtl. gefolgt von *Calcium carbonicum D 12.*
Sind diese Hornhautgeschwüre nicht scharf begrenzt, dann wendet man *Mercurius sublimatus corrosivus D 6,* mehrmals am Tage, an.
*Apis D 3* folgt bei deutlicher Schwellung der Bindehäute oder *Calcium carbonicum D 6* zur Auffüllung des Epitheldefektes.
Der Bluterguss im Auge, bei dem das Augenweiß durch Schlag oder Stoß blutigrot geworden ist, benötigt mehrmals täglich *Symphytum D 3* (innerlich).

### 1.1.7 Star

Beim Star unterscheidet man den grauen, den schwarzen und den grünen Star. Beeinflussbar sind alle drei nur gering, aber bei frühzeitiger Erkennung und Behandlung und ausreichender Geduld – denn diese Kuren sind alle Langzeitkuren – lässt sich manches Erfreuliche erzielen, indem oft Stillstand und Rückbildung erreicht werden.

Der **graue Star** ist allgemein bekannt durch seine Linsentrübung. Sie führt dazu, dass die Linse eine mehr oder weniger graue oder weiße Färbung erhält, so dass die Sicht wie durch ein Milchglasfenster erfolgt. Das Sehvermögen wird dementsprechend beeinflusst, und die Natur hilft sich, indem das Orientierungsvermögen sich mehr auf den Geruchssinn verlagert.

Als Altersstar, um das 10. Lebensjahr auftretend, sich aber schon längere Zeit vorher ankündigend, hat ihn fast jeder Hund.

Wir können diese Art von Star hemmen mit:

*Calcium fluoratum D 6*
*Natrium muriaticum D 12*
*Magnesium carbonicum D 6.*

Drei Gaben eines Mittels in täglichem Wechsel, wochenlang.

Die zweite Sorte des Stars, der **schwarze Star**, ist leider nicht beeinflussbar. Er entsteht durch Vergiftungen von außen oder von körpereigenen Toxinen, durch Entzündung des Gehirns, der Netzhaut oder der Sehnerven. Dabei gibt es keinen Pupillenreflex, d. h. der einfallende Lichtstrahl wird durch Verengung des Sehlochs, der Pupille, nicht gebremst; die Pupillen bleiben weit und unbeweglich. Natürlich hilft auch hier der Geruchssinn in der Orientierung. Auf diese Art von Sehstörung wird mancher Tierhalter erst aufmerksam, wenn die Möbel in seiner Wohnung verstellt sind und nicht am gewohnten Platz stehen. Dann nämlich stößt der Hund an und zeigt auf diese Weise, dass er schon lange an einer nicht schmerzhaften, aber auch nicht beeinflussbaren Augenveränderung leidet.

Bei der dritten Art, dem **grünen Star**, ist der Patient ein wenig besser dran. Es liegt hier eine Erhöhung des Augeninnendruckes vor, durch den ein Überdruck zustandekommt, der zu einer Vergrößerung des Augapfels führt. Dieser wiederum ruft eine Sehnerv- und Netzhautschädigung hervor. Je stärker und je länger der Überdruck anhält, umso heftiger der eintretende Schaden. Er endet früher oder später mit der Blindheit. Die Erkrankung kann selbständig auftreten, sie kann sich aber auch an andere Augenkrankheiten anschließen.

Durch die Erhöhung des Augeninnendrucks wird der Hund reizbar. Lichtscheu und Tränenfluss sind weitere Merkmale. Im ersten Beginn gebe man das Mittel der örtlichen Entzündung, nämlich

*Belladonna D 6*, mehrmals täglich, und zugleich *Phosphorus D 30*, täglich abends eine Gabe. Mit *Euphrasia-Lösung* (10 Tropfen der Urtinktur auf ½ Glas lauwarme, isotonische Kochsalzlösung) wäscht man die Augen, sofern notwendig, aus und gibt *Euphrasia D 4* zusätzlich innerlich, bis zur Besserung.
Leider wird das Glaukom oft erst dann entdeckt, wenn es voll da ist. Die Behandlung, die der weiteren Entwicklung Einhalt gebietet und gewöhnlich auch zunehmend Besserung bewirkt, das ist *Phosphorus D 200*, morgens und abends, acht Tage lang.
Beim grünen Star lässt sich häufig ein grünlicher Pupillenreflex wahrnehmen, daher sein Name (Glaukom).

Zur Staroperation wird nicht geraten, weil sie nicht der menschlichen vergleichbar ist. Danach würden nur Helligkeitsunterschiede wieder wahrgenommen. Wenn nämlich die Linse entfernt wird, ist das Auge höchst weitsichtig. Eine Starbrille aber, die diesen Zustand korrigieren könnte, existiert nur für die daran leidende Menschheit, nicht für den Hund.
Es gibt auch Möglichkeiten, die Linsentrübung durch Vitamine und Lebensmittel zu beeinflussen, allerdings liegen keine überzeugenden Resultate vor.
Linsentrübung in jungen Jahren erfordert eine Behandlung mit *Sulfur jodatum D 12*, 2-mal täglich 1 Tablette für einige Zeit.
Wenn mit der vorzeitigen Linsentrübung gleichzeitig eine Einschränkung des Gehörs einhergeht, dann wird *Barium carbonicum D 12* das Mittel der Wahl sein.

## 1.2 Ohren

### 1.2.1 Entzündung des äußeren Gehörganges, Ohrenzwang, Ohrenschmalz, Warzen

Bei der Entzündung des äußeren Gehörganges – eine weitverbreitete Krankheit unserer Vierbeiner – kratzt der Hund das Ohr, schüttelt den Kopf und fegt nicht selten mit der erkrankten Seite auf dem Boden entlang, oder er versucht, das Ohr am Tischbein zu reiben.
Bei einseitiger Entzündung hält er den Kopf schief und ist durch den dauernden Juckreiz äußerst unruhig. Schon in leichten Fällen, in

denen sich nur braunes Ohrenschmalz in reichlichem Maße abson-dert, ist der Zustand schmerzhaft. Geradezu ein Bild des Jammers bietet er dann in schweren Fällen, in denen sich ein Ausfluss eingestellt hat, der flüssig oder eitrig sein kann, immer aber übelriechend ist.

Sind die Krankheitserscheinungen leicht, reinigt man das Ohr täglich mit Watte, bis auf dem Watteballchen am Ende des Holzstabes oder des Watteträgers, den man dazu benutzt, kein Schmutz mehr sichtbar ist. Dann benetzt man einen weiteren Wattebausch mit *Calendula-Salbe* und bringt diese ins Ohr ein (oder aber auch *Calendula-Tinktur* tropfenweise).
Anschließend wird der Gehörgang von außen mit der Hand ein wenig massiert. Einige Gaben *Belladonna D6* innerlich, in 2-stündlichen Intervallen, werden die Heilung vollziehen, wenn die Rötung des Gehörganges nicht zu stark ist.

Ist eine Gehörgangsentzündung zu Beginn kein besonderes Problem, so bereitet doch die Behandlung eines vollständig entzündeten Ohres erhebliche Mühen. Sie muss sehr sorgfältig und geduldig durchgeführt werden. Oftmals verbergen sich hinter einem ein- oder beidseitigen Ohrenkatarrh schwere Stoffwechselstörungen, bei denen der Gehörgang als Ventil benutzt wird, Toxine auszuscheiden, wenn z. B. Leber und Niere als die eigentlichen Entgiftungsorgane bereits überlastet sind. Bei einseitiger Entzündung rechts muss man an Leber- und Darmstörungen denken, bei einer solchen links an eine etwaige Fehlfunktion der Eierstöcke.

So ist bei einseitiger Gehörgangsentzündung rechts immer nach einem Fütterungsfehler zu forschen. Meistens liegt dabei eine mehr oder weniger chronische Darmstörung vor, bedingt durch einen zu großen Anteil an Fertig- und Konservenkost in der Ernährung. Die Futterumstellung auf rohe Kost ist hier schon die halbe Heilung.

Die einseitige Gehörgangsentzündung links hängt vielfach mit einem gestörten Hormonhaushalt zusammen. Sie ist mitunter die Folge von Hormonspritzen, die zur Unterdrückung der Läufigkeit gegeben werden. Hier muss die örtliche durch die gezielte organische Behandlung ergänzt werden (s. Regulierung der Läufigkeit, Kap. 7.7, Seite 114).

Sichere Erfolge bei einer Entzündung des äußeren Gehörganges bringt die Anwendung von *Calendula-Tinktur.*
Unverdünnt 1-mal täglich aus der Tropfflasche oder einer Einmalspritze in die Ohrmuschel verbracht, wird das Ohr leicht massiert. Innerlich erhält der Patient *Calendula D3* 2- bis 3-mal täglich 5–10 Tropfen. Damit hat man diese Entzündung relativ schnell im Griff und erspart dem Tier nicht nur eine schmerzhafte Erkrankung, sondern auch Rückfälle, wenn zugleich versucht wird, die möglichen Hintergründe dieser Entzündung aufzudecken (Futter, Allergien, Verdauungsstörung). Wurde der Hund schon mit Cortison vorbehandelt und -geschädigt, dauert dieser sonst kurze Vorgang natürlich etwas länger.

Ein beidseitiger Ausfluss mit faulig stinkendem Eiter, gelb, manchmal mit Blut durchzogen, Verschlimmerung nachts in der Wärme, verlangt *Mercurius sublimatus corrosivus D6,* 4-mal am Tage.
Wenn das Ohr besonders schmerzhaft ist, – das sind im Grunde alle entzündeten Ohren – aber der Hund nicht die geringste Berührung duldet, sondern bei der Untersuchung bellt und beißt, denkt der Tierarzt im Allgemeinen an eine Narkose, um das Ohr in Ruhe versorgen zu können. Anders der Homöopath: er weiß, dass dieser Zustand *Hepar sulfuris D6* verlangt. Nach wenigen Gaben lässt die Entzündung nach und damit natürlich auch der Schmerz und die Angst. Dies gilt besonders für die Fälle, in denen der Eiter nach altem Käse riecht und mit Blut vermischt ist.
Bei vermehrter Absonderung von Ohrenschmalz allgemein *Causticum D6,* bei schwarzem Ohrenschmalz *Pulsatilla D6*, bei rotem *Conium D4*, bei blassweißlichem *Lachesis D12.*
Wenn das Ohrenschmalz das Aussehen und die Konsistenz von Honig hat und sehr reichlich produziert wird, – möglicherweise sieht man noch ein Ekzem um den Fang und um die Augen – der Patient außerdem sehr fett, fröstelig und verstopft ist (Unterfunktion der Schilddrüse), so ist *Graphites D4* das Heilmittel.

*Petroleum D8* wird dann helfen, wenn reichlich Ohrenschmalz vorhanden, die Haut aber relativ trocken und verdickt ist und Fissuren oder nässende Eruptionen aufweist. Bezeichnend an der Petroleum-Otitis ist, dass sie im Winter schlimmer wird. Diese Typen vertragen auch schlecht das Fahren im Auto, in der Eisenbahn oder im Schiff, denn sie erbrechen dabei.

An *Silicea D 12*, 3-mal täglich einige Zeit, wird man denken, wenn der Ohrenausfluss schon längere Zeit besteht und somit chronisch ist. Dieser *Silicea*-Ausfluss ist übelriechend, dünn und ätzend. Weiterhin fällt auf, dass der *Silicea*-Patient immer irgendwie schwächlich und bemerkenswert kälteempfindlich ist.

*Psorinum D 30* wird dann helfen, wenn der Ausfluss eine gelblich braune Farbe hat. Er reizt enorm und riecht intensiv nach gekochtem Fleisch. Der Ausfluss kann schon seit längerer Zeit, ja manchmal in Intervallen seit Jahren bestehen. Die wichtigsten Symptome sind die ausgesprochene Fröstеligkeit, die gierige Gefräßigkeit, die Eruptionen mit dem spezifischen Geruch, das Erscheinen der Beschwerden im Winter und deren Verschwinden im Sommer.

Bei Warzen im Ohr gibt man *Calcium carbonicum D 30* morgens, *Causticum D 12* abends, eine Tablette, bis sie sich deutlich zurückbilden oder verschwinden.
An einen Fremdkörper im Ohr (Grannen der Mäusegerste, Spelzen) muss man bei plötzlich einseitigem Auftreten einer Gehörgangsentzündung denken.
Wie wir schon erfahren haben, kann der spezifische Geruch einer Ohrenentzündung entscheidende Hinweise zur Mittelwahl geben:

Riecht der Ausfluss intensiv nach Käse, so benötigt er zur Heilung *Hepar sulfuris D 6* (danach evtl. *Silicea D 6*). Riecht der Ausfluss nach gekochtem Fleisch, wird *Psorinum D 30* helfen, bei Geruch nach Heringslake denkt man an *Acidum nitricum D 6*.
Ein wundmachender Ausfluss verlangt *Sulfur D 6*,
eine akute Rötung des Innenohres *Belladonna D 6*, eine chronische Rötung *Sulfur D 6*.
Ekzem der inneren Ohrmuschel benötigt *Sulfur D 12* und *Graphites D 12*, 4-mal täglich im Wechsel, jedes Mittel also 2-mal. Verdickungen des Gehörganges und der Ohrmuschel brauchen *Graphites D 4*, bei Cockern zusätzlich *Argentum nitricum D 12*.

Wenn man die Entzündung des Gehörganges nicht nur örtlich, sondern auch mit den passenden innerlichen Mitteln angeht, wird

man selten zu einem operativen Eingriff gezwungen. Es wird sich auch stets um eine echte Heilung handeln.
Blutergüsse des Ohres (Hämatome) behandelt man mit dieser Zusammensetzung:

*Arnica D 6*
*Hamamelis D 3*
*Bellis perennis D 2*

zu gleichen Teilen, 2-stündlich 10 Tropfen, bis zur Besserung. Zusätzlich massiert man das Ohr auf beiden Seiten 2- oder 3-mal täglich mit einer *Arnica-Salbe* (oder *Traumeel®-Salbe/Heel*) ein, bis sich der Erguss zurückbildet, selbst wenn es beim alten Hund Wochen dauern sollte.

### 1.2.2 Entzündung des inneren Ohres (Otitis media)

Sind alle unter 1.2.1 beschriebenen Krankheitserscheinungen vorhanden, aber ohne die geringsten örtlichen Zeichen wie Rötung, Ausfluss oder Schwellung, so lässt das auf eine Entzündung des inneren Ohres schließen.
Hier hilft *Pulsatilla D 200* morgens und abends 1 Gabe für nur 2 Tage (oder *Pulsatilla LM 6* 3-mal täglich 5 Tropfen, für eine Woche).

### 1.2.3 Ohrrand-Ekzem, Ohrmilben

Das meist chronische Ekzem des Ohrrandes, besonders bei Teckeln, mit weißlichen Ablagerungen und Schuppen und leicht blutender Wundfläche, wird mit *Silicea D 12* behandelt. Man tut gut daran, die Ohren gleichzeitig mit einer Pilzschutzsalbe einzumassieren, weil dieses Ekzem oft verpilzt ist. *Silicea D 12* muss längere Zeit 3-mal täglich gegeben werden. Wenn die Gefahr besteht, dass die Wundschorfe durch das ständige Schütteln immer wieder aufplatzen, werden die Schlappohren über den Kopf gelegt und mit einem Netz oder einer Stülpa-Binde fixiert. Man klärt natürlich auch, ob nicht eine Gehörgangsentzündung die Ursache für das Schütteln ist. Was *Silicea* nicht schafft, erreicht *Acidum fluoricum*. Dieses Mittel wird in der *D 6* eingesetzt, wenn *Silicea* nach einiger Zeit nicht mehr weiterhilft.

Eine weitere Ursache für das Schütteln der Ohren kann auch eine Otitis parasitica sein, eine durch Ohrmilben hervorgerufene Gehörgangsentzündung.
Sollten die handelsüblichen antiparasitären Präparate, mit denen sie zweckmäßig angegangen wird, nicht vertragen werden, dann hat sich die Anwendung von *Calendula-Salbe* bewährt. Der Gehörgang wird einmal am Tage mit dieser Salbe versorgt, nach vorheriger Reinigung, mindestens 5 Tage lang.
Anstelle von *Calendula-Salbe* hat sich auch eine Pipette voll *Calendula-Tinktur* bewährt. Man wende sie aber nur an, wenn die Innenohrhaut nicht verletzt ist.
Innerlich *Calendula D 3*, 3-mal täglich 5 Tropfen, hilft schneller heilen.

## 1.2.4 Lederohr, Narbenkontraktion am kupierten Ohr*

Auch beim so genannten Lederohr – die Ohrspitzen sind zuerst haarlos, später das ganze Ohr – ist *Silicea D 12* das Mittel der Wahl, evtl. folgt *Calcium fluoratum D 12.* Langzeitbehandlung. Äußerlich Massage mit *Baby-Öl.*

### Narbenkontraktionen am kupierten Ohr, Narbenkeloide

*Graphites* und *Silicea,* beide Mittel in der *D 12,* 4-mal täglich im Wechsel, erfordern die Narbenkontraktionen der ohrenkupierten Rassen wie Boxer, Schnauzer und Doggen, die den Stand der Ohren ungünstig beeinträchtigen.

Äußerliche Massage mit *Echinacea-* oder *Calendula*-haltigen Salben unterstützen.

Bestehen die Strikturen schon längere Zeit oder hat sich bereits ein Narbenkeloid entwickelt, wird *Acidum fluoricum D 12,* 2 Gaben täglich, empfohlen.

* Das Tierschutzgesetz vom Januar 1987 untersagt das Kupieren der Hundeohren.

### 1.2.5 Ohrspeicheldrüse

Entzündet sich die Ohrspeicheldrüse, die beim Hund unterhalb des Ohres liegt, wölbt sich die geschwollene Drüse wie ein Kloß hervor.

Zur Behandlung gibt man *Pulsatilla D 4*, 2-stündlich, das Folgemittel nach 3 bis 4 Tagen, falls notwendig, ist *Mercurius solubilis D 6*, mehrmals täglich bis zum vollständigen Abklingen.

Warme Kartoffelbrei-Umschläge bringen dem Tier eine große Erleichterung.
Selbstverständlich hat der Patient, wie bei allen Krankheiten, Stubenarrest und darf nur zu seinen »Geschäften« ausgehen.

Sind Komplikationen sichtbar, wie eine Begleit-Hodenentzündung (oder Eierstockentzündung), dann fügt man dem *Pulsatilla D 4* noch *Arsenicum album D 6* hinzu und gibt beides 6-mal täglich im Wechsel.

### 1.2.6 Gehörverlust

Bei frühem Verlust des Gehörs (früh beginnende Taubheit) empfiehlt sich *Barium carbonicum D 12.*

## 1.3 Gehirn

### 1.3.1 Gehirnentzündung

Blutandrang zum Kopf (zerebrale Kongestion) ist die erste Etappe auf dem Wege zu einer Gehirnentzündung (Enzephalitis). Diesen Vorreiter beobachtet man bei großer Hitzeeinwirkung wie z. B. Sonnenstich oder als Vorstufe der Gehirnstaupe, der Tollwut oder einer Gehirnentzündung, wie sie durch übergreifende Mittelohr- oder Nasenentzündung oder durch Stoffwechselgifte (Würmer) vorkommen können. Es sei hingewiesen, dass seit den verheerenden Staupe-Seuchenzügen nach dem 2. Weltkrieg diese Erkrankungen relativ selten geworden sind, wohl auch als Folge der Staupe-Schutzimpfungen.

Die Periode der Überempfindlichkeit ist gekennzeichnet durch Aufregung, durch die Neigung zu beißen oder fortzulaufen, wobei Geräusche und Lichteinflüsse Zittern und Krämpfe hervorrufen können.
In dieser Phase sind häufige Gaben von *Belladonna D4–D6* und, wenn der Hund öfters aufschreit, Wechselgaben mit *Apis D3* von allergrößtem Wert.

Als zweite Periode folgt Schlafsucht, unkoordiniertes Laufen, Verminderung der Empfindlichkeit mit Seh- und Hörstörungen und stumpfsinniges In-den-Ecken-Stehen.
Das Depressionsstadium ist zugänglich für *Baptisia D3.*
Im *Baptisia*-Bild sind die Augenlider halb gelähmt und das Augenweiß heftig gerötet. Ohnegleichen ist die Schlafsucht. Erwähnen muss man auch, dass die Zunge geschwollen und die Mundhöhle mit Speichel gefüllt ist, der an den Lefzen herunterläuft.
Bei ungleicher Größe der Pupillen, schwachen Gliedern und unkoordiniertem Gang und damit verbundenem Zittern ist *Gelsemium D6* das Mittel der Wahl.

Allein die Gehirnentzündung ist nicht nur eine ernste und bedrohliche Erkrankung, sie ist auch in vielen Fällen von einer derartigen Vehemenz, dass die einzusetzenden Mittel oft nicht zum Zuge kommen und der Tod innerhalb kurzer Zeit eintritt.
Auch bei gutem Ausgang kann eine Schädigung zurückbleiben, die sich darin äußert, dass der Hund in unregelmäßigen Abständen markerschütternd zu schreien beginnt. Die Franzosen nennen es den »cri encéphalique«. Er wird verursacht durch eine zeitweilige Schwellung der Gehirnhäute und ist gut heilbar durch das homöopathische Entwässerungsmittel *Apis D3.*

### 1.3.2 Schlaganfall (Apoplexie)

Weil unsere Hunde – wie die Menschen – auch heutzutage älter werden, sei hier die Behandlung angegeben, die sogleich nach dem erfolgten Schlaganfall einsetzen muss, wenn sie Erfolg bringen soll.
Der Schlag kann unter dem Bild von Krämpfen einsetzen: Der Hund fällt plötzlich um und verliert das Bewusstsein. Das Augenweiß wird rot, die Zunge dunkel.

Der Anfall kann kürzere oder längere Zeit dauern, nach der Erholung zeichnen sich mehr oder weniger starke Lähmungserscheinungen ab.

Die Behandlung besteht darin, ihn zunächst in einem dunklen Raum abzusondern und absolut ruhig zu halten. Medikamentös setzt man *Arnica D3* mit *Belladonna D4* im Wechsel ein, anfangs alle ¼ Stunde. Man tropft dem Tier dabei die Arznei auf die Zunge oder in die Lefzen. Es genügt, wenn die Mundschleimhaut die Arznei resorbiert, sie braucht nicht abgeschluckt zu werden.
Mit Besserung – wie immer – seltenere Gaben.
Verbleibt ein solcher Hund längere Zeit in der Bewusstlosigkeit, auch nach den Wechselgaben von *Arnica* und *Belladonna*, dann versuche man *Opium D6*, 1- bis 2-stündlich. Bleiben Lähmungen zurück, dann siehe Kap. 10.3.

In der Folgezeit erhält er leichte Kost, Zwieback, Milch, Haferschleim, mit nur wenig Fleisch, ab und zu ein hartgekochtes Ei.
Bei starker Apathie und Schlummersucht, bei Gedächtnisschwäche, bei Abstumpfung und mangelndem Reaktionsvermögen bietet sich eine Nachkur an mit *Helleborus niger D6*, 3-mal täglich und *Barium carbonicum D30*, 1-mal täglich, für längere Zeit.

## 1.4 Zähne

### 1.4.1 Zahnen

Die Welpen kommen zahnlos zur Welt. Erst im Alter von 3–4 Wochen brechen die Milchzähne durch. Der Wechsel zum bleibenden Gebiss tritt mit dem vierten Monat ein und ist am Ende des 6. Monats abgeschlossen. Das komplette Gebiss weist 42 Zähne auf. Wenn die bleibenden Zähne durchbrechen, soll man diese Jungtiere nicht überanstrengen, sie auch nicht beim Spielen überfordern und sie nicht zu sehr aufregen oder erschrecken. Bei falscher Ernährung können Komplikationen eintreten, wobei ein feuerrotes Zahnfleisch, Speichelfluss und auffallende Schmerzhaftigkeit beim Anfassen der Kiefer zu bemerken ist. Diese Erscheinungen sind leicht beherrschbar mit *Belladonna D4*, 2-stündlich.

Treten Krämpfe hinzu, ist *Chamomilla D 6*, die Kamille in potenzierter Form, 1-stündlich das Heilmittel.
Stellen sich die bleibenden Zähne noch vor dem Ausfall des Milchgebisses ein, so dass beide Arten nebeneinander zu finden sind, besonders die Hakenzähne, sollte man *Calcium phosphoricum D 6*, 4-mal täglich, einen Monat lang geben. Dieses Mittel reguliert wunderbarerweise Wachstumsstörungen der Zähne, indem die Milchzähne von allein ausfallen und nicht extrahiert werden müssen.

Will man seinem Hund ein kräftiges Gebiss von besonderer Güte entwickeln, wobei alle Erbanlagen, die Zähne und Knochen betreffen, optimal gefördert werden, dann ist folgende Kur ratsam:

Vom 4. Monat an gibt man:

*Calcium carbonicum D 3*
*Calcium phosphoricum D 6*
*Calcium fluoratum D 6*

3-mal täglich eine Tablette – das Mittel wird täglich gewechselt – drei Wochen lang.

Dann legt man 14 Tage Pause ein und gibt die gleichen Mittel noch einmal in anderer Potenz, sofern noch notwendig:

*Calcium carbonicum D 6*
*Calcium phosphoricum D 12*
*Calcium fluoratum D 12.*

Man kann diese Rezeptur auch in Pulverform in der Apotheke herstellen lassen.
Der Prämolarendefekt, in Züchterkreisen bekannt, ist natürlich durch diese Kur nicht beeinflussbar, weil die Zahnkeime ja fehlen – ein Inzuchtproblem.

### 1.4.2 Zahnstein

Alter und Umstände bringen es mit sich, dass die Zähne schmerzen, wenn sich Zahnstein ansetzt und an das Zahnfleisch heranwächst, indem es dieses beiseite drückt. Dabei entstehen Taschen, in denen Bakterien faulen Geruch und Eiterung um den Zahnhals herum

bewirken. Regelmäßige Entfernung des Zahnsteines durch den Tierarzt ist notwendig.
Am besten wäre es, die Bildung des Zahnsteines überhaupt zu verhindern. Aber nur in seltenen Fällen gelingt dies durch Umstimmung des Stoffwechsels. Der Zahnstein entsteht nämlich durch Kalkausfällung des Speichels, und dieser Speichel ist wiederum Produkt des Säftespiels im Organismus.
Häufig wird die Beobachtung gemacht, dass nach Anwendung des *Minerals D 6* (als *»Vermiculite D 6«*, Staufen-Pharma [siehe S. 94], im Handel) der Zahnstein verschwindet. Dabei wurde es ursprünglich zur Behandlung der Hüftdysplasie (HD), Osteochondrose oder Arthritis verordnet! Hier wird die Kraft der Arznei deutlich, den Kalkhaushalt zu regulieren, das heißt, Knochenerweichungen zu festigen, Kalkablagerungen dagegen aufzulösen. Das kommt den Zähnen ebenfalls zugute.
Auf der Basis dieser Beobachtungen können die in den bisherigen Auflagen dieses Buches an dieser Stelle gegebenen Empfehlungen entfallen.
Sehr wichtig ist die Zuführung von Knochen und hartem Hundekuchen zur Kräftigung und Selbstreinigung der Zähne. Natürlich wird man dabei nur an Kalbsknochen, niemals an die vom Schwein oder Rind denken. Dazu kommt die diätetische Regel, die eisern eingehalten werden muss: kein Häppchen zwischen den Mahlzeiten und keine Süßigkeiten!

### 1.4.3 Karies

Dies alles wirkt zugleich vorbeugend gegen Karies, von der Hunde, besonders die Terrier-Rasse, nicht verschont bleiben. Sie tritt vorwiegend an den Reiß- und an den Backenzähnen des Oberkiefers auf. Als Basisbehandlung beim Vorkommen von Karies bewähren sich *Staphisagria D 6* und *Kreosotum D 6*, 4-mal täglich 1 Tablette im Wechsel, für 3 Wochen.

Bei der eitrigen Zahnwurzelentzündung, des öfteren an Backenzähnen vorkommend, bemerkt der aufmerksame Beobachter das vorsichtige Kauen beim Füttern, den schief gehaltenen Kopf, das zeitweilige Streichen der Vorderpfote über die schmerzende Kieferseite, die evtl. Auftreibung des Kieferknochens meist über den Backen-

zähnen. Dieser Zustand ist eine Möglichkeit für die Gabe von *Pyrogenium D 30,* 1-mal täglich und *Mercurius sublimatus corrosivus D 6,* 3-mal täglich.
Entleert sich der Eiter bereits durch eine Fistel, wobei meist unter einem Auge eine Öffnung zu sehen ist, dann ist *Silicea D 6,* 4-mal täglich, das Mittel, das am ehesten zur Heilung führen kann. Dabei handelt es sich meist nur um die Entzündung einer Zahnwurzel. Sind aber alle Wurzeln des Zahnes beteiligt, wird man um eine Entfernung des Übeltäters in Narkose nicht herumkommen.

### 1.4.4 Parodontose

Bei Parodontose, dem Zahnfleischschwund, beim Zurückweichen des Zahnfleisches am Zahnhals, gibt man *Silicea D 4* und *Natrium phosphoricum D 4,* 4-mal am Tag im Wechsel, d. h. jedes Mittel 2-mal täglich, wochenlang.

### 1.4.5 Verfärbung der Zähne

Verfärben sich die Zähne gelb, meist durch Staupe oder unbekannte Störungen, dann kann mit *Silicea D 4,* 3-mal täglich eine Tablette, ein Behandlungsversuch unternommen werden, mehrere Wochen lang.

### 1.4.6 Schmelzdefekte

Schmelzdefekte treten im Verlaufe einer Staupe auf, wenn die Krankheit in die Zeit des Zahnens fällt.
*Silicea* ist auch hier das Mittel der Wahl, 2-mal täglich in wechselnden Potenzen, jeweils für 2 Wochen:

*D 4 – D 6 – D 10 – D 12.*

### 1.4.7 Lockere Zähne

Locker gewordene, aber gesunde Zähne, können durch eine Kur mit *Argentum nitricum D 6,* 3 × 5 Tropfen täglich für 4 Wochen, wieder gefestigt werden, – doch das wird freilich erst im höheren Lebensalter vorkommen.

## 1.4.8 Mundgeruch

Übler Mundgeruch, sofern er nicht durch starken Zahnsteinbefall verursacht ist, verlangt *Mercurius sublimatus corrosivus D6* oder *Acidum nitricum D6*, 3- bis 4-mal täglich eine Gabe.
Oft wird der üble Geruch durch ein Lefzenekzem verursacht. (Behandlung siehe 1.4.11).

## 1.4.9 Mundfäule

Bei Pudeln besonders ist die Zahnfleischentzündung und die Mundfäule (Stomatitis) wahrlich eine Plage, und wenn sie erst einmal voll ausgebildet ist, hat man lange mit deren Behandlung zu tun.
Als verhältnismäßig kurzes energisches Heilverfahren hat sich zu Beginn bewährt:

*Belladonna D6*
*Echinacea D1*

1-stündlich im Wechsel.
Treten Bläschen sowie Geschwüre auf, gibt man

*Mercurius sublimatus corrosivus D6*
*Acidum sulfuricum D4*

6-mal täglich im Wechsel.

*Lachesis D10* fügt man hinzu, wenn Blaufärbung der Mundränder oder der Geschwürsränder ersichtlich ist.
Beim Auftreten von Aphthen wirkt *Borax D6* spezifisch. Den Abschluss der Behandlung bildet *Sulfur jodatum D4*, das zur Regeneration der geschädigten Mundschleimhaut im Erholungsstadium eingesetzt wird.

Müssen durch »den Zahn der Zeit« angeknabberte Zähne gezogen werden, sollte vor einer Gebissregulierung in Narkose einige Tage lang, vorher und nachher, *Arnica D6* mehrmals täglich gegeben werden und nach der Extraktion der Schmerzen wegen zusätzlich *Hypericum D3* mehrmals täglich.
Liegt die Notwendigkeit vor, faul gewordene Zähne ziehen zu müssen, sollte man diese Prozedur nicht scheuen. Es werden dadurch fokale Herde entfernt, die das Allgemeinbefinden stark herabsetzen.

Wie von einer schweren Hypothek befreit, sind die Tiere danach wieder munter und fröhlich. Der Verlust einiger Zähne fällt nicht so sehr ins Gewicht, weil der Hund als »Hackfresser« seine Nahrung ohnehin nur wenig kaut.
Waren die Wurzeln der gezogenen Zähne vereitert, dann sollte zur Vermeidung von Folgeinfekten *Lachesis D 12* 2 Tage lang, 3-mal täglich gegeben werden.

### 1.4.10 Froschgeschwulst (Ranula)

Bei Entzündung der Speichelgänge oder deren Verstopfung durch Speichelsteine, die zur Zyste führen, kann man mit *Thuja D6* den normalen Zustand wieder herstellen.
*Thuja* ist im Anfangsstadium ein außerordentlich erfolgreiches Mittel, so dass eine Operation meistens unnötig wird (*Thuja D6,* 5-mal täglich eine Gabe).

### 1.4.11 Lefzenekzem

Das nässende Ekzem in der Lefzenfalte, besonders bei langhaarigen Rassen beobachtet, macht sich durch den aashaften Geruch der darauf siedelnden Bakterienflora unangenehm bemerkbar und wird manchmal mit dem gewöhnlichen Mundgeruch verwechselt.

Die Behandlung mit Salben und Sprays ist problematisch, weil sie meistens abgeleckt werden und dann zum Erbrechen und zur Gastritis führen. Auch Waschungen lässt sich ein Hund normalerweise nicht gefallen, weil diese Entzündung der Lefzen äußerst schmerzhaft ist.

*Hepar sulfuris D6* ist das erste Mittel, an das man denken muss, wenn der Berührungsschmerz so stark ist, dass der Hund niemand an seinen Fang lässt – was gewöhnlich der Fall ist. Geruch wie nach altem Käse.
Das Folgemittel ist *Silicea D6,* wenn nach einigen Tagen noch keine wesentliche Besserung zu verspüren ist.
Auch *Lycopodium D 12,* wenn der Patient in diesen Typ hineinpasst, hat bei dieser langwierigen, aber relativ harmlosen Krankheit geholfen.

Von *Natrium muriaticum D 12* ist dasselbe zu berichten.
Bewährt hat sich bei äußerst üblem Geruch auch *Kreosotum D 6*, 3-mal täglich für 7–10 Tage mit gleichzeitiger äußerlicher Behandlung der Lefzenfalte mit der unverdünnten *Calendula-Tinktur*.

### 1.4.12 Mundwinkelrhagaden

Fissuren am Winkel des Fanges werden neuerdings ab und zu beobachtet.
*Condurango D 4* 3-mal täglich ist das Mittel der Wahl bei gleichzeitiger Futterumstellung. Äußerlich *Johanniskrautöl*. Auch *Petroleum D 12* hat sich bewährt, wie ebenfalls *Graphites* beim dicken Hund (s. Graphites-Typ, S. 179).

### 1.4.13 Zahnfleischwucherung (Epulis)

Die Zahnfleischwucherungen treten meist gleichzeitig an verschiedenen Stellen auf.
Entstehen sie aus der Schleimhaut, dann sind sie weich und verlangen *Thuja D 6*.
Entwickeln sie sich aus der Knochenhaut (Periost), fühlen sie sich mittelgradig hart an, benötigen sie *Symphytum D 2*.
Sind dagegen die Knochen ihr Ursprung, dann fällt ihre äußerst harte Konsistenz auf. Hier sind *Hekla lava D 6* zusammen mit *Calcium fluoratum D 12* die Mittel.
Diese Arzneien werden längere Zeit, 3-mal täglich, gegeben. Je nach Entwicklung ist mit Stillstand, mit Rückgang oder mit plötzlichem Abfallen der Gewächse zu rechnen. Nach einer Operation verhüten sie Rezidive.

# 2 Atemwege

## 2.1 Obere Luftwege

### 2.1.1 Nasenausfluss, akut

Der einfache Schnupfen mit wässrigem Nasenausfluss, der wund macht und mit Augentränen sowie Lichtscheu einhergeht, wird durch *Euphrasia D 2* mehrmals täglich, in kurzer Zeit behoben.

Im Verlaufe der Staupe wird oft ein heftiger, akuter Nasenkatarrh beobachtet mit schleimig gelber oder gelbgrüner, milder Absonderung. *Pulsatilla D 4* ist hier das Heilmittel.

Länger bestehender Ausfluss mit fadenziehendem Sekret, das wund macht und die Tendenz zu Geschwüren hat, braucht *Kalium bichromicum D 6.*

Ist der Ausfluss besonders dick, gelb und fadenziehend, dann wird *Hydrastis canadensis D 6* gute Dienste tun. Wenn die Unterscheidung nicht möglich ist, können beide Mittel im Wechsel gegeben werden, aber nicht mehr als 4-mal täglich. Sie eignen sich auch vorzüglich zur Behandlung von Nasennebenhöhlenkatarrhen.

Ausflüsse, die wässrig sind, wie Eiklar aussehen und mit Durst und trockener Nase einhergehen, brauchen *Natrium muriaticum D 12,* 3-mal täglich oder 3 Tage *Hepar sulfuris D 30,* danach weitere 3 Tage *Lachesis D 30,* jeweils 3 Gaben täglich. Ein eitriger Nasennebenhöhlenkatarrh benötigt *Hepar sulfuris D 6* und *Cinnabaris D 4,* 2-stündlich im Wechsel.

### 2.1.2 Nasenausfluss, chronisch (Nasennebenhöhlen)

Der chronisch gewordene Nasenausfluss umfasst nicht nur die Nasenschleimhäute, sondern auch die Schleimhäute der Nasennebenhöhlen und wird oft zum Sitz fokaler Herde.
Gute Ergebnisse haben wir bei der Behandlung mit Gaben von

*Kalium bichromicum D 4 und*
*Cinnabaris D 5*

in den ersten Tagen 6-mal täglich, danach 4-mal täglich eine Tablette im Wechsel.
Genaue Beachtung des Dickdarms ist unerlässlich. Oft besteht gleichzeitig ein Dickdarmkatarrh, eine Colitis mucosa (deren Hauptzeichen: der Kot ist mit Schleim überzogen wie mit einer Wursthaut), die mit den entsprechenden Mitteln zusätzlich behandelt werden muss sowie durch entsprechende Diät (s. 4.3.4).
Majorantee, mit etwas Honig gesüßt (als Getränk) unterstützt den Heilvorgang.

Ist die Bakterienflora durch antibiotische Vorbehandlung resistent geworden, eignet sich zur Behandlung die Trias

*Pulsatilla D 30*
*Hepar sulfuris D 30 und*
*Silicea D 30.*

Jedes Mittel wird in dieser Reihenfolge 10 Tage lang gegeben, am besten 1-mal abends vor dem Schlafengehen, sodass diese Kur insgesamt 30 Tage dauert. Man schließt mit einer Gabe *Phosphorus C 200.*
Einseitiger Nasenausfluss deutet auf die Anwesenheit eines Fremdkörpers, der meist in Narkose entfernt werden muss.

### 2.1.3 Nasenspiegel

Der trockene, rissige Nasenspiegel zeigt eine unterschwellige Stoffwechselstörung an und verlangt *Natrium muriaticum D 12,* 3-mal täglich, wenn bei der Fütterung die Konservenkost überwiegt und der Hund sich noch in der ersten Lebenshälfte befindet.
Ältere Tiere benötigen *Sepia D 6,* 3-mal täglich. Ebenso dient *Sepia D 6* als Heilmittel bei wechselnder Pigmentierung des Nasenspiegels. Dieser ist im Sommer hell, im Winter dunkel und wechselt auch zwischendurch einmal seine Farbe.

Der borkige trockene Nasenspiegel ohne Einrisse wird mit Lebertran massiert. Innerlich: *Graphites D 12.*
Ein juckender Nasenspiegel verlangt *Antimonium crudum D 4.*

Bestehende Rhagaden, Fissuren, Schrunden an den Nasenflügeln brauchen *Petroleum D 12,* die am Nasengrund befindlichen hingegen *Alumina D 8* zur Heilung.

Wenn Jagdhunde plötzlich das Geruchsvermögen verlieren, ist es an der Zeit, ihnen *Phosphorus D 6* einige Tage zu geben. Aber auch *Natrium muriaticum D 12* kommt dafür in Frage.

Bei **Nasenbluten** nach mechanischen Einwirkungen wird *Arnica D 3,* ¼-stündlich, verabreicht, daneben ein kalter Umschlag auf den Nacken. Kommt Nasenbluten ohne besonderen Grund vor (wie Blutungen überhaupt), dann soll man *Hamamelis C 200,* wöchentlich eine Gabe, anwenden.

Erkrankt die ganze Familie an Grippe, so kann es vorkommen, dass das vierbeinige Familienmitglied auch angesteckt wird. Bei Niesen, Schnupfen und Augentränen sowie Lichtscheu und wundmachendem Nasensekret hilft der Augentrost, *Euphrasia D 2,* mehrere Gaben am Tag.

Der trockene Nasenspiegel nach Staupe erfordert die Salpetersäure, *Acidum nitricum D 30,* täglich eine Gabe, 3 Tage lang, evtl. Wiederholung alle 14 Tage, bis er feucht und glatt wird.

Die Naturmittel, oft Zusammensetzungen des biologisch orientierten Arztes für den Menschen, helfen auch den Tieren, denn Homöopathie nützt allen lebenden Wesen, ohne Schäden zu setzen.

## 2.2 Hals

### 2.2.1 Mandelentzündung (Tonsillitis, Angina)

Plötzliche Schluckbeschwerden und Speichelfluss, häufiges Gähnen, Husten, geröteter Rachen mit hervortretenden entzündeten Mandeln, Schmerzen beim Anfassen des Halses, oft reflektorisches Erbrechen infolge Einengung des Rachenringes durch die Schwellung der Mandeln, Appetitlosigkeit, Mattigkeit und Fieber, das sind die Zeichen einer Tonsillitis, am häufigsten vorkommend bei Hunden bis zu 3 Jahren.

Zu Beginn der Behandlung geben wir *Belladonna D 6,* 1- bis 2-stündlich, mit eintretender Besserung seltener. Beim Fortschreiten der Krankheit folgt *Apis D3* alle 2 Stunden. Ist die Besserung noch nicht überzeugend, setzt man *Mercurius solubilis D6* oder *Lachesis D12* ein, wenn die linke Mandel stärker als die rechte entzündet ist.

Entsteht ein Mandelabszess, dann ist die Therapie (wie allgemein bei Abszessen) mit *Hepar sulfuris D3* angebracht. Der bekannte **Prießnitz-Wickel** hilft heilen: ein kaltnasses Tuch um den Hals, darüber einen wollenen Schal für 2 Stunden.
Bei einer weiterhin bestehenden therapieresistenten Vergrößerung der Mandeln verwenden wir *Sulfur jodatum D4,* 3 Gaben am Tage, ca. 14 Tage lang.

Eine operative Entfernung der Mandeln ist bei richtiger homöopathischer Behandlung niemals notwendig, ich wiederhole: niemals. Wir haben sie nicht ein einziges Mal in Erwägung zu ziehen brauchen.
Die uns vorgestellten Mandel-operierten Hundepatienten litten häufig unter Krankheiten der Bronchien. Was Wunder, denn wenn die »Wächter am Rachenring« fehlen, rutscht jeder Halsinfekt gleich eine Stufe tiefer.
Es sei hervorgehoben, dass beim jungen, nicht schutzgeimpften Tier die Mandelentzündung auch das so genannte Virusstadium der Staupe sein kann.
Die Entzündung des **Rachens** wird mit *Belladonna D4,* dem Mittel der örtlichen Entzündung, angegangen, 2-stündlich eine Tablette bis zur Besserung. Ist sie ödematös, wässrig geschwollen, dann hilft *Apis D3* in der gleichen Manier.

## 2.2.2 Kehlkopfkatarrh

Ein Kehlkopfkatarrh entsteht durch starkes Zerren des angeleinten Hundes an seinem Halsband oder durch andauerndes Bellen. Er kann sich aber auch durch eine Erkältung im Frühjahr oder Herbst entwickeln, wie im Winter durch die Aufnahme von Schnee. Boxer und Spitze sind vornehmlich dieser Krankheit ausgesetzt, die, im höheren Alter vielfach mit einer Bronchitis gepaart, dem Hunde und seiner Umgebung das Leben schwer machen. Wer kann schon die

asthmaähnlichen Hustenstöße Tag und Nacht hören und ertragen, zumal sie wenig Heiltendenz zeigen?
Deswegen ist eine schnelle und zügige Linderung der Beschwerden hier besonders notwendig: einige Gaben *Aconitum D6* werden bei einer Erkältung der weiteren Ausbreitung die Spitze nehmen. Danach lässt man *Spongia D6*, 2- bis 3-stündlich, folgen.
Bei *Spongia* ist der Husten trocken, er entsteht vorzugsweise vor und nach Aufregungen und wird in der Regel durch Essen oder Trinken besser.
*Prießnitz-Umschlag* nicht vergessen (s. S. 52, 54)!

### 2.2.3 Kropf

Eine derb-elastische, verschiebbare Anschwellung im Kehlkopfbereich, die das Allgemeinbefinden nur wenig stört, das ist die kurze Definition des Kropfes.

Bei jugendlichem Kropf der Hunde gebietet man mit *Calcium carbonicum D6* dieser Entwicklung Einhalt, wenn sie dem *Calcium-carbonicum*-Typ entsprechen: fett und aufgeschwemmt, kopflastig, träge – der »faule Hund« des Volksmundes.

Mit *Calcium jodatum D4* werden die Tiere behandelt, die diesem Typ nicht entsprechen, weil sie lebhafter sind, während *Calcium fluoratum D6* angewendet wird bei dem zur Bösartigkeit neigenden Kropf der älteren Hunde.

Ganz mageren Tieren, die trotz des gierigen Appetits an Gewicht verlieren, weil sie äußerst unruhig und nervös sind und einen übermäßigen Bewegungsdrang haben, verordnet man *Jodum D30* oder *Thyreoidinum D30,* 1-mal täglich 1 Gabe.

*Spongia D6* ist das Mittel der Wahl, wenn der Hund bei Berührung des Kehlkopfes empfindlich ist und evtl. auch Heiserkeit und Husten mit im Spiele sind.

## 2.3 Untere Luftwege

### 2.3.1 Husten

Der Husten hat sehr verschiedene Ursachen, weshalb deren Klärung durch den Tierarzt außerordentlich wichtig ist.

Den Husten beim Bronchialkatarrh, wie er gewöhnlich nach Erkältungen zu hören ist, beeinflusst am Anfang *Belladonna D6* und *Bryonia D6* im Wechsel. Besteht er bereits einige Tage, wählt man *Bryonia D6* und *Tartarus emeticus D6.* Zu Beginn sollte man einen **Prießnitz-Wickel** nicht vergessen, er unterstützt die Heilung außerordentlich: ein kalt-nasser Wickel um den Hals, darüber einen wollenen Schal für 1 bis 2 Stunden, danach trockenreiben, abends Wiederholung.

Der Husten bei der Brustfellentzündung (s. 2.3.5) wird durch *Bryonia* allein behandelt.

Der Husten, der von einem schwachen Herzen ausgeht, muss über eine Herztherapie beeinflusst werden (s. Kap. 3.1). Staut sich Blut in der Lunge, dann entsteht zunächst nicht nur der Husten, sondern im weiteren Verlauf ein erhöhter Druck in diesem Organ. Blutflüssigkeit dringt dann in die Atemwege ein, der so entstehende Schaum wird ausgehustet – ein Lungenödem nimmt seinen Anfang. Hier muss der Tierarzt rasch mit herzstärkenden und entwässernden Mitteln eingreifen.

Schließlich tritt Husten auch bei Rachen- und Mandelentzündung auf (s. 2.2.1). Dabei stehen aber die Schluckbeschwerden im Vordergrund.

Der Husten beim Kehlkopfkatarrh (s. 2.2.2) und mitunter auch beim Herzklappenfehler erfordert *Spongia D6,* und schließlich ist der bei der Lungenentzündung (s. 2.3.4) auftretende Husten mit den dort angegebenen Arzneien beeinflussbar.

Immer wieder stößt man auf den seuchenhaften **Zwingerhusten,** eine Viruserkrankung von mehrwöchiger Dauer, die Hunde manchmal aus Pensionen oder aus Zoohandlungen mitbringen. Dabei ist *Antimonium arsenicosum D6* das Mittel der Wahl, mehrmals täglich 1 Gabe.

Der trockene, quälende Husten beim alten Tier (Rechtsinsuffizienz des Herzens, Pulsunregelmäßigkeiten entweder langsam und schwach oder beschleunigt, aber flach), bei dem die Zunge blau anläuft, braucht *Laurocerasus D3*, 3- bis 4-mal täglich (s. Herzhusten S. 61).

Sind Luftröhre und Bronchien gleichzeitig entzündet (Tracheobronchitis), hilft *Sticta pulmonaria D 3*, die Lungenflechte.

## 2.3.2 Bronchitis

Die Ursache ist im Allgemeinen eine Erkältung, bei der sich die Schleimhäute der Bronchien entzünden und anschwellen. Dadurch entstehen Kurzatmigkeit und Hustenanfälle, die anfangs trocken, später locker werden.
Das Fieber ist gering. Steigt die Temperatur aber über 40° C, sollte man bei einem jungen Tier an Staupe denken. Die ersten Anzeichen des Hustens werden mit einigen Gaben *Aconitum D6*, 1-stündlich, kupiert.
Wenn aber der Bronchialkatarrh aus dem Anfangsstadium heraus ist, der Mensch zu schwitzen und das Tier zu hecheln beginnt, dann müssen *Belladonna D6* und *Bryonia D6*, 1-stündlich im Wechsel, eingesetzt werden.

Typisch für *Bryonia* ist der trockene, häufige Husten, der weh tut. Deswegen liegt der Hund still und bewegt sich nur ungern. Kommt er von draußen ins warme Zimmer, verschlimmern sich die Beschwerden. Überdies hat er Durst, er trinkt viel auf einmal.
Im weiteren Verlauf lockert sich der Husten, er wird rasselnd, der Auswurf beginnt. Freilich bringt ihn der Hund nur bis zum Kehlkopf hoch (was anatomische Ursachen hat) und schluckt ihn ab.
In diesem Stadium sind diese Arzneien passend:

*Tartarus emeticus D6*
*Ipecacuanha D6*

2-stündlich im Wechsel.

Besteht die Gefahr einer Lungenentzündung, muss man *Tartarus emeticus D6* mit *Phosphorus D6*, 2-stündlich im Wechsel, kombinieren.

Bei starkem nächtlichen Hustenreiz verschreibt man zusätzlich einige Gaben von *Sticta pulmonaria D2.*

Nach Abklingen der Krankheitserscheinungen folgt das Rekonvaleszenten-Mittel *Sulfur D6* zur restlosen Ausscheidung aller Krankheitsstoffe. Man vermeidet durch diese Nachkur ein Wiederaufflackern der Krankheit, wenn man es einige Tage, 3-mal täglich, anwendet.

### 2.3.3 Reizhusten

Er entsteht oftmals durch Aufregungen, wobei nicht nur Angst und Schrecken, sondern auch Freude auslösend sein können (z. B. wenn Familienangehörige begrüßt werden). Atemnot mit erschwertem Einatmen ist zu beobachten – ein Bild, dem Asthma ähnlich.

Im Allgemeinen ist das Tier nicht besonders krank, aber die unregelmäßig auftretenden Anfälle, vor allem bei älteren Hunden, sind für die Umgebung nicht gerade erfreulich. *Spongia D6* hilft gut, wenn schon leichter Druck des Kehlkopfs den Husten auslöst.
*Arsenicum jodatum D 12* passt für magere Tiere, die fröstelig sind und eine Verschlechterung nach Mitternacht haben. Sie trinken oft, aber wenig und suchen die Wärme, wo sie nur können.

Kommt man damit nicht zum Ziel (was selten ist), gibt man eine bei Mensch und Tier gleichermaßen bewährte Zusammenstellung von

*Sulfur jodatum D4*
*Stannum jodatum D4*
*Tartarus emeticus D6*

zu gleichen Teilen, 3- bis 5-mal täglich ½ Eierlöffel auf die Zunge für einige Zeit, mit Besserung seltener, wie immer.

### 2.3.4 Lungenentzündung

Die Staupe bringt oft eine Lungenentzündung mit sich. Diese kann aber ebenso gut durch eine Erkältung oder eine Überanstrengung ausgelöst werden, mitunter tragen auch ein starker Wurmbefall oder ein verschleppter Husten die Schuld.

Die Attacke beginnt plötzlich mit hohem Fieber, mit Frösteln, Zittern und beschleunigter Atmung sowie beschleunigtem Puls. Dabei ist der Patient apathisch und rührt seinen Futternapf nicht an. Fieber macht appetitlos. Später gesellen sich schmerzender Husten und schleimig-eitriger Nasenausfluss hinzu.

Zu Anfang lässt sich jede Krankheit dieser Art, die mit Fieber und einem »Gefäßsturm« einhergeht, wie schnelle Atmung, schneller Puls und damit verbundene Ängstlichkeit und Unruhe, mit einigen Gaben von *Aconitum D6* in $^1/_4$- bis $^1/_2$- bis 1-stündlichem Intervall beherrschen. Wird sie nicht ganz abgebremst, so folgt *Belladonna D6.*
Diesen akuten Zustand selbst sieht im Allgemeinen nur der aufmerksame Tierhalter. Entschließt er sich, den Tierarzt aufzusuchen – und diese Entscheidungen fallen nicht immer spontan – dann ist dieses Anfangsstadium, das in der Abendzeit gegen 21 Uhr seinen Höhepunkt findet, bereits abgeklungen. Ein guter Grund, für seinen Hund *Aconitum D6* im Hause zu haben! Ein Hausmittel, im wahrsten Sinne, das seine großen Heilwirkungen aber nur zu Beginn einer fieberhaften Krankheit entfaltet.

Geht dieser Aconit-Zustand vorüber, dann »greift« *Aconitum* nicht mehr, eben weil das dem Aconit-Arzneimittelbild ähnliche Krankheitsbild verschwunden und verändert ist. Dies ist eine Erklärung auch dafür, dass das homöopathische Heilmittel nur Heilregulationen auszulösen vermag, wenn es »passt«. Ist es nicht richtig gewählt, dann schießt es vorbei, ohne Spuren zu hinterlassen, – ungiftig. Das ist ein nicht hoch genug zu veranschlagender Vorteil gegenüber anderen Heilmethoden. Wirkt *Aconitum* nach einigen Gaben in $^1/_2$-stündlichem Intervall nicht durchgreifend, weil es zu spät kam, dann folgt *Belladonna D6* in der gleichen Weise.
Wenn aber die Entzündung bereits beide Stadien, das *Aconitum*- wie auch das *Belladonna*-Stadium passiert hat, wendet man *Phosphorus D6* mit *Bryonia D6* im Wechsel an. Das sind die beiden Hauptmittel der (katarrhalischen) Lungenentzündung.

Die *Phosphor-Bryonia*-Arznei gibt man so lange, bis der lösende Husten sich einstellt und geht dann auf *Tartarus emeticus D6* über, bis zum vollständigen Abklingen.

Die Anwendung von Antibiotika erübrigt sich dann, der Heilverlauf wird dadurch entscheidend verkürzt.

Bei Bronchopneumonie mit heftigen Atembeschwerden und ganz kurzen Atemstößen, einem Zustand, der dadurch besonders gekennzeichnet wird, dass der ängstliche Hund seine Nase krampfhaft hoch hält, um Luft zu bekommen und in dieser Stellung bis zur Erschöpfung verharrt – nur bei diesem Zustand wird man *Tartarus emeticus* eher einsetzen und es 1-stündlich verabfolgen, bis die Besserung einsetzt, danach in größeren Intervallen.

Lungenentzündungen, die sich bei dieser oder anderer Behandlung verschleppen, sind verdächtig auf Toxoplasmose, auf Tuberkulose oder gar auf Neubildungen in der Lunge (Tumoren), die leider nicht so selten sind, wie man annehmen möchte.

## 2.3.5 Brustfellentzündung

Das Brustfell, je nach Lokalisation Rippen- oder Lungenfell genannt, entzündet sich leicht bei Infektionskrankheiten, bei Erkältungen oder nach großer Anstrengung. Immer sind Bakterien im Spiel, die je nach zeitlichem Ablauf zuerst eine trockene (sicca), später eine wässrige (exsudative) Brustfellentzündung bedingen.

Bei der trockenen Entzündung wird ein Belag auf das Brustfell ausgeschwitzt, der charakteristische Reibetöne beim Abhören verursacht. Das Heilmittel ist *Bryonia.* Selbst die schwersten Erkrankungen sind binnen 3 Tagen verschwunden – ohne Antibiotika und andere Medikamente –, wenn *Bryonia D 30* am ersten und *Bryonia D 200* am dritten Tage subkutan gespritzt wird.

Ist die Ausschwitzung wässrig, was wiederum bestimmte Töne beim Abhören ergibt (die Wassermenge kann beim nachfolgenden Erguss mehrere Liter betragen, dies meist einseitig, sehr selten), dann sind *Apis D 3* und *Bryonia D 6,* 1-stündlich im Wechsel, die Heilmittel.
Bei beiden Formen ist die Atmung erschwert, oberflächlich und kurz, meistens ist Bauchatmung zu beobachten mit Schmerzen bei Berührung der Brustwand.
Bleibt der Husten zurück, folgt *Tartarus emeticus D 6,* 3-mal täglich.

# 3 Herz

## 3.1 Herz- und Kreislaufmittel

Das Nachlassen der Herzkraft beim älteren Hund zeigt sich in der Mattigkeit nach Anstrengungen; bei fortgeschrittener Krankheit sind auch Ohnmachtsanfälle nicht selten. Diese Herzinsuffizienz kann der Organismus bis zu einem gewissen Grade ausgleichen. Besser aber ist es, ihm die nötigen Hilfen zu geben, bevor der Zustand unbeeinflussbar wird.

Hier bieten sich zwei homöopathische Arzneimittel an, die – zusammen gegeben – eine optimale Wirkung beim Altersherz oder bei dem durch schwere Krankheit geschädigten Herzen, entfalten.
Wir verwenden *Crataegus D 1* und *Cactus-Urtinktur* zu gleichen Teilen und verabreichen 3-mal täglich 5–10 Tropfen.

Sollte sich eine Herzschwäche plötzlich bemerkbar machen – dabei spielen fieberhafte Infektionskrankheiten, durch deren Erreger oder deren Gifte der Herzmuskel geschädigt wird, eine Rolle wie aber auch Überanstrengungen durch Jagen und Hetzen – dann wird diese Arznei 2-stündlich bis zur Besserung gegeben. Dieser akute Zustand zeichnet sich aus durch den stark klopfenden Herzton, den schnellen, kaum fühlbaren Puls, die Atemnot und die damit verbundene Blaufärbung der Lidbindehäute.
Mit diesen beiden Mitteln lässt sich sehr viel erreichen. Beim alten Tier besteht der Vorteil noch darin, dass der *Crataegus*-Anteil auch bei Arteriosklerose, der Verkalkung der Gehirngefäße, einen helfenden Einfluss hat.
Für die Krankheitszustände, bei denen der Kreislauf darniederliegt, wie z. B. Kollaps durch Schocks nach Unfällen, haben wir in *Arnica D 3* und in *Veratrum album D 3* ganz vorzügliche Helfer. Auch *Camphora-Urtinktur,* 1–2 Tropfen alle 5–10 Minuten auf die Zunge, hat prompte Wirkung bei Ohnmacht und Kollapszuständen.

Französische Autoren spezifizieren weiter. Sie empfehlen:

> *Arnica D 6* und
> *Rhus toxicodendron D 6–D 30*

bei der Herzerweiterung, bei welcher der Hund apathisch trauert und froh ist, wenn er sich setzen und hinlegen kann. Man sieht ihm förmlich seine Gliederschwere an.

Sie raten bei der Herzhypertrophie zu *Viscum album D 3* und *Cactus D 30* und empfehlen hauptsächlich *Crataegus D 1* bei der Behandlung der Herzmuskelentzündung, der Myokarditis.

Die Endokarditis (Entzündung der Herzinnenhaut), Folge von Infektionskrankheiten, fokalen Herden (Gebiss) oder Rheumatismus, gehen sie in akuten Fällen mit

*Aurum D 30* und
*Arsenicum album D 6* oder *D 30,*

die chronische Form hingegen mit

*Naja tripudians D 6* oder *D 30*

an und zwar dann, wenn der Puls normal in seinem Rhythmus, aber schwankend in seiner Stärke ist.

Bei einer ausgesprochenen Herzinsuffizienz wird *Digitalis D 1* empfohlen bei langsamem Puls, Ödembereitschaft und sehr knapper Urinabsonderung, dagegen *Strophanthus D 1–D 3–D 6,* wenn der Puls wechselnd schnell und langsam geht als Zeichen einer nicht kompensierten Mitralinsuffizienz.

Wer aber seinen Hund sorgfältig pflegt, wird es zu derartig schweren Krankheitserscheinungen gar nicht kommen lassen. Er wird gleich zu Beginn eines Herzfehlers eine *Crataegus-Cactus-* oder eine *Crataegutt-Kur* anfangen und sie nicht vor ¼ Jahr beenden. Denn so lange benötigt der Herzmuskel die Hilfen, um danach, wenn die Schädigung nicht zu gravierend war, ohne Arznei auszukommen.
Einem älteren Tier mit ausgeprägtem Altersherz wird man aber diese Unterstützung längere Zeit angedeihen lassen, manche brauchen diese Erhaltungstherapie bis ans Ende ihrer Tage.
Zu ergänzen wäre noch, dass auch *Crataegutt® Dragees* erhältlich sind, die bei manchen Typen besser einzugeben sind als die Tropfen.

Englische Autoren (Biddis) haben beste Erfahrungen mit *Cactus D 30* in den Fällen gemacht, in denen der Schmerz des Zusammenschnürens bei Angina-pectoris-ähnlichen Zuständen oft für einen

Anfall gehalten wird. Denn der Hund hat – wie man aus den Schilderungen des Menschen weiß – offensichtlich auch starke ausstrahlende Schmerzen in den linken Vorderlauf mit Lähmigkeitsgefühl: er reißt den linken Vorderlauf gestreckt in die Höhe des Ohres, die linke Lefze ist zurückgezogen und gewöhnlich fällt der Hund dann auf die rechte Seite, was bei älteren Hunden vorkommen kann. Drei Dosen *Cactus D30* im 8-Stunden-Intervall reichen aus, um diese Attacken für ½ Jahr abzustellen, wonach man sie erneuern kann, wenn es die Lage erfordert.

Der so genannte **Herzhusten,** der trockene quälende Husten beim alten Hund nach jeder Bewegung, aber auch nachts während der Ruhe, verlangt *Laurocerasus D3* mehrmals am Tage.

Mein Kollege Dr. LAMBARDT in Unna verwendete in der Praxis seine »einfache biologische Herztherapie«, indem er mehrere herzwirksame Arzneien zusammenstellte, die sich – durch gegenseitige Steigerung – ergänzen und die Wirkung harmonisch verstärken.

Hoch schätzte er die Bündelung von *Crataegus ∅*, *Spigelia D2* und *Kalium carbonicum D3,* die unter dem Handelsnamen *Cralonin®/Heel* erhältlich sind.

Zur Langzeitbehandlung bei Altersherz und Herzmuskelschwäche sowie altersbedingten Kreislaufstörungen werden 3-mal täglich 5–10 Tropfen *Cralonin®* verabreicht, bei akuten Beschwerden alle 15 Minuten 10 Tropfen.

Gut bewährt es sich bei herz- und kreislaufgeschädigten, oft übergewichtigen Hunden, die bei Aufregung, z.B. beim Hinaufheben auf den Untersuchungstisch, die bekannte blaue Zunge bekommen, mit entsprechender Kurzatmigkeit und evtl. Ohnmachten. Hier wirken einige Tropfen *Cralonin®* innerhalb weniger Minuten wahre Wunder.

Bevor man sich bei schweren Herzschädigungen zur üblichen (oft nicht bekömmlichen) Digitalisierung entschließen muss, rät er zu einem Versuch mit *Strophanthus-Strath®-Tropfen,* weil er die ausgewogene Kombination von *Convallaria, Digitalis* und *Strophanthin,* die mit einem speziellen Hefe-Verfahren gewonnen wird, für günstig hält, sowohl bei Rechts- als auch bei Linksinsuffizienzen.

# 4 Verdauungsorgane

## 4.1 Magen

### 4.1.1 Mundgeruch

Übler Mundgeruch kann (auch) von schlechten Zähnen kommen. Dann ist dieser Geruch anhaltend, denn er wird hervorgebracht durch den Zahnsteinbefall und der damit verbundenen Taschenbildung des Zahnfleisches, in der die aashaft riechende Bakterienflora für die Beständigkeit des Geruches sorgt. Hier hilft nur die lebenswichtige, gründliche Regulierung des Gebisses, Entfernung des Zahnsteines und evtl. der faulen Zähne.
Alle so behandelten Tiere fühlen sich danach sichtbar wohler als vorher und vor allem: sie stinken nicht mehr! Wenn aber das Gebiss in Ordnung und auch nichts vom Zahnstein zu sehen ist, der Geruch merkwürdigerweise auch nur zeitweilig diesen störenden Charakter annimmt, dann kann man daraus schließen, dass er beim Aufstoßen dem Magen (auch die Schleimhaut des Magens ist ein Ventil) oder der Lunge (gasförmige Entgiftung) entströmt und dass eine Tonisierung des Verdauungstraktes vordringlich ist. Dabei bewährt sich die *Carbo-Nux-Kur:* für ca. 3 Wochen werden dem Hunde 3-mal täglich je eine Tablette von jedem einzelnen Mittel gegeben:

*Carbo vegetabilis D 6*
*Nux vomica D 6* und *Okoubaka D 2.*

In chronischen Fällen kann man die Kur nach einiger Zeit unbedenklich wiederholen.

Auch nierenkranken Patienten entströmt ein süßlicher, urämischer, nach Harn riechender Atem. Dieser ist mit den Mitteln anzugehen, die unter Nierenentzündung (s. Kap. 8.4) angegeben sind.

### 4.1.2 Appetitstörungen

#### Appetitlosigkeit

Hier ist nicht die plötzlich einsetzende Appetitlosigkeit als Begleiterscheinung akuter Krankheiten gemeint, sondern die chronische Störung, die dem »schlechten Fresser« anhaftet. Ihm kann man nämlich vorsetzen, was man will, er mag es einfach nicht. Nur mit List bringt man ihn dazu, dass er einige Happen zu sich nimmt. Versucht man am nächsten Tage, ihm das gleiche noch einmal vorzusetzen, wendet er sich beleidigt ab. Der Appetit ist kapriziös und bringt seine Betreuer zur Verzweiflung.
Bei einem solch wechselnden Appetit ist *Chininum arsenicosum D 4*, 3-mal täglich, die Arznei, die bald einen grundsätzlichen Wandel herbeiführt.

Oft, aber nicht immer, liegt ein unterschwelliger Leberschaden vor, der diagnostisch und labormäßig noch nicht zu erfassen ist. Er äußert sich in der Art, dass der Hund anscheinend Appetit hat, denn beim Klappern mit der Futterschüssel ist er sofort da. Interessiert beobachtet er die Vorbereitungen, springt an seinem Frauchen hoch und kann es anscheinend nicht erwarten, bis er seine Mahlzeit vor sich hat.
Ist ihm endlich serviert, – welche Enttäuschung – nimmt er doch nur ein oder zwei Bissen, hält an, schaut sich um und trollt davon, nicht nur ohne Interesse, sondern aus Ekel. Er ist nicht zu ermuntern, mehr davon zu essen. Abends stellt sich dann meist ein klein wenig Appetit ein.

Hier verlangt der Organismus gebieterisch nach seinem Heilmittel:

> *Lycopodium D 30*, entweder als Spritze oder 10 Kügelchen auf der Zunge.

Eine einmalige Gabe reicht in den meisten Fällen aus, um hier eine vollständige Wende zum normalen Appetit eintreten zu lassen.

Kommt der Appetit erst mit dem Essen, d. h. futtert der Hund nur, nachdem ihm die ersten Bissen in den Fang gestopft worden sind, so ist dies ein Zeichen für *China D 6*, 4–3 Gaben täglich.

Wer kennt nicht die Hunde, die einige Tage das Futter gut aufnehmen, danach aber ebenso lange konsequent verweigern. Sonst sind sie guter Dinge und ohne weitere Krankheitszeichen. Ihr Mittel ist *Ferrum metallicum D 5,* weil eine Störung im Eisenhaushalt die Ursache ist. Sie fressen auch oft Sand.

Sind diese Symptome nicht so deutlich ausgeprägt, dann hat schon vielen Kümmerern dieses Rezept geholfen:

*Abrotanum D 3* und
*Ferrum phosphoricum D 6*

3-mal täglich 1 Tablette von jedem Mittel.
Ständige, scheinbar durch nichts zu behebende Appetitlosigkeit verlangt *Natrium muriaticum D 12.*

Äußerst wichtig dabei ist die Futterumstellung, besonders bei Hunden, die sich auf bestimmte Nahrungsmittel einseitig spezialisiert haben wie Corned Beef, Nieren, Brathähnchen oder Ähnliches und nichts anderes mehr nehmen wollen. Da sollte man schnell etwas tun, um sie vor Schäden der einseitigen Fütterung zu bewahren, die unweigerlich und mit Sicherheit folgen würden, bevor sie abgemagert sind.
Der beste Weg, die Umstellung einzuleiten, ist die **Reinigungskur:**

Zu Beginn dieser außerordentlich bewährten Kur fastet der Hund 3 Tage lang. An diesen 3 Tagen erhält er nur Wasser zu trinken und jeden Abend ein mildes Abführmittel, um den Darm vollständig zu entleeren. Der leere Darm saugt wie ein Schwamm alle Giftstoffe des Körpers auf, welche die normalen Lebensvorgänge blockieren.
Am 4. Tage erhält er zur gewohnten Stunde, gut gemischt, einen Esslöffel (für große Rassen) oder einen Kaffeelöffel (für alle kleinen Rassen)

- rohes Hackfleisch
- rohe Haferflocken
- rohe geriebene Mohrrüben (oder ein Wurzelgemüse, unter der Erde wachsend)
- roh gehackten Salat (Blattgrün, je nach Jahreszeit, über der Erde wachsend).

Diese Menge wird täglich um einen Löffel von jeder Sorte vermehrt, bis die normale Futtermenge erreicht ist, (was der Hund selbst anzeigt, indem er etwas übrig lässt) und wird in dieser Form mindestens vier Wochen lang fortgesetzt.
Diese einfache Kur wirkt wahre Wunder und hat vielen kranken Hunden schon geholfen. Sie bringt nur den Nachteil mit sich, dass sie nichts kostet. Die Heilkraft der Natur tut das ihre, wenn man ihr freien Lauf lässt.
Daneben sorge man für viel Bewegung und Auslauf. Von größtem Nutzen für unsere Patienten ist es, anschließend an diese Kur der »Kranken- und Lebensversicherung für Vierbeiner« beizutreten.
Diese Vorsorge arbeitet geradezu unter idealen Bedingungen und versichert die Tiere gegen alle Schäden der Überernährung.

Die Versicherungsprämie? Ein Fastentag wöchentlich.
Die Leistung dieses Versicherungsschutzes? Ein gesundes, daseinsfreudiges Hundeleben bis ins hohe Alter.

Und wie macht man das? Man wählt einen bestimmten Tag in der Woche als Fastentag aus und bleibt dabei.
Unser Schutzbefohlener hat bald heraus, dass es am 7. Tage nichts zu essen, sondern nur Wasser zu trinken gibt, und gewöhnt sich daran schneller als man glaubt.
Aude sapere – entschließe dich, vernünftig zu sein, lieber Tierfreund und Leser.

### Perverser Appetit

Jungtiere wie auch erwachsene Hunde haben oft Appetit auf Dinge, die nicht in einen Hundemagen gehören wie Kot, Erde, Steine, Holz, rohe Kartoffeln, Aas, Papier – Zeichen einer Störung im Säure-Basen-Haushalt des Organismus. Zunächst ist zu klären, ob nicht ein Wurmbefall die mögliche Ursache sein kann und wenn ja, sollten diese erst abgetrieben werden (s. Darmparasiten 4.3.3). Natürlich muss man auch seinen Hund ein wenig dazu erziehen, dass er nicht jeden Knochen und alles, was nach Futter aussieht, auf der Straße aufnimmt.

Jungtieren hilft eine Kur mit *Calcium carbonicum Hahnemanni D 6* 3-mal täglich, wenn eine Störung des Kalkhaushalts zugrunde liegt, was meistens der Fall ist.
Die Zeichen dafür: Gier auf rohe Kartoffeln, leckt Kalk von den Wänden.
Erstreckt sich die Gier auf Holz oder Papier und besonders Papiertaschentücher, wird *Calcium phosphoricum D 6* das richtige Mittel sein, den gestörten Kalkhaushalt in Ordnung zu bringen.
Die Gier auf Erde wird durch *Ferrum metallicum D 5* behoben.
Mit älteren Hunden macht man die *Carbo-Nux-Kur*, 2-mal täglich, wenn Blähungen hör- und riechbar werden und die Gier auf Kot auffallend ist. Eine Messerspitze Heilerde ins Futter sollte in keinem Fall fehlen.
Den gleichen wertvollen Effekt zur günstigen Beeinflussung der Darmbakterien bringt die Bäckerhefe, wenn täglich ein kirschgroßes Stück für einige Zeit verfüttert wird. Mitunter hilft auch stinkender Käse, um den Hund die Stoffe anzubieten, die in der täglichen Nahrung nicht vorhanden sind. Nimmt er diesen begierig auf, weiß man, wie man ihm helfen kann.

Gieriges Verlangen, den Kalk von den Wänden zu kratzen und aufzunehmen und die Gier nach Kot und unverdaulichen Dingen benötigt *Acidum nitricum D 6*, mehrmals täglich (evtl. *Alumina D 8*).
Die Gier, Haare zu fressen, weist auf *Natrium muriaticum D 12* als Heilmittel hin.

Und wenn der Hund gutes Futter verweigert, dafür aber jeden Dreck von der Straße frisst, auch Plastiktüten (s. S. 171), dann muss er *Ignatia D 6* haben für mindestens 10 volle Tage.

### 4.1.3 Erbrechen

Einfaches Erbrechen von unverdaubarem Futter ist eine Selbstheilmaßnahme des Organismus und braucht, wenn es sich nicht oft wiederholt, kaum behandelt zu werden. Hört das Erbrechen aber nicht bald auf, gibt man *Ipecacuanha D 6* jede Stunde und lässt das Tier mindestens einen Tag fasten.
Das gleiche Mittel *Ipecacuanha D 6* verwendet man mit Erfolg, wenn

durch chemische Medikamente wie Sulfonamide, Penicillin, Cortison o. ä. Erbrechen eingetreten ist.
Oftmals nehmen Hunde Gras auf und leiten damit das Erbrechen ein. Das ist ein natürliches Heilbestreben, das man nicht verhindern soll. Im Allgemeinen lässt sich zum Erbrechen sagen:

| | |
|---|---|
| Morgendliches Galle-Erbrechen | *Bryonia D 6* |
| Erbrechen beim Autofahren | *Cocculus D 6* |
| Erbrechen bei Gehirnerschütterung | *Arnica D 3–D 6,*<br>*Hypericum D 2–D 4* |
| Erbrechen bei Magenkatarrh | *Ipecacuanha D 6* |
| Erbrechen nach chemischen Mitteln | *Ipecacuanha D 6* |
| Erbrechen bei Gelbsucht | *Natrium sulfuricum D 6* |
| Erbrechen unverdauten Futters einige Stunden nach der Aufnahme | *Kreosotum D 6* |
| Erbrechen mit anschließendem Auflecken des Fußbodens oder der Teppiche mit einem Zuviel an Magensäure (dem Sodbrennen des Menschen vergleichbar),<br>besonders beim Boxer zu beobachten | *Acidum sulfuricum D 200* |

eine Gabe in gesunden Tagen, um die Krankheitsbereitschaft aufzuheben oder *Acidum sulfuricum D 6,* ¼-stündlich während des Anfalles.
Erbrechen ca. 2 Stunden nach der Fütterung und sofortige Wiederaufnahme des Erbrochenen erfordert *Nux vomica D 6.*
Morgendliches Erbrechen von weißem Schleim ist für Wurmbefall verdächtig (s. Darmparasiten 4.3.3).

Eine Abart des Erbrechens ist der Pylorospasmus, der Krampf des Magenpförtners. Erbricht in einem Wurf ein einzelner Welpe ohne ersichtlichen Grund und vermag trotz guten Appetites keine oder nur wenig Nahrung zu behalten, dann liegt häufig ein Pylorospasmus vor. Wird Milch erbrochen, hilft *Aethusa D 3* oder *D 30,* beim Ausstoßen von Speisen ist *Nux vomica D 6* im Wechsel mit *Magnesium phosphoricum D 6* die Kombination, die eine Heilung in Gang setzen kann. Wichtig ist die baldige Behandlung, denn die Entwicklung des Tieres wird ungemein gehemmt. Mehrere kleine Mahlzeiten mit viel Flüssigkeit!

### 4.1.4 Magenkatarrh (Gastritis)

Erbrechen ist die erste zweckmäßige Abwehrmaßnahme, sich schnell der schädlichen Stoffe zu entledigen, die den Magenkatarrh ausgelöst haben. Und da kommen eine Menge von möglichen Ursachen in Betracht: zu kaltes, zu heißes oder verdorbenes Futter, schmutziges Wasser aus Tümpeln und Pfützen, scharfe oder ätzende Stoffe, die der Hund auf der Straße aufnimmt oder die durch Lecken, z. B. beim Gebärmutterausfluss, in den Magen gelangen, ranziges Öl und Fett, gefrorenes Gras oder Schnee, aber auch Würmer können schuld daran sein.
Den Mangel an Salzsäure zeigt schleimiges Erbrechen bei nüchternem Magen und ständiges Verlangen nach bestimmten Gräsern an. Eine Überproduktion an Salzsäure bedingt häufig Erbrechen nach der Fütterung.

Die irritierten Magenschleimhäute reagieren in beiden Fällen gut auf

*Nux vomica D 6* und
*Pulsatilla D 4*

1-stündlich im Wechsel bis zur Besserung.
Durch diese beiden homöopathischen Mittel wird erreicht, dass sich der Magensaft wieder in normaler Zusammensetzung bildet. Ein Mangel wird behoben, ein Zuviel reduziert.
Bei einem Magen-Darm-Katarrh treten die Erscheinungen entzündlicher Natur am Magen und am Darm auf. Ein Magenkatarrh für sich oder ein Darmkatarrh allein sind selten, meistens geht eine Form in die andere über. Ist der Darm bereits mitgeschädigt, dann dient der gleichzeitig zu beobachtende Durchfall als Abwehrmaßnahme des Körpers. Danach folgen Appetitlosigkeit, belegte Zunge und Mundgeruch sowie Durst und Bauchschmerzen.

Eine tiefrote Zunge und ein erschöpfter Hund, der trotzdem unruhig und ängstlich ist und das wenige Wasser, das er zu sich nimmt, sofort nach dem Trinken wieder erbricht, weisen auf *Arsenicum album D 6*, 2-stündlich. Das *Arsen*-Bild hat weiterhin schwarzen Durchfall in kleinen Mengen, der möglicherweise mit kleinen Streifen Blut durchzogen ist.

Dauert das Erbrechen nach Wasseraufnahme etwas länger, muss also das aufgenommene Wasser erst im Magen warm geworden sein, um dann ausgestoßen zu werden, und sieht die Zunge rot oder weiß belegt aus und ist überaus trocken, dann wird *Phosphorus D 6* oder *D 12* das Heilmittel sein.

Wenn die Zunge gelb belegt, die Mundschleimhaut trocken ist und der Hund viel auf einmal trinkt, ja evtl. noch Gallenerbrechen hinzukommt, dann ist an *Bryonia D 6* zu denken. (Die *Bryonia*-Hunde laufen nicht unruhig umher, wie die *Arsen*- und *Phosphor*-Typen, sondern liegen lieber still.)

In allen Fällen ist an ein 24-stündiges Fasten zu denken, aber besser noch wartet man ab, bis der Patient Appetit bekommt und vor Hunger hinter seinem Betreuer herläuft. Auch dann wird man nur wenig, aber leicht Verdauliches geben, am besten alle 4 Stunden eine kleine Portion, bis langsam normale Kost wieder vertragen wird.
Ein Prießnitz-Wickel um Brust und Bauch für 2 Stunden unterstützt die Heilung. Er wirkt schmerzlindernd und krampflösend.
Als Getränk lassen wir dem Patienten schwachen, schwarzen Tee oder ein Gemisch aus Pfefferminz und Kamille zukommen. Als Futter durch den Wolf gedrehtes Fleisch und durch das Sieb geschlagene Graupen oder Reis.
Der chronische Magenkatarrh verläuft weniger dramatisch. Nur selten merkt man Erbrechen von unverdauter Nahrung und glasigem Schleim sowie wechselnden Appetit.
In diesem Fall müssen Magen und Darm tonisiert werden mit der *Carbo-Nux-Kur:*

*Nux vomica D 6*
*Carbo vegetabilis D 6* und *Okoubaka D 2*

von jedem Mittel ist eine Tablette zerpulvert 3-mal täglich zu geben, 2–3 Wochen lang.

## Magenumdrehung (Torsio ventriculi)

Die Magenumdrehung gewinnt zunehmende Bedeutung, besonders bei Doggen, Bernhardinern, Schäferhunden, Airdaleterriern und Settern. Eine Minderwertigkeit des Bindegewebes führt zur Er-

schlaffung des Aufhängeapparates innerer Organe, hier des Magens, der sich bei entsprechenden Umständen unter gesteigerter Gasbildung »drehen« kann.
Das plötzlich auftretende Krankheitsbild zeigt stärkste Auftreibung des Leibes. Die gestauten Blutgefäße führen zu Kreislaufschwäche, die wiederum den Blutdruck stark herabsetzt. Deswegen liegt der Patient trotz starker Unruhe. Durch Würgebewegungen versucht er den Mageninhalt zu erbrechen, was durch die Drehung natürlich nicht möglich ist.
Kurz – ein Bild des Jammers, unübersehbar für den Kundigen. Hier ist die schnelle Operation ein **Muss!**
Warum wohl wird diese akute Störung, die (fast) nur chirurgisch behoben werden kann, in diesem »schlauen« Buch erwähnt?
**Die Vorbeuge-** und die Nachbehandlung nach erfolgter Operation ist eine Domäne der Homöopathie.
Vorbeugen kann man bei den bedrohten Erblinien mit monatlichen Gaben von

*Calcium fluoratum D 200.*

Drei Gaben im Jahr reichen aus.
Der operierte Patient benötigt eine Drei-Wochen-Kur zur Tonisierung von Magen und Darm mit den beiden Mitteln

*Nux vomica D 6* und *Carbo vegetabilis D 6,*
je 3-mal täglich.

Danach muss eine Regenerationskur fürs Bindegewebe folgen, in Form von

*Calcium fluoratum D 6,*
3-mal täglich 1 Tablette für 10 Tage, danach
*Calcium fluoratum D 12,*
2-mal täglich 1 Tablette für 10 Tage, danach
*Calcium fluoratum D 30,*
1-mal täglich 1 Tablette für 10 Tage.

Ist es auch ein mühseliges Geschäft, fast 2 Monate einen Hund mit Tabletten zu traktieren, so ist eines gewiss: Diese einmalige Kur braucht nicht wiederholt zu werden!

## 4.1.5 Krankheiten der Bauchspeicheldrüse (Pankreas) und Milz

Krankheiten der Bauchspeicheldrüse (Pankreas) können sich vielfältig äußern.

Charakteristisch für eine Pankreaserkrankung sind die ständigen Verdauungsbeschwerden (z. B. unregelmäßiger Appetit, zeitweiliges Erbrechen; wechselnder, oft fettig glänzender Stuhl, häufige Durchfälle; Abwehrspannung der Bauchmuskulatur beim Versuch, den Bauch zu betasten und Schmerzäußerungen in der Schaufelknorpelgegend). Daneben lässt sich häufig diese Haltung beobachten: Der kranke Hund streckt seine Vorderläufe weit nach vorn, während die Hinterhand senkrecht stehen bleibt. Offensichtlich verschafft ihm diese Stellung eine gewisse Erleichterung.

Therapeutisch muss man bei diesen Krankheitssymptomen unterscheiden, ob es sich um eine Schwäche, also Insuffizienz oder um eine akute, bzw. auch eine chronisch rezidivierende Entzündung der Bauchspeicheldrüse handelt.

Eine Verdauungsschwäche mit ihren vielen krankhaften Auswirkungen lässt sich mit Harongan® (Schwabe) bessern:

> 1 Tablette mit jedem Futter, das auf 3–4 Mahlzeiten täglich aufgeteilt wird.

Man kann auch *Haronga D 3* bei akuten und *Haronga D 4* bei einer schon länger bestehenden Verdauungs**schwäche** verwenden:

> 3-mal täglich 5–10 Tropfen bzw. 3-mal 1 Tablette für einige Wochen.

**Zu beachten:** Sowohl Harongan® als auch tiefere Potenzen von *Haronga*, sind bei **Entzündungen** des Pankreas fehl am Platze. Da nun eine Unterscheidung zwischen einer Pankreasschwäche und einer Pankreasentzündung ganz allgemein – und für den Laien insbesondere – schwierig ist, sollte man mit der Verabreichung von Harongan® und tieferen Potenzen von *Haronga* **vorsichtig sein** und die Medikation von *Haronga* am besten in der D 12 vornehmen.

*Haronga D 12* darf auch bei Entzündungen des Pankreas ohne Bedenken gegeben werden. In dieser Potenz ist es sowohl bei der Schwäche als auch bei der Entzündung hilfreich.

*Haronga* ist eine Pflanze aus Madagaskar, die von dem verdienstvollen Arzt, Apotheker und Chemiker Dr. WILLMAR SCHWABE gefunden wurde. Sie soll eine ungenügende Produktion des Pankreassaftes verbessern, aber auch die Heilung der erkrankten Drüse anregen und damit die Verdauungstätigkeit unterstützen.
Für die Therapie eignet sich diese Kombination sehr gut:

*Haronga D 12*
*Eichhornia D 4*
jeweils 1 Tablette 30 Minuten vor jeder Mahlzeit,
mit zunehmender Besserung seltener.

Auch die **Zuckerkrankheit** (Diabetes mellitus) gehört in das Kapitel der Pankreaskrankheiten. Der Hund trinkt übermäßig viel und scheidet große Mengen Urin aus. Trotz guten Appetits magert er ab, weil der Zucker – sonst Nahrung für die Gewebe – krankhaft mit dem Urin ausgeschieden wird. Die Diagnose stellt immer der Tierarzt.
Bevor als letzte Möglichkeit die tägliche Insulinspritze ins Gespräch kommt, versuche man die angegebenen Mittel, die je nach dem Schweregrad der Erkrankung, mehr oder weniger helfen können. Ob sie greifen, merkt man spätestens nach einer Woche an der Menge des verbrauchten Trinkwassers, was gemessen werden muss.
Als Hauptmittel gilt

*Syzygium jambolanum D 2*
4- bis 3-mal täglich 10 Tropfen.

Als zweites Mittel beim alten Hund, bei dem sein Altersdiabetes mit ziemlichem Juckreiz einhergeht, ist

*Kreosotum D 4* oder *D 6*

zu empfehlen und beide Behandlungsmöglichkeiten unterstützt flankierend

*Acidum sulfuricum D 12,* 2-mal täglich.

Beruht der Diabetes nicht auf einer Schädigung des Inselapparates im Pankreas, sondern auf einer Fehlleistung der Hirnanhangsdrüse, dann wird er **Diabetes insipidus** genannt.
Er ist äußerst schwierig zu behandeln, ein Versuch wird angeraten mit *Natrium muriaticum D 12* oder mit dem Konstitutionsmittel

(s. Kap. 17, Konstitutions-Typen), wenn erkennbar, um den Trinkwasserverbrauch und die Polyurie auf ein erträgliches Maß zu reduzieren. Auch *Acidum phosphoricum D 6* kann in Betracht kommen.
Alle Erkrankungen der **Milz**, die freilich schwer zu diagnostizieren sind, weil man meist erst durch die Vergrößerung des Bauchumfanges darauf kommt (Röntgenuntersuchung wie Blutuntersuchung leisten bei der Früherkennung wertvolle Hilfe), werden mit *Ceanothus D 1* behandelt.

Die **Leukose (Leukämie)**, die sog. Weißblütigkeit, zeichnet sich aus durch die Überproduktion von weißen Blutkörperchen und die allgemeine Schwellung aller Lymphknoten und der Milz. Die Ursache ist unbekannt, die Rasse scheint keine Rolle zu spielen. Sie tritt in der zweiten Lebenshälfte auf, und Rüden scheinen empfänglicher dafür zu sein als Hündinnen.
Die Lymphknoten am Hals schwellen als erste an, je nach Größe der Schwellung können sie schon Atemnot oder Husten verursachen. Die Tiere sind müde, apathisch und magern ab, was kein Wunder ist, denn auch die Körperlymphknoten und die in der Bauchhöhle schwellen an und bewirken Stauungen, Bauchwassersucht, Schluckbeschwerden und Ähnliches. Eine Behandlung ist bisher nicht bekannt.

Ganz vorsichtig und bescheiden gebe ich eine Behandlungsart an, mit der wir bisher gut gefahren sind. Die Schlangengifte scheinen für dieses erkrankte System eine besondere Affinität zu haben. Wir sahen klinische Heilungen durch Injektion von *Lachesis C 30* (Buschmeister) alle 7 Tage und der Gabe von *Naja tripudians C 6* (Kobra) 2-mal täglich 1 Tablette an den Tagen dazwischen. *Echinacea D 1* zur Hebung der körpereigenen Abwehr und *Okoubaka D 2* zur Entgiftung wurden zu jeder Tablette hinzugefügt. Das Allgemeinbefinden bessert sich zuerst, der Abbau der geschwollenen Lymphknoten kann länger dauern. Mit allem Vorbehalt biete ich dieses Vorgehen zur Nachprüfung an.
So lange keine ausreichende Anzahl beobachteter Fälle dokumentiert ist, lassen sich Heilungserfolge nicht mit Sicherheit voraussagen.
Ein, bei großen Hunden 2–3 Esslöffel Rote-Bete-Saft wurde mit dem Futter während der Kur empfohlen.

### 4.1.6 Abmagerung

Abmagerung trotz guten Appetits und bester Nahrung, ständiger Heißhunger (Störung der Schilddrüse):

*Jodum D 30,* 1 Gabe täglich.

Abmagerung trotz guten Appetits bei jugendlichen Tieren, Nahrung geht unverdaut ab:

*Abrotanum D 3,* 3-mal täglich.

Abmagerung mit Kräfteverfall:

*Arsenicum album D 6,* 3-mal täglich.

### 4.1.7 Fütterung

Fertigfutter in Dosen und die verschiedenen Trockenfutter sind als allein seligmachende Kost für den Hund nicht empfehlenswert.
Und warum nicht? Weil jeder Konservierungsprozess die Vitalität der Nahrung herabsetzt und die Qualität durch die anschließende Lagerung Einbußen erleidet. Konserve **ersetzt** immer etwas, hier natürlich die Frischkost. Die Frischkost ist und bleibt, besonders für wachsende Junghunde, das Allerbeste.
Hunde vertragen auch oft bestimmte Fabrikate nicht, d. h. sie stürzen sich zwar förmlich auf diese, weil sie einen chemischen Lockstoff enthalten und futtern sie gern und jederzeit. Leider wird durch die Beimischung des Duftstoffes auch die Sättigungsschranke eingerissen. Diese Tiere wissen dann praktisch nicht mehr, wann sie satt sind und aufhören müssen, demzufolge nehmen sie schnell an Gewicht zu. Manche Hunde mögen dann glücklicherweise plötzlich das Fertigfutter nicht mehr und rühren es nicht an, andere dagegen werden »süchtig« und steuern in eine Hautkrankheit oder einen Ohrenzwang o. ä. hinein, die der noch gesunde Organismus dann als Ventil benutzt, um diese Toxine wieder loszuwerden.
Eine ausschließliche Fleischfütterung ist ebenso wie eine fleischlose Kost nicht empfehlenswert. Das eine wie das andere wird zwar ertragen und toleriert, wenn der Hund frühzeitig darauf dressiert wird.

Manche Vegetarier füttern ihren Hund fleischlos, und diese leben auch, obgleich ihnen die Natur ein Raubtiergebiss und einen kurzen Fleischfresserdarm (im Gegensatz zu den langen Pflanzenfresserdärmen) mitgegeben hat.

Über die Fütterung des Hundes sind Bände geschrieben worden, es gibt darüber verschiedene Ansichten und unzählige Fütterungsvorschläge. Wir wollen diese Sammlung nicht noch vergrößern, sondern nur kurz feststellen, dass eine Menge von Patienten, die die Reinigungskur verschrieben bekommen haben (s. 4.1.2), dann – weil die dort vorgeschriebene Diät so gut vertragen wurde – in dieser Art weiter gefüttert wurden und hochbetagt gestorben sind, ohne je wieder ernstlich krank geworden zu sein und einen Tierarzt gesehen zu haben.
Das spricht eindeutig für die harmonische Zusammensetzung der Diät:

> 1 Teil rohes Fleisch, 1 Teil Getreidekost und 2 Teile pflanzliche Kost (s. Seite 64).

Diese Patienten befanden sich meistens in ihrer Lebensmitte und für die zweite Lebenshälfte ist dies eine ausgezeichnete Kost.

Im Allgemeinen hat sich diese Formel durchgesetzt:

- Der Junghund erhält, bis er erwachsen ist (18 Monate): 2 Teile Fleisch, 1 Teil Getreide – pflanzliche Kost,
- der erwachsene Hund: 1 Teil Fleisch und 2 Teile Getreide – pflanzliche Kost,
- der alternde Hund ab 7. Lebensjahr: 1 Teil Fleisch, 1 Teil Getreide und 2 Teile pflanzliche Kost.

Dies gilt für alle Hunde, die nicht arbeiten müssen, also weder Jagd- noch Diensthunde sind, die also das normale »Hundeleben« führen. Beim alternden Hund ist zu berücksichtigen, dass mit zunehmendem Alter sehr häufig die Fähigkeit nachlässt, das Eiweiß, das aufgenommene Fleisch, bis zur letzten Stufe abzubauen. Die letzte Stufe ist Harnstoff, der leicht die Nieren passiert. Die vorletzte jedoch ist die Harnsäure, die die Nieren schwer passiert, und auf dieser Stufe bleibt der durch das Alter oder andere Ursachen geschädigte Eiweiß-Abbau stehen. Diese Harnsäure wird dann in der Muskulatur und anderen Organen abgelagert und kann zu Folgekrankheiten führen. Zunächst, für jeden sichtbar, findet die Ablagerung in der Lendenmuskulatur mit Schwellung der befallenen Partie und Schmerzhaftigkeit bei leichtem Druck statt. Diese Tiere setzen sich dann sofort nieder, wenn man sie an diesen Stellen leicht drückt, springen lange nicht mehr so froh und unbeschwert, und auch das Treppenlaufen ist ihnen zuwider (harnsaure Diathese).

Deswegen ist die Reduzierung vom Fleischanteil dann immer lebensverlängernd. Man kann in jedem Falle den Eiweißanteil ergänzen durch Hinzunahme von Milchprodukten (Eiweiß vom lebenden Tier), die ebenso nährend, aber viel leichter verträglich sind wie z. B. Magerquark, Joghurt. Auch Eier gehören hierher.
Wer nicht so darauf aus ist, seinen Hund nach Vorschrift oder nach einem Schema zu ernähren, wer auch nicht viel von Fertigfutter oder Futterkonserven hält, der wird ihn so füttern, wie er seit Jahrtausenden ernährt wurde: von dem, was der Mensch ihm von seiner Nahrung zukommen ließ, von dem, was der Mensch isst.
Wenn diese Speisen abwechslungsreich und nicht sehr gewürzt sind, dann wird auch diese Kost gut vertragen – trotz aller Reklame der Industrie.

## 4.2 Leber

### 4.2.1 Lebererkrankungen

Grundsätzlich sei gesagt: Kommt es im Darm zu Zersetzungsvorgängen, so entstehen Giftstoffe, welche die Darmoberfläche schädigen und ins Blut gelangen. Weil die Venen des Dünndarms in die Leber münden, gelangen auch die entstandenen Giftstoffe dorthin und werden entgiftet. Deshalb ist selbst eine geringe Darmerkrankung immer mit einer starken Leberbelastung verbunden. Gelingt nun die Entgiftung nicht vollständig, wird die Leber geschädigt, und wir haben die Appetitlosigkeit nach Überstehen einer Darmkrankheit.
Die Leberschädigung kommt in den meisten Fällen aber von außen, ob es sich um Vergiftungen durch Rattengift handelt oder um eine

durch Bakterien und deren Toxine, um ungeeignete Wurmkuren oder andere chemische Stoffe – alles ist gleichermaßen von Übel.

Hunde neigen allgemein leicht zu Leberschäden, die ohne deutlich ausgeprägte Symptome verlaufen: Man bemerkt nur eine gewisse Abgeschlagenheit, man wundert sich darüber, dass der Vierbeiner so wenig trinkt, so müde ist und auffallend oft gähnt.
Bis es zum Erbrechen von gelb-galligem Schleim kommt, können mehrere Tage vergehen. Bei diesen leichten Formen ist *Chelidonium* hilfreich, besonders in den hohen Potenzen, mit denen gewissermaßen die für die Lebertätigkeit verantwortlichen Nervenzentren stimuliert und zu normaler Tätigkeit angeregt werden: *Chelidonium D 30*, 2- bis 3-mal täglich bis zur Besserung.

Die akute Leberentzündung zeigt sich in Erbrechen und Durchfall (oder Verstopfung) und hochgradigem Druckschmerz in der Lebergegend. Der Hund ist schwach und teilnahmslos, sein Urin sehr dunkel. Mitunter kann es auch zu einer Gelbsucht kommen.
Aus einer akuten Hepatitis kann sich eine chronische entwickeln, sie kommt aber auch selbständig beim alten Hund vor. Dabei sind Gifte bildende Stoffwechselentgleisungen die Ursache. Sie führen nach und nach zu einer Leberschrumpfung, zu einer Leberzirrhose. Dieses Leiden braucht lange Zeit zur Ausbildung eines Endstadiums und ist im Krankheitsbild uncharakteristisch:
Im Anfang wechselnder Appetit und Verdauungsstörungen, später Abmagerung, Kreislaufstörungen, Bauchwassersucht.

Die Entlastung der Leber durch eine geeignete Diät muss die erste Sorge sein. Eine Leber-Schonkost beim Hund sieht so aus: (wenn man sie nicht als Diätfutterkonserve beim Tierarzt erhält) wenig Fleisch und Fett, mehr kohlenhydratreiche Kost, das sind Nährmittel, Reis- und Schleimsuppen, Traubenzucker im Futter oder im Trinkwasser, Pfefferminztee.

Die zweite Sorge liegt in der Wahl des passenden Arzneimittels. Hier ist es dem Kollegen Dr. Wolter, Ottersberg, gelungen, ein solches breit und spezifisch wirkendes Lebermittel beim Schwein zu testen: *Flor de Piedra* baut eine kranke Leber in kurzer Zeit wieder auf und hat seinen Siegeszug bei allen Tierarten und natürlich auch beim Menschen angetreten.

Wir geben *Flor de Piedra D 3*, mehrmals täglich eine Tablette bis zur Besserung.
Für chronische Lebererkrankungen hat sich bewährt:

*Lycopodium D 30* am 1. Abend – 1 Gabe
*Nux vomica D 30* am 2. Abend – 1 Gabe
*Phosphorus D 30* am 3. Abend – 1 Gabe

also in täglichem Wechsel anfangs, mit zunehmender Besserung 2- bis 3-tägig eine Gabe im Wechsel.

### 4.2.2 Gelbsucht

So zahlreich auch die Ursachen für eine Gelbsucht sein können, so eindeutig ernst muss sie als Krankheitszeichen gewertet werden. Gelbsucht ist keine Krankheit für sich, sondern Merkmal einer Abflussbehinderung in den Galle abführenden Wegen.

An erster Stelle kommen Infektionskrankheiten wie Stuttgarter Hundeseuche oder ansteckende Leberentzündung in Betracht, danach Gifte, die das Lebergewebe zerstören, wie Phosphor, Arsen, Chloroform, Arzneigifte, Bakterien, Toxine. Wenn Leberzellen erkrankt sind, verlieren sie die Fähigkeit, Galle in den Darm abzugeben. Gallenfarbstoff und Gallensäuren treten ins Blut über und bewirken bei entsprechend hoher Konzentration eine Gelbfärbung der Haut und Schleimhäute: die Gelbsucht.

Natürlich hat dies erhebliche Folgen für das Allgemeinbefinden: Mattigkeit, Appetitlosigkeit, Erbrechen und Durchfall, grauen, tonähnlichen Kot, weil der Gallenfarbstoff fehlt, Herz- und Kreislaufbeschwerden. Der Urin ist dunkel gefärbt, und alle Schleimhäute am Körper, am Auge, in der Mundhöhle, am Penis, am After sind gelb.

Die Behandlung richtet sich nach der Ursache, beim Vorliegen von Seuchen muss eine spezifische Behandlung mit Antibiotika erfolgen. Homöopathisch bewährt hat sich *Natrium sulfuricum D 6*, 1-stündlich tagsüber, mit Besserung seltener.
*Chelidonium* und auch *Taraxacum* können in der *D 4–D 6* unterstützend dazu gegeben werden.

## 4.3 Darm

### 4.3.1 Verstopfung

Die Ursachen sind immer mangelnde Bewegung oder einseitige Fütterung, wenn nicht schwerwiegende Erkrankungen vorliegen wie Prostatavergrößerung, Darmbruch oder Geschwülste im Bereich der Eingeweide.
Beide müssen abgestellt werden. Eine Futterumstellung muss daher jede Behandlung einleiten. Auch die Frage des notwendigen Auslaufes sollte unbedingt geklärt werden.
In leichten Fällen der akuten Verstopfung werden einige Gaben *Nux vomica D 6*, 1- bis 2-stündlich oder einige Kaffee- oder Esslöffel Rizinusöl in 2-stündlichem Abstand so lange gegeben, bis der Hund sich löst. (Der Hund braucht mehr Rizinusöl als der Mensch.)
Hat allerdings nach Aufnahme von zu großen Mengen Knochen die Magensäure nicht ausgereicht, diese zu entkalken und somit verdaulich zu machen, dann kommt es zur Bildung von steinhartem Knochenkot im Dickdarm. Zu dessen Entfernung wird allerdings tierärztliche Hilfe notwendig sein, sofern Einläufe mit warmem Wasser nicht helfen.

Die chronische Verstopfung älterer Hunde verlangt *Alumina D 8*, wenn ihre deutlichen Anstrengungen ohne Erfolg sind.

Falls die Darmperistaltik ganz darniederliegt und der Darm wie gelähmt scheint, ist *Opium D 6* das Mittel der Wahl.

Der Krampf der Afterschließmuskeln mit heftigem und vergeblichem Drang sowie die Verstopfung nach zu vielen Medikamenten erfordern *Nux vomica D 6.*

Der Spasmus des Afterringes mit schwarzem, hartem Schafskot oder mit gelbem, bröckeligem Kot benötigt *Magnesium phosphoricum D 6.*

Sekretionsstörungen des Darmes, zu trockene Schleimhäute, großer Durst, Kot großkalibrig, großballig, hart und trocken, wie verbrannt, verlangen *Bryonia D 4–D 6.*

Wenn jeder Stuhl anders aussieht als der vorangegangene oder der Hund einen Tag Verstopfung und einen Tag Durchfall hat, dann ist dies das Zeichen für *Pulsatilla.*

Verstopfung und Durchfall in einem Stuhl – dieses Symptom verlangt *Sulfur D 6.*

Die Verstopfung setzt eine Schwäche des Darmes voraus.
Man wird daher am besten Magen und Darm tonisieren mit der glücklichen Zusammensetzung von

*Nux vomica D 6*
*Carbo vegetabilis D 6* und *Okoubaka D 2*

3-mal täglich eine Tablette von jedem Mittel für 3 Wochen.

### 4.3.2 Kolik (Meteorismus)

Die Kolik beim Hund ist selten, man kann sie manchmal bei Teckeln sehen. Tritt sie aber auf den Plan, dann hat man ein schweres Krankheitsbild vor sich mit Schmerzen, Unruhe, Winseln und Bellen oder auch, je nach Temperament, ein stilles In-der-Ecke-Stehen mit gespanntem Hinterleib. Er ist aufgebläht wie eine Tonne und bretthart. Da diese Hunde dann auch nicht laufen, kann man in diesem Zustand eine beginnende Teckellähme vermuten.

Indessen lässt aber *Colocynthidis D 3* oder *Magnesium phosphoricum D 6,* $^{1}/_{4}$-stündlich, diese Erscheinungen rasch verschwinden.
Freilich ist danach die geschädigte Darmflora neu aufzubauen mit *Asa foetida D 4* und *Nux vomica D 4* 3-mal täglich eine Gabe, dazu kommt *Lycopodium D 200,* jede Woche einmal.

### 4.3.3 Darmparasiten

Darmparasiten schädigen das Wirtstier dreifach:
Sie verletzen die Magen-Darm-Schleimhaut (mechanisch und chemisch), ihr Kot ist ein Nervengift, und sie teilen die aufgenommene Nahrung mit dem Wirt, wenn sie in großer Zahl vorhanden sind. Als Ergebnis sieht man oft abgemagerte Welpen mit aufgetriebenem Bauch.

Wie sieht man einem Hunde den Wurmbefall an? Überdeutlich, wenn die Parasiten erbrochen oder im Kot entdeckt werden!
Aber schon vorher gibt es für den genauen Beobachter untrügliche Zeichen:

## Spulwurmbefall

Juckreiz in der Nase, halboffene Augen während des Schlafes, verquollene Umgebung der Augen, besonders morgens, Zähneknirschen, Neigung, auf dem Bauch zu liegen, Wolfshunger oder gar keinen, Unterleib geschwollen und hart, Schmerzen in der Nabelgegend, Husten ab und zu, Stuhlgang wechselnd zwischen Verstopfung und Durchfall, eventuell auch nur Durchfall nachts gegen 3–5 Uhr. Der Urin kann nicht gehalten werden, nachts lassen die mit Wurmgiften überladenen Tiere den Urin, ohne es selbst zu bemerken.
Die für den jungen Organismus unschädlichste Art, ihn vom Spulwurmbefall zu befreien, bietet die Homöopathie mit Mitteln wie *Abrotanum D2–D3* (oder *Cuprum oxydatum nigrum D4*), die durch Umstimmung des Darmmilieus die Würmer zum Abwandern zwingt; sie können sich dann nicht mehr halten. Die Kur wird 7–10 Tage lang durchgeführt, indem die Welpen *Abrotanum D3,* die älteren Hunde *Abrotanum D2* erhalten. Man gibt eine Tablette oder 10 Tropfen mit dem Futter, mindestens 3-mal täglich.
Wenn nicht früher, wandern die Würmer am 7., 8. oder 9. Tage ab. Es erstaunt nicht, sie beim Kotabgang noch beweglich zu sehen, denn sie sind ja nicht vergiftet worden. Wir haben den Darm nur kräftig genug gemacht, sich selbst von den Parasiten zu befreien, und das ist ein großer Unterschied zu den üblichen Wurmkuren.
Bei dieser Behandlung kann eine weitere Schädigung des Organismus durch Chemikalien umgangen werden. Eine wöchentliche Gabe von *Calcium carbonicum C200,* 1 Tablette kann unseren Patienten vor einer Neuinvasion mit Würmern schützen. Dauer: 4 Wochen.

## Hakenwurmbefall

Hinzu kommen Blutarmut, Kurzatmigkeit bei schon geringen Anstrengungen und dadurch unter Umständen Vergrößerung des Herzens.
Bei Hakenwurmbefall empfiehlt sich:

> *Carduus marianus D3*
> je 1 Tablette 3-mal täglich
> 4 Wochen lang.

Danach Kotuntersuchung. Dies wirkt in 70% der Fälle.

**Bandwurmbefall**

Hier erweitert sich das obige Bild durch die ständige Vergrößerung der Pupille, vorübergehende Blindheit oder Schwindel sowie durch Juckreiz am After.
Vereinzelt gibt es Hunde, die trotz aller chemischen Kuren ihre Würmer nicht loswerden und monate- oder jahrelang damit herumlaufen.
Auch hier entfaltet *Calcium carbonicum C200* seine umstimmende, milieuverändernde und wurmabweisende Wirkung bei allen Wurmarten, Bandwürmer eingeschlossen. In neunzig von hundert Fällen wirkt es vorzüglich, in den restlichen Fällen wird *Natrium muriaticum C200* in gleicher Weise eingesetzt.
Die Bandwürmer selbst wird man mit einem unschädlichen chemischen Bandwurmmittel abtreiben und zusehen, dass der Hund die Überträger dieser Parasitenart, die Flöhe, los wird.
Anschließende Gaben von *Calcium carbonicum C200* werden die körpereigene Abwehr gegen Darmparasiten stärken, auch gegen Bandwürmer. Dauer: vier Wochen.
Vitamin-A-haltige Nahrungsmittel sind während dieser Zeit von besonderem Nutzen wie Lebertran, geriebene Mohrrüben, Eidotter, Milch und Fisch.

### 4.3.4 Darmkatarrh

Das Hauptsymptom ist der Durchfall, wobei je nach Schädigung des Darmes der Stuhl breiig oder wässrig, schleimig oder gar mit Blut durchsetzt sein kann.
Hunde in guter Verfassung lässt man fasten und verabreicht ihnen die passende Arznei. Bei Tieren in weniger gutem Zustand müssen gewisse Diätvorschriften eingehalten werden: Kein Fett, keine Milch, kein Zucker, kein Gemüse und keine Knochen. Dafür gelangen Schleimsuppen aus Reis oder Graupen (Gerste) auf den Speisezettel und als Getränk schwacher schwarzer Tee oder ein Gemisch aus Kamillen, Fenchel und Pfefferminze. Eventuell kann auch ein wenig Zwieback in den Tee hineingebrockt werden. In den folgenden Tagen, je nach Zustand, folgen mageres, durch den Wolf gedrehtes Fleisch, Fleischbrühe ohne Fett, ein Ei und ein wenig Kochfisch.
Dann schaut man sich den Durchfall selbst an, denn dieser und die

Art, wie er abgesetzt wird, weisen auf das individuelle Heilmittel hin. Die Sprache der Natur – das Krankheitssymptom – muss in das passende homöopathische Arzneimittel übersetzt werden.

*Pulsatilla D 4–D 6* ist einzusetzen bei allen schleimigen Durchfällen, bei denen kein Stuhl dem anderen gleicht, in dem jeder eine andere Farbe und ein anderes Aussehen hat, aber immer schleimig ist. Die Ursache ist die Unverträglichkeit von zu fettem Futter, aber auch von Obst.
*Podophyllum D 4* wird das Mittel des Hydranten-Stuhles genannt, der aus dem After weit wegschießt, besonders morgens und nach der Futteraufnahme (Dünndarmkatarrh). Er ist wässrig, schmerzlos und stinkt faulig.

*Mercurius solubilis D 6*, ein Heilmittel bei weißem und gelbem Stuhl mit Blutbeimischungen und heftigem Drängen, so als ob der Hund nie fertig werden würde.

*Sulfur D 6* bei Durchfall nur frühmorgens, bei Tag überhaupt nicht mehr.

*Arsenicum album D 6* ist die passende Arznei beim Durchfall mit rascher Abmagerung und Erschöpfung. Der Stuhl wird häufig, aber in kleinen Mengen abgesetzt, stinkt aashaft und kann mit Blut vermischt sein. Das Tier trinkt dabei öfters, aber immer nur wenig (das ist wichtig). Das Wasser wird meist wieder erbrochen. Die Zunge ist trocken und rot. Es treten eine eigentümliche Verschlechterung nach Mitternacht mit Angst und unruhigem Hin- und Herlaufen sowie nächtliche Entleerungen auf. Wärme bessert, deshalb sind diese Patienten kaum von der Heizung weg zu bekommen.

*Arsenicum album D 6* ist dann angezeigt, wenn als Ursache des Durchfalls Vergiftungen durch verdorbene Nahrungsmittel, verdorbenes gekochtes Fleisch, Fisch oder Wurstwaren in Frage kommen, wie sie Hunde häufig auf der Straße auflesen. Es ist ein gutes Mittel bei allen Vergiftungen, bei Durchfall nach Eis und zu kaltem Trinken, nach zu kaltem Futter aus dem Eisschrank, nach Aufnahme von gefrorenen Gräsern und von Schnee.

Der chronische Darmkatarrh, bei dem Durchfall mit Verstopfung wechselt, benötigt *Antimonium crudum D 4.*

Besteht Durchfall und Verstopfung in einem Stuhl, dann ist *Sulfur D 6* das Mittel der Wahl. Wenn der Kot mit Schleim überzogen ist (wie mit einer Wursthaut), dann ist *Mercurius sublimatus corrosivus D 12* oder *Aethiops antimonialis D 4* das Heilmittel (Colitis mucosa). Auch *Graphites D 6* soll hier erwähnt werden bei der Colitis, die mit tagelanger Verstopfung einhergeht und bei Hunden vorkommen kann, die zum *Graphites*-Typ gehören: Übergewichtig, bewegungsunlustig und immer hungrig, s. *Graphites*-Typ (Kap. 17).
Während die Schulmedizin nur zu leicht geneigt ist, jeden Durchfall mit einem kräftigen Mittel zu »stopfen«, mag die Diarrhöe beispielgebend dafür sein, wie individuell der Homöopath bei seiner Arzneimittelwahl vorgeht, wie er die verschiedenen Symptome und das Ganze sehen muss und wie auch die auslösende Ursache berücksichtigt wird.

| | |
|---|---|
| Durchfall nach Milch | *Calcium carbonicum* |
| Durchfall nur morgens, tagsüber nicht | *Sulfur* |
| Durchfall nachmittags | *China* |
| Durchfall nachts | *Arsenicum album* |
| Durchfall gleich nach der Futteraufnahme | *China, Pulsatilla* |
| Durchfall nach Durchnässung | *Rhus toxicodendron* |
| Durchfall nach Erkältung | *Dulcamara* |
| Durchfall erschöpfend, schwächend | *Chininum arsenicosum* |
| Durchfall aus Angst | *Gelsemium, Argentum nitricum* |
| Durchfall nach längerem Fahren | *Cocculus* |
| Chronischer Durchfall | *Sulfur D 30,* 2-mal täglich. |

Potenzwahl *D 6–D 30,* je nach Lage des Krankheitsfalles.

Bleibt eine Schwäche des **Afterschließmuskels** zurück, indem der Hund den Stuhl, ohne es zu merken, verliert (und deswegen nicht bestraft werden sollte), werden einige Tage *Causticum D 12* oder *Aloe D 12,* 3-mal täglich, bald helfen.

### 4.3.5 Analdrüsen

Normalerweise entleeren die Analdrüsen, zu beiden Seiten des Mastdarms gelegen, durch das Pressen beim Kotabgang ihr übelriechendes, aber als »Duftmarke« individuelles Sekret, in den Mastdarm.

Wenn sich die Ausführungsgänge verstopfen, entzünden sich die Drüsen, und der Hund »fährt Schlitten«. Er rutscht dann mit dem After auf dem Boden, was gewöhnlich den Würmern zugeschrieben wird, und leckt den After intensiv, wenn er ihn erreichen kann. Oft fährt er ruckartig mit dem Kopf nach hinten, als hätte er stechende Schmerzen. Dieser stechende und ausstrahlende Schmerz der entzündeten Drüsen kann so heftig sein, dass er eine zeitweilige Lahmheit auslöst. Am After sieht man eine Rötung und Entzündung und Schwellung auf einer Seite, selten auf beiden. Häufig entwickelt sich ein Abszess.

Dann erinnern wir uns an die Abszessbehandlung (s. 9.6): *Hepar sulfuris D 3,* alle 2 Stunden bis zur selbständigen Eröffnung, danach zur Ausheilung *Silicea D 12,* 2-mal täglich.

Findet man aber keinen Abszess, sondern nur Rötung und Reizung des Afters und seiner Umgebung, dann helfen *Aesculus D 3,* 4- bis 5-mal täglich, und eine Einreibung mit *Hamamelis-Salbe.*

Leidet der Hund außerdem an Verstopfung, gibt man 4-mal täglich *Nux vomica D 6* dazu.

Chronische Entzündungszustände der Analdrüsen ohne Abszessbildung benötigen *Silicea D 30* und *Echinacea D 30,* 2-mal täglich von jedem Mittel, für zwei Wochen.

Analdrüsen, die laufend eitern, finden in *Calcium sulfuricum D 12* das Heilmittel – 3-mal täglich in der ersten, 2-mal täglich in der zweiten Woche.

Eine gute Hilfe sind *Hamamelis-Zäpfchen,* wenn sie abends nach der letzten Entleerung und vor der Nachtruhe in den Mastdarm eingeführt werden.

Bei einem sehr kleinen Hund, für den ein Zäpfchen nicht in Frage kommt, hilft Massage des Afters mit *Hamamelis-* oder *Calendula-Salbe.* Auch ein Sitzbad mit 4 Teelöffeln *Calendula-* oder *Hamamelis-Tinktur* auf 1 Liter warmes Wasser kann von größtem Nutzen sein.

Analdrüsen, die laufend verstopft sind und dauernd ausgedrückt werden müssen, erfahren durch *Causticum D 12* große Hilfe, indem sie von ihrem lähmungsartigen Zustand befreit werden und wieder selbsttätig arbeiten. Man gibt es in der 1. Woche 3-mal täglich, in der 2. Woche 2-mal täglich, am besten, wie immer, in Form einer Tablette oder eines Pulvers.

### 4.3.6 Afterkrankheiten

Einrisse in der Afterschleimhaut, Afterrisse (Fissura ani) reagieren günstig auf *Acidum nitricum D 12.*

Afterfisteln benötigen *Silicea D 12,* auch *Acidum nitricum D 12* oder *Calcium fluoratum D 12.*

After-Ekzeme brauchen entweder *Acidum nitricum* oder *Petroleum D 12.*

Eitrige Prozesse rund um den After verlangen *Calcium sulfuricum D 6* oder *D 12,* mehrmals am Tage.

Ein Vorfall des Afters (Prolaps) wird nach Tabaksbeutelnaht mit *Ruta D 3* und *Ignatia D 6* behandelt.

**Tumoren am After:** Häufig hilft *Arsenum jodatum D 6,* 3-mal täglich, für einige Zeit gegeben oder *Acidum fluoricum D 12,* 2-mal täglich, wenn es sich um Varizentumoren (Venenknäuel) handelt.

Aftergeschwulst mit verhärteter Basis am Aftermuskelring verlangen *Alumina D 8* bis *D 12.* Sollte vom Tierarzt ein Analadenom festgestellt worden sein, empfiehlt sich *Acidum nitricum D 12,* 2- bis 3-mal täglich, für längere Zeit.

# 5 Bewegungsapparat

## 5.1 Muskeln

### 5.1.1 Überanstrengung

Hunden, die durch ausgedehnte Spaziergänge oder durch Laufen oder Rennen »hundemüde« sind und keinen Muskelkater bekommen sollen, gibt man sofort nach der angestrengten Tätigkeit *Rhus toxicodendron D 30.*

### 5.1.2 Muskelrheuma

Hunde jeden Alters – die älteren naturgemäß mehr – können von dieser Krankheit geplagt werden, die im Sommer häufiger auftritt als im Winter. Das Rheuma kann sich auf die Muskelgruppen des Halses schlagen. Dann schreit das Tier auf, sobald sich kleine Muskelgruppen verkrampfen, ob es sich nun bewegt oder nicht. Der Hals erscheint sowohl dicker als auch kürzer. Hier sind es besonders die Teckel und die Bassets, die unter dieser Form von Rheuma zu leiden haben.
*Belladonna D 6*, anfänglich jede Stunde eine Gabe, wird hier helfend eingreifen, mit zunehmender Besserung seltener. Werden Hündinnen höheren Alters davon ergriffen, hilft *Cimicifuga D 6* besser, weil die Ursache dann meistens im Hormonhaushalt liegt und dieser durch *Cimicifuga* normalisiert wird.

In der Nackengegend kann sich Rheuma auch als Schiefhals auswirken (Tortikollis), wobei der Kopf beständig nach einer Seite verdreht gehalten wird. Hier ist wirksam *Lachnanthes tinctoria D 6* sowie *Phosphorus D 12* nach französischen Autoren; aber auch *Rhus toxicodendron D 30* und *Bryonia D 30*, im Wechsel gegeben, dringen durch.

Im Rücken wird die Lenden-Kreuzgegend (Lumbago) besonders hart betroffen. Der Hund lahmt sich dann mühsam vorwärts, ohne sich ganz auf die Hinterbeine zu stellen und kann vorübergehend vollständig gelähmt sein.

Die Heilung setzt rasch ein durch *Bryonia D 6–D 30* und *Rhus toxicodendron D 6–D 30* im Wechsel, 1-stündlich, mit Besserung seltener. Bewährt hat sich auch die wöchentliche Injektion von *Acidum formicicum D 30*, um die Veranlagung zu Rheumaanfälligkeit aufzuheben.

Trockenes, warmes Lager ohne Zugluft ist Bedingung für Heilung, auch betonierte Zwinger müssen verlassen werden, wenn Besserung eintreten soll.

Beschwerden, die sich nach einem etwas unglücklichen Sprung oder einer unphysiologischen Bewegung einstellen und sehr schmerzhaft sind, verlangen *Rhus toxicodendron D 12*, 2-stündlich, bis sie abgeklungen sind.

## 5.1.3 Gliedmaßen, Gliederzittern

Wer kennt nicht das Zittern aller Glieder bei den Terriern oder Schnauzern? Das Zittern besteht meistens während des ganzen Tages, verliert sich aber in der Bewegung und im Schlaf.

> *Magnesium phosphoricum D 6*, 3-mal täglich
> am ersten Tage und
> *Kalium phosphoricum D 6*, 3-mal täglich am zweiten Tage,

für einige Zeit, leisten gute Dienste, besonders wenn alle 10 Tage eine Zwischengabe *Gelsemium C 200* erfolgt.

Es kommt auch vor, dass Hunde, besonders Pudel, beim Scheren oder bei der Untersuchung auf dem Tisch anfangen wie Espenlaub zu zittern. Selbst wenn man sie an allen vier Pfoten festhält, hört das Zittern nicht auf. Werden sie wieder vom Untersuchungstisch genommen und auf die Straße geführt, ist keine Spur mehr davon zu bemerken.
Hier liegt die Angst zugrunde, die Angst von *Argentum nitricum*, das in der 12. Potenz täglich abends einmal verabfolgt, nach einigen Wochen zur Heilung führt.

Nicht gerade selten kann man Hunde beobachten, die an den Vorderpfoten hochgradig empfindlich sind und sich vom Menschen kaum berühren lassen. Hier wirkt *Kalmia D 3* sehr gut, indem diese

Arznei die verborgene Herzschwäche heilt und die Neigung zu neuralgischen Schmerzen nimmt.
Beißt sich ein Hund ständig ohne erkennbare Ursache in die Vorderpfoten, dann schafft *Ignatia* Abhilfe, bevor es erst zur Gewohnheit, dann zur Sucht wird.

Eine Abmagerung der Hinterbeinmuskulatur (Atrophie) durch zu lange Ruhigstellung oder durch hohes Alter benötigt *Conium.*

## 5.2 Bänder, Sehnen, Gelenke

Bänderabrisse vom Knochen erfordern die gleichen Mittel wie der Knochenbruch, nämlich:

> *Calcium phosphoricum D 6* und
> *Symphytum D 3* im Wechsel.

Besser noch als die niedrigen wirken die LM-(Q-)Potenzen dieser beiden Arzneien, die sich gut zum »Anschweißen« der Bänder an die Knochenhaut eignen (12., 15., 18. LM), 3-mal täglich 5 Tropfen nach 10-maligem Schütteln.

Das Durchtreten der Gelenke kann beim Schäferhund des öfteren beobachtet werden. Die Hunde stehen in einem zu spitzen Winkel zum Boden und lassen auf eine »schlaffe Faser« schließen, wie die alten Ärzte sagten, auf eine Bindegewebsschwäche. Man kann diese gut korrigieren mit dem Bindegewebsmittel *Calcium fluoratum D 12,* 3 Gaben täglich für einige Wochen. Dazu wöchentlich eine Gabe *Silicea C 200.*

### 5.2.1 Schleimbeutelentzündung am Ellenbogen (Bursahygrom)

Eine Vergrößerung mit Entzündung tritt bei Hunden großer Rassen auf und wird begünstigt durch das Liegen auf harter Unterlage. Kommen dann noch Infektionen hinzu, gibt es üble Komplikationen.

Die Behandlung,
wenn akut: *Hepar sulfuris D 3* im Wechsel mit *Silicea D 4,*
während der 1. Woche 6-mal, danach 4-mal täglich;

wenn schon länger bestehend: *Calcium phosphoricum D 4,* abwechselnd mit *Sulfur jodatum D 4,* 4-mal täglich,
wenn veraltet, versuche man *Kalium muriaticum D 6,* für längere Zeit.
Nicht entzündliche Liegeschwielen s. 9.5.

## 5.2.2 Verstauchung (Distorsion)

Verstauchung nennt man eine zeitweise Verlagerung der Gelenkflächen, die aber sogleich wieder die ursprüngliche Stellung einnehmen, wie dies bei Sturz, Fall oder beim Hängenbleiben einer Gliedmaße, durch Fehltritt oder durch andere gewaltsame Einwirkungen passieren kann.
Kompliziert wird sie meist durch Blutergüsse, durch starke Überdehnung, durch Zerrung oder das Reißen eines Gelenkbandes, was zur Lahmheit führt, zur Empfindlichkeit und Schwellung dieser Region.

Die örtliche Behandlung:

Umschläge mit *Arnica-Urtinktur,* 25 Tropfen auf ein Glas Wasser.
Innerlich sind *Arnica D 3* und *Rhus toxicodendron D 8,* 1- bis 2-stündlich im Wechsel, die Heilmittel.

Ist ein Bänderriss zu vermuten oder eine Verletzung der Knochenhaut, dann fügt man *Ruta graveolens D 4* hinzu und gibt alle 3 Arzneien gemischt, erst stündlich, danach mit zunehmender Besserung 2-stündlich mehrere Tage lang.

## 5.2.3 Sehnenscheidenentzündung (Tendovaginitis)

Bei der Entzündung der Sehnenscheiden wird diese Zusammenstellung von großem Nutzen sein:

*Arnica D 4*
*Ruta graveolens D 3*
*Rhus toxicodendron D 8*

zu gleichen Teilen, zunächst 2- bis 3-stündlich, mit Besserung täglich 3-mal 1 Gabe bis zur Heilung.

Daneben wirken vortrefflich unterstützend *Kytta-Plasma*-Umschläge.

### 5.2.4 Gelenkentzündung (Arthritis)

Die Entzündung der Gelenke, akut oder chronisch, hat zahlreiche Ursachen traumatischer und infektiöser Art. Es besteht allgemein starke Lahmheit bis zum Nicht-Aufsetzen-Können der erkrankten Gliedmaße.

Neben Ruhigstellung empfiehlt sich diese Behandlung:
*Belladonna D 4–D 6,* wenn alle Zeichen einer Entzündung ausgeprägt sind, Schwellung, Rötung, Hitze, Schmerzen, Lahmheit und evtl. Fieber. Man gibt es in kurzen Intervallen, 1- bis 2-stündlich, mit Besserung seltener.
*Bryonia D 6* ist das Heilmittel des geschwollenen Gelenkes, dabei provoziert die kleinste Bewegung bereits Schmerzen. Starker Druck bessert, weshalb die Patienten auf ihrem kranken Gelenk liegen. Überdies trinken sie viel auf einmal, wenn auch nicht oft, eine Eigenart von *Bryonia* und in diesem Zusammenhang ein eindeutiger Hinweis für die Mittelwahl.

*Rhus toxicodendron* korrespondiert mehr zu den Entzündungen von Sehnen und Bändern der Gelenke. Ruhe verschlimmert, weswegen die erste Bewegung nach erschwertem Aufstehen mühsam und schmerzhaft ist. Aber nach wenigen Schritten bessert sich der Zustand, der Hund »läuft sich ein«, um erst später wieder schlechter gehen zu können. Hier wirkt *Rhus toxicodendron D 30* zuverlässig bei 3-maliger Gabe, täglich.

Sind die angegebenen Zeichen nicht eindeutig, sind sie weder *Bryonia* noch *Rhus toxicodendron,* dann kann man diese beiden Mittel im Wechsel alle 2 Stunden geben.

Die chronische Arthritis hat gute Chancen durch die wöchentliche Injektion von *Phosphorus D 30* subkutan oder intrakutan über dem Gelenk durch den Tierarzt, 4-mal nacheinander, bei gleichzeitiger Gabe von *Vermiculite D 6,* 3-mal täglich an den Zwischentagen.

### 5.2.5 Luxationsneigung

Die Neigung der Gelenke und Kniegelenkbänder zu luxieren, d. h. ihren Ort vorübergehend zu verlassen und Komplikationen beim Laufen zu verursachen, wird mit den Wechselgaben von

*Rhus toxicodendron D 12* morgens und
*Chamomilla D 6* abends

für 3 bis 4 Wochen angegangen.
Die Wiederholung der Kur einige Zeit später wird vielfach angezeigt sein.

Dasselbe gilt auch für Hunde, deren Kiefergelenke man knacken hört und die sich zeitweilig verrenken (luxieren).
Krachen in der Lendengegend: *Zincum metallicum D 6*
Knacken in allen Gelenken: *Acidum benzoicum D 6*

## 5.3 Knochen

### 5.3.1 Rachitis und Entwicklungsstörungen

Die Knochenweiche ist heutzutage selten geworden wegen der allgemeinen besseren Haltung und Fütterung der Hunde, besonders der tragenden Hündinnen. Die Krankheit befällt Junghunde oder Hündinnen nach dem Werfen.
Vorbote ist die Lecksucht an Mauerwerk oder Wänden. Die Gelenke an Hüften und Knien bleiben weich, sie verkalken nicht und werden, wie die anderen Knochen auch, durch die Gewichtsbelastung deformiert. O-Beine und Senkrücken, aufgetriebene Fußwurzelgelenke und Bärentatzigkeit sind die Folge.
An den Rippenbögen treten beim Übergang vom Knochen zum Knorpel Verdickungen auf, die man als rachitischen Rosenkranz bezeichnet.
Die Ursachen sind nicht allein unzureichende Ernährung des Muttertieres, sondern auch Mangel an frischem Fleisch, an Bewegung, an Sonne, Licht und frischer Luft. Mitunter löst ein hochgradiger Wurmbefall die Krankheit aus. Bei rechtzeitiger Behandlung lässt sich viel erreichen. Meistens schreitet die Heilung so gut voran, dass

man die so behandelten Tiere nach einiger Zeit nicht wieder erkennt.

Die Futterumstellung auf rohes Fleisch ist ebenso wesentlich wie die Beifütterung von roher Milch, rohen Eiern, Lebertran, einer Mineralsalzmischung, wie sie im Zoohandel erhältlich ist, und Gaben von Vitamin D als Stoß, ca. 10 Tage im Monat.
Mit dem kranken Tier soll man oft spielen, es viel im Freien lassen bei guter Luft und viel Sonne.
Zur Regulierung des gestörten Kalkhaushaltes geben wir:

*Calcium phosphoricum D 3*
*Calcium carbonicum D 6*

3-mal täglich, 1 Tablette von jedem Mittel.

## Entwicklungsstörungen

Grundsätzlich, so kann man sagen, ist an den Knochenveränderungen unserer Hunde, in den letzten Jahrzehnten ständig zunehmend, der gestörte Mineralhaushalt schuld.
Die Vorstellungen über diesen Haushalt werden von jeder Hundefutterfabrik anders interpretiert, was bleibt, ist ein stetes Überangebot, mit dem mancher Organismus nicht fertig wird. Durch Umschichtungen in der Knochenstruktur oder Ablagerungen (Depots) werden Veränderungen in Richtung Krankheit gesetzt.
Wieder einregulierende Heilmittel sind

*Calcium carbonicum*
*Calcium fluoratum*
*Phosphorus*

und andere nach der Ähnlichkeitsregel ausgewählte Mittel.
Sie normalisieren den gestörten Haushalt und ersparen Operationen und andere aufwändige Manipulationen.
So sind die unter verschiedenen Namen und Diagnosen laufenden Störungen wie Osteofibrose, Spondylitis, aufgeweichte Knochenkonturen im Röntgenbild, unklare Lahmheiten beim Jungtier wie auch beim erwachsenen Hund in vielen Fällen durch *Calcium carbonicum* oder *Calcium fluoratum D 30,* 1-mal täglich, zu bessern oder zumindest funktionell beeinflussbar, d. h. das Röntgenbild verän-

dert sich nicht bemerkenswert, aber der Patient fühlt sich wohl und ist in der Funktion nicht gestört.
So mancher alte Teckel mit mehrfachen Schüben der Teckellähme dürfte nach dem Röntgenbild gar nicht mehr laufen und – tut es trotzdem.

## Mineral*

Vor einigen Jahren wurde eine humanärztliche Anregung aus Indien aufgenommen. Diese besagte, das *Mineral D 6* – ein homöopathisch aufbereitetes Erzgemisch aus Australien mit 18 Bestandteilen – zur Behandlung der »Glasknochenkrankheit«, der Osteoporose, einzusetzen. Aus Bombay meldete man gute Erfolge, auch bei Arthritis und Bronchiektasien (Verkalkung der Bronchialäste).
Seine Anwendung beim Hund brachte erfreuliche Resultate, die weit über die Erwartungen hinausgingen. Wir fanden nach langen Versuchsreihen, unterstützt von ärztlichen und tierärztlichen Kollegen, dass das Mineral den gestörten Kalkhaushalt, wenn er in Richtung Entkalkung oder Verkalkung führt, einregulieren kann.
Und unter diesem großen Begriff laufen viele klinische Krankheitsbezeichnungen wie Osteochondrose, Osteofibrose, Osteoporose, Spondylose, Arthrose, Hüftgelenkdysplasie, Verkalkungserscheinungen an der Wirbelsäule nach Teckellähme sowie unklare Lahmheiten, in jugendlichem Alter als Wachstumsstörungen bezeichnet.
Zwar ändert sich der Röntgenbefund nur langsam, weil der Remineralisierungsvorgang eine gewisse Zeit, manchmal Jahre, braucht, aber dieser Anstoß durch das *Mineral D 6* bewirkt eine funktionelle Besserung mit Nachlassen der Schmerzen und der Lahmheit. Dies zeigt sich recht bald und ist mit einer deutlichen Anhebung des Allgemeinbefindens verbunden.
Läuft dieser Regulierungsvorgang – ist also die Lahmheit vergangen, können wir mit den Arzneigaben aufhören, setzen aber erneut damit ein, wenn es notwendig werden sollte.

Als 1. Verordnung gilt 3-mal täglich 1 Tablette *Mineral D 6* für 20 Tage, danach zeigt es sich, ob das Mittel »greift«. Oft reicht diese erste Kur schon aus.

* Als *Vermiculite D 6* im Handel (Lohnhersteller Staufen-Pharma, Vertrieb Holomed, Niederlande), beziehbar über jede Apotheke.

Ist nach 20 Tagen nur eine mäßige, aber doch deutliche Besserung bemerkbar, erfolgt eine zweite, evtl. noch eine dritte Verordnung von je 20 Tagen. Das genügt im Allgemeinen.

### 5.3.2 Knochenbruch

Der Knochenbruch verlangt *Calcium phosphoricum D 6* und *Symphytum D 3*, 4-mal täglich im Wechsel.
Diese beiden Mittel lassen rasch den notwendigen Kallus entstehen.
Für Verletzungen der Knochen ist immer *Symphytum*, für Verletzungen der Knochenhaut allein ist dagegen *Ruta* angezeigt.
Die durch Fixierung des Bruches bedingte Muskelatrophie verschwindet rasch auf *Plumbum D 6*, 3 Gaben täglich.

### 5.3.3 Nagelabnormitäten

Die Nagelanomalien führen nicht selten zu wiederholten Nagelentfernungen, ohne damit die eigentliche Ursache beseitigt zu haben.

*Antimonium crudum D 4* ist ein wunderbares Mittel bei Nägeln, die aus der Form wachsen und gespalten sind.

*Silicea D 6* versucht man bei verkrüppelten Nägeln, *Thuja D 6* bei sprödem und rissigem Horn und schließlich *Graphites D 4* bei verdickten, verkrüppelten Nägeln bei den Tieren mit der bekannten *Graphites*-Konstitution: »dick, dumm, träg, traurig, frostig und verstopft« – sowie bei trockener und zu Fissuren neigender Haut.

Die chronische Stoffwechselstörung, die zu diesen Unregelmäßigkeiten führt, benötigt eine längere Behandlung über mehrere Wochen. Eine Zwischengabe von *Sulfur D 30* nach der zweiten Woche als Reaktionsmittel wirkt sich günstig aus.

### 5.3.4 Wolfskrallen

Die Wolfskrallen sollten am ersten Lebenstage mit einem kurzen Scherenschlag entfernt werden und nicht erst im späteren Alter, in dem lokale Betäubung oder Narkose eingesetzt werden müssen.

In den ersten drei Lebenstagen ist das Schmerzempfinden kaum ausgeprägt, die Wunde wird dann von der Mutter heil geleckt.
Es ist zwar nicht gebräuchlich, auch die vorderen Krallen zu entfernen, aber sehr zweckmäßig, denn oft wachsen diese Nägel krumm in das Fleisch ein, oder der Hund verletzt sich mit dieser Kralle beim Kratzen.

# 6 Männliche Geschlechtsorgane

## 6.1 Vorhautkatarrh

Der Ausfluss aus dem Geschlechtsteil des Rüden ist für seinen Besitzer oft Ärgernis erregend, denn der Rüde leckt, weil es brennt, an seinem Geschlechtsteil und verliert bei jeder Gelegenheit Tropfen von dickem, gelbem Eiter, der aber auch dünn und ätzend und überdies sehr übelriechend sein kann. Er entsteht durch die Besiedlung des Vorhautsackes sowie des Endteils der Harnröhre mit Bakterien. Die Entzündung der Schleimhäute ist zwar nicht lebensgefährlich, aber deren Behandlung oft langwierig, weil Antibiotika nur in den seltensten Fällen wirksam sind. Es kommt hier vielmehr auf eine Umstimmung, auf eine Verbesserung des Terrains an, auf ein Gesundmachen der Schleimhäute, denn auf gesunden Schleimhäuten kann diese Bakterienflora nicht gedeihen.
Allein aus hygienischen wie auch aus ästhetischen Gründen sollte man diese Mühen nicht scheuen.

Bewährt haben sich diese Heilmittel:

*Mezereum D 3* hilft bei Vorhautkatarrhen, die mit einer Harnröhrenentzündung, einer Urethritis, zusammen auftreten; der Ausfluss entquillt hauptsächlich der Harnröhre, 3–4 Gaben täglich.

*Pulsatilla D 3* bei dickem, gelbgrünem Ausfluss, der nicht wund macht, sondern mild ist.

*Mercurius solubilis D 6* bei wund machendem Ausfluss, die Schleimhaut kann dabei kleine Geschwüre zeigen.

*Hepar sulfuris D 6* bei reichlichem Ausfluss, der nicht reizt, aber dem Mittel entsprechend, nach altem Käse riecht.

*Silicea D 12,* wenn all diese beschriebenen Zustände nicht zutreffen, der Ausfluss aber »schon immer«, also lange Zeit chronisch, da war.
Zur Spülung der Schleimhäute eignet sich vorzüglich eine Lösung von 1 Teelöffel *Calendula-* oder *Echinacea-Tinktur* auf ein Glas Wasser.

## 6.2 Neubildungen am Penis

Neubildungen in Form von Warzen auf dem Penis kommen hin und wieder vor.
*Thuja D 6*, 4-mal täglich, ist das Mittel der Wahl.
Wenn die Absonderungen auffallend übel riechen, ja stinken, die Warzen bei Berührung hoch empfindlich und leicht blutend sind, erfordern sie *Acidum nitricum D 6*, 4-mal täglich.

## 6.3 Hodenekzem

Das Hodenekzem – nicht zu verwechseln mit der Hodenentzündung – ist das Ekzem der Hodenhaut, wobei nur diese verändert, der Hoden selbst aber nicht betroffen ist.

Hier ist das spezifische Heilmittel:

*Croton D 6*, das wir 4-mal täglich innerlich geben.

Es wirkt sofort und besser als alle Kortikoide oder Salben, die der Hund meist ableckt, was nachgerade zum Erbrechen führt.
Bei Bläschenbildung gibt man zu dieser Therapie noch eine Gabe *Rhus toxicodendron D 30* abends.

## 6.4 Hodenentzündung

Die Entzündung der Hoden wird meistens durch mechanische Einwirkungen ausgelöst, die zur Prellung und Quetschung der Hoden führen. Wir haben sie aber auch nach vorangegangener Entzündung der Ohrspeicheldrüse erlebt.

Die Hodenentzündung ist äußerst qualvoll, und die Bewegung fällt dem Hund sehr schwer. Wir finden den Hoden schmerzhaft geschwollen im Gegensatz zu den Geschwülsten des Hodens, die allmählich entstehen und langsam an Größe und Umfang zunehmen, ohne besondere Schmerzen zu bereiten. Fieber und Apathie vervollständigen das Krankheitsbild.

Bei einer Quetschung hilft zunächst *Arnica D 6* in kurzen Intervallen.

Bieten die Hoden das Bild von Röte und Hitze, tritt *Pulsatilla D 6* hinzu. Das Folgemittel, sofern erforderlich, ist *Spongia D 6.*

Bei den chronischen Hodenentzündungen, die meistens eine Geschwulst als Ursache haben, ist *Conium D 6* bei harter Konsistenz das Hauptmittel, sonst *Thuja D 6.* Die Kastration wird nur selten notwendig sein.
Auch *Calcium jodatum D 6* ist ein vorzügliches Heilmittel, es gehört zu der Trias der Drüsengeschwulstmittel neben *Conium* und *Thuja.*

Einseitige Hodenentzündung rechts erfordert *Clematis D 4,* einseitige Hodenentzündung links verlangt *Rhododendron D 6.*

Örtliche *Hamamelis*-Umschläge mit einem Suspensorium, das den schmerzhaft entzündeten Hoden umgibt und trägt, sind bei großen Hunden von Nutzen. Natürlich ist mit dem Hoden auch der Nebenhoden mit betroffen.

## Hodenfehler

Ein normaler Geschlechtstrieb kann sich nur entwickeln, wenn die Hoden in den ersten Lebenstagen von der Bauchhöhle über den Leistenkanal in den Hodensack einwandern (Deszensus). Mitunter verschwinden sie im Alter von 8 Wochen wieder in der Bauchhöhle. Bei einer Anzahl von Welpen tritt diese Wanderung überhaupt nicht ein oder nur einseitig: Das ist der **Kryptorchismus**.

Sofern keine erbliche Belastung vorliegt, und nur dann, kann die Homöopathie den Anstoß zur normalen Entwicklung geben. Aber auch hier heißt es individualisieren:

| | |
|---|---|
| Sind beide Hoden nicht fühlbar | zu Beginn 1 Gabe *Lycopodium D 200,* danach *Aurum D 6,* 3-mal täglich |
| der linke Hoden fehlt | *Pulsatilla D 6* |
| der rechte Hoden fehlt | *Clematis D 4*<br>*Alumina D 8* |

| | |
|---|---|
| Wanderhoden, mal oben, mal unten | *Clematis D 4* |
| Hoden hochgezogen und sehr klein (atrophiert) | *Barium carbonicum D 6* |
| Hoden sind hochgezogen, der Hodensack auch – Leistenhoden, der Hoden bleibt tastbar in der Leiste hängen | *Berberis D 3* |
| Leistenhoden rechts | *Apis D 12* |
| Leistenhoden links (immer vom Hund aus gesehen) | *Lachesis D 12* morgens und abends 1 Gabe. |

Das Typenbild von *Calcium carbonicum* beachten: tritt es deutlich hervor, dann zusätzlich *Calcium carbonicum D 30* 10 Tage 1-mal täglich. Die tiefen Potenzen werden 3-mal täglich verabreicht.

**Merke:** Die homöopathischen Mittel können hier den Anstoß zur Regulierung geben, wenn keine erbliche Belastung vorhanden ist. Innerhalb von 2–3 Wochen muss das Ergebnis vorliegen, eine weitere Behandlung kann je nach Bild evtl. noch mit einem anderen Mittel versucht werden. Die erbliche Belastung wiederum kann nur durch die Eugenische Kur (S. 173) mindestens durch 2 Generationen hindurch behoben werden (*Silicea C 200, Calcium fluoratum C 200* zusätzlich zu den dort angegebenen Mitteln).
Behandlungsbeginn spätestens in der 9. bis 10. Lebenswoche. In einem späteren Alter, etwa mit 4 bis 5 Monaten, ist die Behandlung ohne Sinn, ebenso wie etwa bei gleichzeitiger Hormonbehandlung.

## 6.5 Prostata

### 6.5.1 Prostatitis

Die akute Entzündung der Prostata kann leicht mit einer Lähmung der Hinterhand verwechselt werden, besonders bei Teckeln. Nach den Schilderungen des Menschen bei einer solchen Krankheit ist dies verständlich, denn diese Kranken klagen über das Gefühl einer brennenden Kugel zwischen den Oberschenkeln, die sich bei jedem Schritt schmerzhaft bemerkbar macht. Deshalb läuft auch kein Hund gern, wenn seine Vorsteherdrüse akut entzündet ist, und wenn er es muss, dann breitbeinig und schwerfällig. Vom Springen und Treppenlaufen kann keine Rede sein. Empfindliche Hunde schreien plötzlich Mark erschütternd auf, wenn sie sich strecken wollen.

Die Drüse, in normalem Zustand je nach Rasse pflaumenkern- bis walnussgroß, erreicht dann die Größe eines Apfels und ist bei der Massage durch den Tierarzt so schmerzhaft, dass die meisten Hunde aufschreien. Aber noch während dieser Behandlung lässt der Schmerz nach, und wenn der Patient vom Untersuchungstisch herunterspringt und auf sicherem Boden steht, dann freut er sich auffällig, er springt und bellt und wedelt fröhlich mit seinem Schwanz – ein gutes Zeichen, denn die Diagnose wird dadurch bestätigt.
Bei der akuten Prostatitis bewährt sich anfangs *Belladonna D 6* und *Pulsatilla D 3–D 6* 1-stündlich im Wechsel. Ist nach wenigen Tagen die Entzündung abgeklungen, die Drüse selbst aber noch vergrößert, folgt *Bryonia D 6* für einige Tage, 3-mal täglich. Als Folgemittel kommt aber auch *Thuja D 6* in Frage.

Wird der akute Zustand nicht beachtet, was bei einem wahren Tierfreund selten vorkommt, so kann dieser wohl im Laufe der Zeit abklingen. Der Hund gewöhnt sich an den Schmerz, aber es entsteht eine chronische Entzündung, die bei jedem Wetterwechsel, nach jedem Baden, nach jeder Läufigkeit von Nachbars Hündin wieder aufflackert, dem Tiere unnütze Schmerzen bereitet und schließlich in eine

## 6.5.2 Prostatahypertrophie

übergeht. Aus ihr kann sich später ein Adenom oder gar ein bösartiger Tumor entwickeln. Diese vergrößerte Prostata beobachten wir auch ohne vorangegangene Erkrankung beim alten Hund. Hier ist *Pulsatilla D 30* das Mittel der Wahl, das 7 Tage lang morgens, mittags und abends auf das Behandlungsprogramm gesetzt wird und rasch Erleichterung bringt. Eine Wiederholung der Kur nach einem Monat ist angezeigt.

### 6.5.3 Prostataödem

Von einem Prostataödem spricht man, wenn die weich vergrößerte Drüse bei der Massage mit dem Zeigefinger sich unerwartet schnell zurückmassieren lässt. Es kommt öfters beim Jagdhund vor. Bei dieser Schädigung des Gefäßsystems wenden wir *Digitalis D 2* an und geben die Tabletten 3- bis 4-mal täglich, bis normale Verhältnisse eingetreten sind.

### 6.5.4 Prostataverhärtung

Sollte bereits eine Prostataverhärtung mit einer Vergrößerung (Adenom) der Drüse eingetreten sein, dann ist *Conium D 6* das Mittel der Wahl, wenn die Hinterhand unsicher und schwach ist und vermehrter Durst auftritt, oder *Thuja D 6,* wenn der Hunger nicht zu stillen ist.

Auch die Magnesiumsalze *Magnesium carbonicum D 12, Magnesium chloratum D 12, Magnesium phosphoricum D 12* sind am Platze, sofern die oben angeführten Symptome nicht festzustellen sind.
Diese Mittel müssen drei Wochen lang gegeben werden.

Zwar werden in der Tiermedizin auch Prostataoperationen durchgeführt, sie erübrigen sich aber bei Beachtung obiger Behandlungsmethoden, wie überhaupt durch homöopathische Behandlung gar mancher chirurgische Eingriff unnötig wird, z. B. eine operative Entfernung der Mandeln, die in 30 Jahren Praxis bei großem Patientengut niemals erforderlich wurde.

## 6.6 Geschlechtstrieb

### 6.6.1 Übermäßiger Geschlechtstrieb

Dieser Trieb wird von beiden Geschlechtern überdeutlich demonstriert: die Rüden streunen umher und erregen sich bei dem Geruch jeder läufigen Hündin, und diese wiederum machen ihre typischen Bewegungen an den übergeschlagenen Beinen des Besitzers oder des Besuchers.

Man kann diesen gestörten Hormonhaushalt regulieren, beim Rüden mit *Platinum* und *Origanum*, bei der Hündin mit *Platinum* und *Murex*. *Platinum* wird in jedem Falle in hoher Potenz gegeben, 1-mal wöchentlich in der *D 200*, während an den Zwischentagen das Begleitmittel, also *Origanum* beim Rüden oder *Murex* bei der Hündin, in der *D 6*, 4-mal täglich, von Nutzen ist.

Der weltberühmte schweizerische homöopathische Arzt Dr. PIERRE SCHMIDT aus Genf hat mit *Platinum C 10 000* die Elefantenbullen eines indischen Fürsten gerettet, die wegen der geschlechtlichen Übererregbarkeit eine Gefahr für die Menschen zu werden drohten. Bevor man an die beabsichtigte Tötung der Elefanten ging, wandte man sich an diesen Arzt, der die Tiere heilte.
Gut erkennbar ist daraus das allgemein gültige Naturgesetz, das in dem Similia similibus – Ähnliches werde durch Ähnliches geheilt – des genialen Begründers der Homöopathie, SAMUEL HAHNEMANN, steckt und für alle lebenden Wesen, Menschen wie Tiere, gültig ist, sofern diese differenzierte und damit erkennbare Symptome produzieren können, nach denen man das Heilmittel aussucht und anwendet.
Kommen Hunderüden in heftige Erregung, wenn sich in deren Nähe eine läufige Hündin befindet – sie bellen und heulen und jammern Tag und Nacht – dann tritt auf *Agnus castus D 3–D 6* eine schnelle und durchgreifende Beruhigung ein, ebenso wie auf *Gelsemium D 6*, was man ebenfalls 3-mal täglich für eine Woche eingeben muss.

Gut bewährt hat sich auch *Ustilago D 12*, 5-mal am 1. Tag, 4-mal am 2. Tag und ab 3. Tag noch 3-mal täglich eine Gabe, bis es nicht mehr nötig ist.

### 6.6.2 Onanie

Manch chronische Prostatitis hat ihren Ursprung in der Tatsache, dass viele Rüden onanieren. Durch die damit verbundene Überbeanspruchung – weil es sich ja zur Gewohnheit entwickelt – wird eine Entzündung ausgelöst.

Bei Onanie heißt das Heilmittel *Staphisagria D 4*, täglich 3-mal oder *D 30*, täglich 1-mal 1 Gabe.

Dabei ist der Rüde reizbar, bissig, übellaunig und sehr berührungsempfindlich in der Hinterhand. Ferner ist er charakterlich sehr sensibel und leicht beleidigt, wenn er geschimpft wird. Auf der anderen Seite neigt er zu Wutausbrüchen, ist oft zornig und morgens überhaupt nicht ansprechbar.
Geht die Onanie mit Krämpfen einher, dann wird *Bufo rana D 15,* 2-mal täglich, hilfreich sein.

### 6.6.3 Deckunlust

Einen deckunlustigen Rüden machen wir stark und fähig mit *Damiana D 1* und *Acidum phosphoricum D 6.*
Von jedem Mittel 3 Gaben täglich, stets morgens nüchtern und abends spät, die mittägliche Dosis nicht gerade zum Futter, sondern am besten ½ Stunde vorher.
Sollte der Verdacht bestehen, dass der Samen unfruchtbar ist, der Rüde aber doch für die Zucht unentbehrlich scheint, dann gibt man *Acidum phosphoricum D 30,* täglich 1-mal, ca. 3 Wochen lang.

# 7 Weibliche Geschlechtsorgane

## 7.1 Geburtshilfe

### 7.1.1 Vorbereitung

Die Homöopathie verfügt über gute Mittel zur Vorbereitung einer normalen Geburt. Sie werden in der zweiten Hälfte der Trächtigkeit gegeben, ab der 6. Woche.

Wichtigste Arznei ist *Pulsatilla D 6*, täglich 1 Gabe. Mit diesem Mittel kann man einer evtl. Fehllage des Fetus und einer evtl. Wehenschwäche vorbeugen. Die Geburt verläuft dann glatt und fällt nicht aus dem Rahmen. Komplikationen oder die Notwendigkeit zu einem Kaiserschnitt kommen so gut wie gar nicht vor.

Vor der Geburt ist sorgsame Ernährung wichtig: rohes Fleisch, Reis, Nährmittel, Gemüse, rohe Früchte oder rohes Blattgrün, Salat oder Petersilie, geriebene Mohrrüben.
An den beiden letzten Tagen vor dem Geburtstermin – es ist meistens der 63. Tag – erhält die Hündin flüssige Kost in Form von Suppen mit Zusatz von Honig oder Traubenzucker, um eine Verstopfung ebenso zu vermeiden wie eine Darmüberlastung.
Weitere Vorbereitungen sollten schon früher stattgefunden haben, wie eine Spulwurmkur mit einem milden Wurmmittel in der ersten Hälfte der Schwangerschaft und das Gewöhnen an die Wurfkiste, die nicht fehlen sollte und mit der man die werdende Hundemutter 14 Tage vor dem Ereignis bekannt machen und sie ihr als Lager zuweisen sollte.
In einem nicht überhitzten Raum (15 bis 18° C) sollte das Ereignis stattfinden. Zweckmäßigerweise wird man nach Beendigung des Geburtsvorganges die nasse und beschmutzte Unterlage wechseln und durch ein Leinentuch oder eine Decke (keineswegs Federbetten oder Matratzen) ersetzen.

Sollte während der Vorgeburtszeit ein Frühabort drohen – dieser kann durch Stoß, Fall, Quetschung oder durch einen Unfall ausgelöst werden – so wird er mit *Arnica D 3*, ½-stündlich 10 Tropfen, angegangen, bis man sicher ist, dass die Gefahr vorüber ist. Auch *Sabina D 6* wirkt in ähnlicher Weise.

Sind Schwergeburten vorangegangen, wird eine Gabe *Caulophyllum D 30* als Injektion oder perorale Gabe am Vortage der zu erwartenden Geburt vor Schwierigkeiten schützen. *Caulophyllum* eignet sich ganz besonders für Zweitgebärende, die beim erstenmal eine Schwergeburt oder einen Kaiserschnitt hatten.

Im Allgemeinen verläuft eine auf diese Art und Weise vorbereitete Geburt ohne jede Hilfe und ohne Gefahr für die Hündin. Die nachstehend aufgezeichneten Mittel werden auch nur dann eingesetzt, wenn Regelwidrigkeiten tatsächlich vorliegen. Keinesfalls sollte man prophylaktisch diese Arzneien geben, denn sie regulieren auf ihre Art nur die Störung. Liegt aber keine vor, lässt man den ganzen Geburtsvorgang natürlich ablaufen.

Erscheinen die Welpen ohne erkennbares Geburtshindernis in zu langen Abständen, dann kann man die Geburt und die normalen Wehen aktivieren mit *Cimicifuga D 6,* ½-stündlich.

### 7.1.2 Wehenschwäche

Erst mit den Wehen kommt die Geburt richtig in Gang. Erscheint 2–3 Stunden nach dem Einsetzen regelmäßiger Wehen kein Welpe und zeigt die Hündin Anzeichen von Erschöpfung, ist es ratsam, einen Tierarzt zu befragen, denn dann ist Gefahr im Verzug.

Bei eingetretener Wehenschwäche – die Hündin hat anfangs gepresst und dann allmählich aufgehört – ist es notwendig, die Wehen wieder kräftig aufleben zu lassen. Dafür geben wir

> *Caulophyllum D 6* und
> *Secale cornutum D 6,* ¼-stündlich im Wechsel.

Sind keine Geburtshindernisse vorhanden, die ein ärztliches Eingreifen notwendig machen, wird man mit diesen Arzneien Erfolg haben.

Wenn alles glücklich vorüber ist, dann braucht die Hündin für einige Tage, 4-mal täglich *Arnica D 6* oder *Bellis perennis D 6,* um einer

Erschöpfung vorzubeugen und um die überdehnten Geburtswege zu normalisieren, bis der Lochialfluss abgeklungen ist. Kein schöneres Bild als eine Hundemutter mit ihren zufrieden schmatzenden Welpen, die sie sorgsam betreut und mit mütterlicher Wärme umgibt. Hat jeder sein Nippel gefunden und angesaugt, dann ist die Welt für sie im Lot.

Ist man nicht sicher, ob alle Welpen geworfen sind, gebe man ½-stündlich *Cimicifuga D 6*, insgesamt 5-mal. Das löst ein nochmaliges Pressen aus und bringt Nachzügler ans Licht der Welt.

Was aber, wenn das Gesäuge so prall gespannt, so voller Milch ist, dass sie nicht fließen und vor lauter Spannung auch nicht abgesaugt werden kann?

Noch bevor Hundemutter und Welpen deswegen im Chor gemeinsam zu heulen beginnen, versorgt man sie mit einigen Gaben *Bryonia D 6*, 2-stündlich, das die Spannung löst und den Jungen die mütterliche Milchleiste öffnet.

### 7.1.3 Milchmangel

Kommt die Milchproduktion nicht in Gang, wird sie mit einer einzigen Dosis *Urtica urens D 30* angeregt. (Will man sie später aus irgendwelchen Gründen einschränken, sind Gaben von *Urtica urens D 1* alle 6 Stunden notwendig.)
Sollte bei Milchmangel eine künstliche Aufzuchtfütterung nicht zu umgehen sein, dann wählt man einen Muttermilchersatz, der in Pulverform im Handel ist und nur aufgelöst zu werden braucht. Gibt es eine solche Möglichkeit nicht, dann gilt diese altbewährte Zusammensetzung für die ersten 3 Lebenswochen:

¼ Liter Vollmilch, 38° C
⅛ Liter schwachen Kamillentee
3–4 Esslöffel Sahne
1 Messerspitze Kalk
2 Tropfen Vigantol
2 Stück Würfelzucker

Wir nehmen eine Strichflasche aus der Drogerie und achten sehr genau darauf, dass das Loch am Gummisauger so klein ist, dass die Welpen angestrengt saugen müssen. Im anderen Falle, bei zu großer Öffnung, schießt Milch in zu großer Menge in die Mundhöhle und wird nicht genügend eingespeichelt, was zu Magen-Darm-Störungen führen muss.
Während der ersten Tage sollte man stündlich die Flasche anbieten, später 2- bis 3-stündlich, auch während der Nacht. Auch auf die Menge ist zu achten, denn der kleine Magen darf nicht überfordert werden (5 bis 10 g).
Vom Stuhlgang, der bei Welpen gelb-breiig ist, muss man wissen, dass die säugende Hündin durch Lecken des Afters den Kotabsatzreflex auslöst. Auch in dieser Hinsicht will der Welpe gut bedient sein: mit eingeöltem Finger muss man den After kreisend massieren, bis er von seinen Ausscheidungen befreit ist. Nach den ersten 5 Tagen lässt man den Kamillentee weg, ab 3. bis 4. Woche fügt man Nährmittel zu und gewöhnt die Welpen an die Schüssel.

### 7.1.4 Milchüberschuss

Falls die Welpen aus irgendwelchen Gründen nicht alle Milch benötigen und nach Absetzen noch reichlich Milch fließt, stoppt *Urtica urens D 6*, mehrmals täglich verabreicht, die Milchproduktion.

### 7.1.5 Eklampsie

Als Komplikation der Geburt kann die so genannte Eklampsie der säugenden Hündin auftreten. Sie zeigt sich in Krämpfen ohne Störung des Bewusstseins – nämlich vor, während oder nach der Geburt, aber meistens bis zu 5 Wochen danach.
Mit plötzlich auftretendem Fieber stellen sich krankhafte Muskelzuckungen ein, wobei die Gliedmaßen schräg auseinander gespreizt sind.
Der Kopf wird wie von unsichtbaren Kräften krampfhaft nach hinten gezogen. Schießlich legt sich die Hündin auf die Seite, sie atmet so schnell und so keuchend dabei, dass man es aus weiter Entfernung hören kann.
Tritt die Eklampsie bei einer Scheinschwangerschaft auf, was auch

vorkommen kann, dann sind die Krankheitssymptome nicht so deutlich ausgeprägt.
Die wirksame Therapie aus der Hand des Tierarztes erfolgt durch *Calcium*-Injektionen und Beruhigungsmittel. Es hat sich aber auch die Injektion von *Ferrum phosphoricum D 6* in die Bauchhöhle oder in die Vene als heilend erwiesen, dazu das gleiche Mittel *(Ferrum phosphoricum D 6)* als ¼- bis ½-stündliche Gabe, peroral.

Ist eine solche Behandlung nicht möglich, gebe man *Hyoscyamus D 30*, alle 10 Minuten 1 Gabe.

Rückfällen beugt man vor mit:

> *Calcium phosphoricum D 6* und *China D 6*,
> 6-mal täglich im Wechsel für einige Tage.

## 7.2 Entzündung des Gesäuges (Mastitis)

Eine Mastitis wiegt schwer bei Hündinnen, die Welpen zu versorgen haben. Sie kommt aber auch bei nicht säugenden zustande durch Unfall, Schlag, Stoß oder durch eine Infektion des Zitzenkanals. Alle Anzeichen einer Entzündung sind vorhanden: Rötung, Schwellung, Schmerz, Fieber und Apathie.

Zu Beginn wird *Belladonna D 4* oder *D 6*, 1-stündlich gegeben, gute Dienste tun. Reicht es nicht aus, gibt man es mit *Apis D 3* im Wechsel, besonders dann, wenn die Schwellung ödematös ist.

Nun kann es gut sein, dass man den ganzen Vorgang erst bemerkt, wenn die Entzündung schon fortgeschritten ist und man die befallene Brustdrüse auffallend hart, schmerzhaft und gerötet vorfindet. In diesem Stadium hilft *Bryonia D 6*, 2-stündlich. Mitunter kommt es vor, dass die Bildung eines Abszesses bereits im Gange ist, dann wird man sich des Kapitels Abszess (9.6) erinnern und *Hepar sulfuris D 3* oder *Myristica sebifera D 3*, 2-stündlich, das mit Recht berühmte »homöopathische Messer«, anwenden, das den Abszess zum Reifen und zum schmerzlosen Öffnen bringt.
Mit *Calendula*-Umschlägen (wie immer, 1 Teelöffel auf ein Glas abgekochtes Wasser) sollte man nicht sparen. Hat man *Arnika*- oder

*Calendula-Tinktur* zur Bereitung der beschriebenen Umschläge nicht zur Hand, so nimmt man Olivenöl, Sonnenblumenöl oder Alkohol dazu.
*Silicea D 12* wird zur Ausheilung einige Tage lang 2- bis 3-mal täglich gegeben.

Sollte der Verdacht auftauchen, dass die Verhärtung geschwulstartiger Natur sei, dann muss *Conium D 6*, 3-mal täglich, bis zum Auflösen des Tumors eingesetzt werden, evtl. auch im Wechsel mit *Thuja D 6* oder *Calcium jodatum D 6*.

## 7.3 Scheinschwangerschaft

Zu den Störungen des Hormonhaushaltes gehört auch die Scheinschwangerschaft. Viele Hündinnen leiden darunter 8 bis 9 Wochen nach der vorangegangenen Hitze, also zu einem Zeitpunkt, an dem sie bei erfolgtem Deckakt niederkommen würden.
Es ist dabei gleichgültig, ob sie schon einmal Junge gehabt haben oder nicht. Ihr Charakter verändert sich dabei auffallend: sie werden unruhig und hysterisch, verkriechen sich, bauen Nester und sind von einem unwiderstehlichen Muttertrieb befallen, indem sie Spielzeugpuppen oder Schuhe als vermeintlichen Nachwuchs behandeln. Die abgesonderte Milch ist so normal wie jede andere auch.
Die beste Behandlung wäre, ihr Welpen anzulegen und sie als Amme zu gebrauchen. Diese Gelegenheiten sind aber selten, und so müssen wir arzneilich den gestörten Hormonhaushalt regulieren.

Wir geben *Pulsatilla D 30* für 7 Tage 3-mal täglich eine Gabe und können nach dieser Kur feststellen, dass die Erscheinungen mild, sanft und sicher abgeklungen sind.
Handelt es sich um Hündinnen mit ausgeprägtem Durst, nehmen wir stattdessen *Cyclamen D 30*, aber diese Fälle sind selten. Äußerlich können wir mit Essigumschlägen (1 Tasse Essig auf 1 Liter kaltes Wasser) die Therapie unterstützen. Den bemutterten Gegenstand sollte man schnellstens entfernen und das Tier durch ausgedehnte Spaziergänge ablenken.

Für korpulente Hundedamen ist diese Erkrankung eine einzigartige Gelegenheit, wieder zu einer Taille zu kommen, denn die meisten mögen während dieser Zeit kein oder nur wenig Futter. Fasten sie nicht von selbst, dann muss man sie äußerst knapp halten.
Seltener sind die Fälle, bei denen die Unruhe nachts auftritt und vom eigentlichen Milchfluss kaum etwas zu bemerken ist. Diese brauchen *Lilium tigrinum D 6* alle 4 Stunden.

Auch *Asa foetida D 4* ist heilsam, wenn die reizbare ängstliche Unruhe vordergründig ist: Bei starken hysterischen Erscheinungen gebe man *Ignatia D 6* (s. Konstitutionstypen, Kap. 17).

Im Gegensatz zur Hormon-Therapie verlaufen diese so behandelten Fälle von Mal zu Mal milder und schwächer. Die späteren Scheinschwangerschaften sind kaum mehr bemerkbar und bedürfen selten noch einer Behandlung.
Französische Autoren empfehlen, zur Vorbeugung der Scheinschwangerschaft wöchentlich eine Gabe *Ignatia D 200* zur Umstimmung nach der Hitze zu geben, insgesamt 8-mal.

## 7.4 Sterilität

Die Sterilität, die Unfruchtbarkeit, macht vielen Züchtern und Tierfreunden zunehmend Sorgen. Ihre Ursache kann in der Fehlsteuerung des endokrinen Systems liegen. Inwiefern die ausschließliche Fütterung mit Konserven eine Rolle spielt, bleibt zur Zeit noch ungewiss. Dass aber die alleinige Verfütterung von tiefgefrorenem Fleisch bei einer ganzen Zucht die Ursache für die schleppende Läufigkeit und die Sterilität dieser Hündinnen sein kann, ist eine Erfahrungstatsache.
Die mangelnde Läufigkeit wird angeregt durch

*Aristolochia D 15* (*D 3*, wenn erhältlich) und
*Cimicifuga D 6*

2-mal täglich 10 Tropfen von jedem Mittel, drei Wochen vor Beginn der (dem Rhythmus nach) zu erwartenden Läufigkeit, wobei davon ausgegangen wird, dass die Hündin zweimal jährlich in die Hitze kommt. Der Tierarzt hält auch eine Spritze bereit, in der u. a. *Aristo-*

*lochia clematitis* enthalten ist. Diese Injektionen müssen im Abstand von zwei Wochen gegeben werden.

Hündinnen, die läufig werden, aber in ihrer Empfängniszeit am 11. bis 14. Tage die Rüden abbeißen und verweigern, brauchen drei Wochen lang vorher *Sepia D 6,* 3-mal täglich.

Allgemein kann man zur Sterilitätsbehandlung auch *Aristolochia D 15* (*D 3,* wenn erhältlich) und *Sepia D 6,* im täglichen Wechsel, geben, besonders wenn schon bekannt ist, dass die Hündin in den Empfängnistagen den Rüden abzubeißen pflegt.
Ein anderer Weg, die Läufigkeit auszulösen, besteht in der Verabreichung von *Pulsatilla D 30,* 3-mal täglich für 1 Woche. Nach diesem Stoß mit den Hochpotenzen ins System wartet man ab, wie der Organismus darauf reagiert. Eine Wiederholung nach 4 Wochen ist angebracht, falls die erste Kur nicht zyklusgerecht war – und das ist ja bei den unregelmäßigen Hitzen leicht möglich.

## 7.5 Gebärmutterentzündung (Pyometra)

Eine mit Recht sehr gefürchtete Alterserkrankung der Hündin ist die Entzündung der Gebärmutter. Sie schließt sich gern an eine Läufigkeit an, kann aber auch Wochen später noch auftreten.
Jede fieberhafte Erkrankung während dieser Zeit ist verdächtig, sich zu einer Pyometra zu entwickeln.
Sie ist gekennzeichnet durch eine mehr oder weniger ausgeprägte Hinfälligkeit, durch einen Ausfluss aus der Scheide, mitunter nur geringgradig, der aber einen eindeutigen Hinweis auf eine Eiteransammlung in der Gebärmutter gibt.
Dieser Ausfluss ist aber noch lange keine Indikation für eine Totaloperation mit ihrer meist unvermeidbaren Folge der Fettsucht.
Gerade die als Pyometra bezeichnete Gebärmutterentzündung beweist, welche wertvollen Dienste die Homöopathie zu leisten imstande ist. Durch stündliche Gaben von *Pulsatilla D 4* bis *D 6* kommt ein »Brünnlein« zum Fließen, das die mit erheblichem Sekret angefüllte Gebärmutter reinigt und ausheilt, während zusätzlich *Lachesis, Pyrogenium* und *Echinacea angustifolia* die lebensbedrohende Infektion aufheben.

Französische Autoren behandeln diese Krankheit mit der Trias

*Sepia D 6*
*Helonias dioica D 6*
*Hydrastis D 6*

zu gleichen Teilen, 3- bis 4-mal täglich, und vervollständigen diese Verordnung mit einem Kaffeelöffel *Kalium jodatum D 3 10,0* mit 100 g Wasser gemischt, nach jeder Mahlzeit wegen der tiefgreifenden Wirkung auf die Schleimhäute.

Auch mit *Sabina D 8* sahen wir gute Erfolge, weniger bei den hochakuten als bei den subakuten und chronischen Formen. *Sabina* kann auch zur Nachbehandlung verwendet werden.

Wenn der Organismus nicht kräftig genug ist, innerhalb von 2 Wochen die Heilung zu erbringen, d. h. der Ausfluss nicht aufhört, wird die Operation nicht zu umgehen sein.

Mitunter ist nur die **Scheide** allein entzündet, wie es ab und zu nach schwerer Geburt, durch Verletzung oder Bakterien bedingt, vorkommt. Es kann eine Reizung vorliegen, die die Hündin unruhig macht, und möglicherweise kann ein Ausfluss (wässrig oder rahmartig) zu beobachten sein, manchmal auch bei recht jungen Hündinnen. Hier hilft *Mercurius solubilis D 6,* 2- bis 3-stündlich, bei älteren Tieren wirkt *Sepia D 6* noch besser.
Auch eine Zusammenstellung von *Lachesis D 12* und *Pyrogenium D 30* und *Echinacea D 1* hat sich bewährt. Äußerlich: *Calendula-Salbe.*
Sollte es zu einem **Vorfall der Gebärmutter** kommen, man erkennt ihn an einer Schleimhautausstülpung aus der Scheide, die die Hündin ständig beleckt, so ist die Rückführung (Reponierung) nur chirurgisch durch den Tierarzt möglich.
Als Nachbehandlung und zur Stabilisierung: *Hypericum D 3,* 3-mal täglich 1 Tablette für einige Tage.

## 7.6 Sterilisationsfolgen

Nach der Entfernung der Eierstöcke durch Totaloperation oder Sterilisation der Hündin treten häufig hormonale Dysfunktionen auf, die zur Fettsucht oder zur Bildung von Blasensteinen und -grieß führen können.

Bei jüngeren Tieren wird mit *Aristolochia clematitis D 15* (*D 3*, wenn erhältlich) eine gewisse Normalisierung zu erreichen sein. Dazu sollte man *Thuja D 3* geben, beide Mittel täglich 2- bis 3-mal für einige Wochen.

Bei älteren Tieren genügt meistens *Thuja D 8* allein. Zusätzlich kann man auch *Calcium carbonicum D 4* bis *D 6* verordnen.

Schwierig ist dieses Kapitel immer, da die Tiere durch die Entfernung der Eierstöcke oder der Hoden träge werden. Selbst viel Auslauf und Bewegung können die erwünschte Stoffwechselanregung auf die Dauer nicht erbringen.

## 7.7 Regulierung der Läufigkeit

Die zeitlichen Abläufe sowie die Stärke der Hitze werden reguliert durch diese Zusammenstellung:

*Aristolochia clematitis D 15* (besser *D 3*, wenn erhältlich)
*Pulsatilla D 3*
*Apis mellifica D 3*

zu gleichen Teilen, 3-mal täglich 10 Tropfen, drei Wochen lang und danach 10 Tage im Monat, bis die Läufigkeit ganz normal wird, d. h. zweimal im Jahr und die Blutungen nicht länger als 10 Tage andauern, worauf auch danach die Empfängnisperioden von ca. 11 Tagen folgen.

**Einige Winke zu diesem Kapitel:**

| | |
|---|---|
| Beißt eine läufige Hündin nach Aufhören der Blutung, also in der Phase, in der sie normalerweise aufnehmen müsste, ihren Bewerber ab, so ist dies ein Zeichen für | *Sepia* |
| Nimmt die Hündin ihre Welpen nicht an oder kümmert sich nicht um sie, ja frisst sie möglicherweise auf, dann ist dies ein Zeichen für *Sepia D 6–12* oder eine einmalige Gabe der *C 200* | *Sepia* |
| Auch die oft praktizierte Unsitte, deckungsunwillige Hündinnen während der erzwungenen Begattung festzuhalten, ist ein Zeichen für insofern, als es einige Zeit vorher gegeben, diese Vergewaltigung unnötig macht. Bei den erzwungenen Würfen sind Geburtskomplikationen nicht selten. | *Sepia* |
| Bleibt die Scheide nach der Hitze geschwollen, braucht sie bis zur Rückbildung. | *Lachesis D 12* 2-mal täglich |
| Sind die Brustdrüsen nach der Hitze längere Zeit geschwollen, benötigt die Hündin zur Normalisierung des Hormonhaushaltes. | *Cyclamen* |
| Folgen der Unterdrückung der Läufigkeit durch Hormonspritzen werden mit zum wesentlichen Teil aufgehoben. | *Bryonia* |

Wer ein Herz hat für die aufgeregten Rüden in der Nachbarschaft während der Läufigkeit der eigenen Hündin, gibt ihr 1 Löffel Obstessig in jedes Futter während der Hitze. Das bindet die Duftstoffe, und die Rüden werden kaum etwas bemerken.

# 8 Harnwege

## 8.1 Blasenentzündung

Für eine Erkrankung der Blase können die verschiedensten Ursachen verantwortlich gemacht werden.
Eine Durchnässung oder intensive, längere Abkühlung, bei der das Tier infolge unterbundener Bewegung nicht seinen Kreislauf entsprechend anregen kann, führen leicht zu einer Blasenerkältung. Hier ist das homöopathische Erkältungsmittel *Dulcamara D6* angebracht, zunächst in ½-stündlichem, mit Besserung in größerem Abstand.

Blutiger Urin nach einem Unfall, nach Stößen oder Schlägen in den Unterleib oder nach Beißereien wird schnell auf eine Verletzung der Blase hinweisen. Ist die Gefäßverletzung nur gering, dann werden kurzfristige Gaben von *Hamamelis D2* bald wirken. Andernfalls, zumal bei Störung des Allgemeinbefindens, müssen umgehend chirurgische Maßnahmen eingeleitet werden.

Wird der gut erzogene Hund durch Unachtsamkeit gezwungen, seinen Harn zu lange einzubehalten, kann es zu einer Überdehnung der Blasenwand kommen, die in chronischen Fällen zu einem Harnzwang führt. Das Tier hat den Harnabgang nicht mehr unter Kontrolle, und aus dem stubenreinen Hausgenossen wird ein unsauberes Tier. Hier verspricht *Petroselinum D6,* wie beim kindlichen Bettnässer, schnelle Hilfe.

Größere Sorgen bereitet die ausgesprochene Blasenentzündung, die über die Nieren oder den Blutweg durch Bakterien verursacht ist. Dabei geht eine Beeinträchtigung des Allgemeinbefindens voraus, der Harnabgang ist gestört, der Urin getrübt und auch mit Blut durchsetzt.

Hier hilft *Echinacea-angustifolia-Urtinktur* und *Terebinthina D3* in stündlichem Wechsel, dem bei Blutbeimischungen noch *Hamamelis D2* hinzuzugeben ist.

Für Blasenentzündungen, die mit ständigem Urindrang einhergehen, der sehr schmerzhaft ist und nur wenige Tropfen Blut zuwege bringt, ist *Cantharis D5* ein ganz hervorragendes Mittel. In hochakuten Fällen kann man es alle 15 Minuten geben, sonst aber nur alle 2 Stunden.

Natürlich lässt man den Patienten einen leichten Blasen- und Nierentee trinken, evtl. mit Honig gesüßt, und schützt ihn vor Kälte und vor Bewegung.

Rezept für zeitweilige Blasenblutungen durch Nierengrieß, periodische Blutbeimischungen im Urin:

> *Terebinthina D3*
> *Berberis D3*
> 3-mal täglich von jedem Mittel.

Ist eine Blasenblutung nicht beeinflussbar, so fahnde man nach vereiterten Backenzähnen.

## 8.2 Blasenlähmung

Nervöse Störungen verschiedener Ursache bedingen zwei Arten der Blasenlähmung.
Im ersten Falle entsteht eine Harnverhaltung, im zweiten ist der Hund nicht in der Lage, den Harn in der Blase zurückzuhalten. Er »tröpfelt« und verliert ihn in kleinen Mengen unauffällig.

Die Harnverhaltung ist wohl das kleinere Übel. Die Blase ist zwar prall gefüllt und kann sich bis zu den nächsten Rippen ausdehnen, aber schon der mechanische Druck mit beiden Händen darauf kann nach Überwindung eines gewissen Widerstandes – sofern nicht Blasengrieß die Ursache der Stauung ist – zur Entleerung führen. Gelingt dies nicht, hilft *Sabal D4*, wenn es ¼-stündlich gegeben wird, sonst der Katheter.

Die Lähmung des Blasenschließmuskels, bei der der Hund ständig »tröpfelt«, wird mit *Hyoscyamus D6* beherrscht. Bei einer nur nächtlichen Reizblase – der gut erzogene Hausgenosse merkt dabei während des Schlafes nicht den Abgang des Bächleins – hilft auch hier, wie bei Kindern im ersten Schlaf, *Petroselinum D6*, beim alten

Tier besser noch *Causticum D6.* Man muss aber auch an Parasitenbefall denken (4.3.3).

Ist die Blasenlähmung die Folge einer Rückenmarkserkrankung, dann sollte *Strychninum nitricum D 12,* 3-mal täglich, angewandt werden.

Tritt die Blasenlähmung als Nachspiel eines Unfalles auf, dann muss, entsprechend der seitdem verflossenen Zeit, *Arnica D4* bis *D30* gegeben werden, also Tage nach dem Unfall in der *D4,* 3-mal täglich, Monate danach die *D30,* 1-mal täglich. Blasenschwäche nach Operation benötigt *Cantharis D 12* zur Heilung.

Ist die Lähmung der Blase durch eine Gehirnstaupe entstanden, gibt man *Gelsemium D 12* oder *D 15,* 2-mal täglich. Das gleiche Mittel, *Gelsemium* in der *D6,* ist vielfach wirksam bei den **»Freudentränen«** der Junghunde, dieser bekannten Typen, die bei jeder Gefühlsaufwallung, bei Freude oder Angst, dem Harnfluss freien Lauf lassen – nicht zur Freude der Hausfrau!

Blasenlähmung der älteren Hündin (Hormonmangel): *Aristolochia D3,* mehrmals täglich.

## 8.3 Blasengrieß und -steine

Blasensteine führen zu mehr oder weniger ausgeprägten Störungen beim Urinieren, sie beeinträchtigen ebenso den allgemeinen Zustand wie Nierensteine, die aber viel seltener sind.
Sind nur kleine Steine von Sandkorngröße entstanden (Harngrieß), so werden sie aus der Blase mit dem Urin herausgespült, ohne dass der Hund große Beschwerden hat und der Tierhalter viel davon bemerkt. Wird aber durch Harngrieß oder kleine Steinchen die Harnröhre verstopft, dann bringt *Cantharis D5* bei der Hündin augenblicklich Erleichterung. Beim Rüden jedoch wird der Harnröhrenschnitt unumgänglich sein, weil die mechanische Harnsperre lebensgefährlich ist und durch den Stau zu einer Selbstvergiftung und zum Tode führen kann. Gleichgültig, ob diese Störung noch konservativ behoben werden kann oder ein Harnröhrenschnitt notwendig wird, ihre Ursache muss beseitigt werden.

Wir geben:

*Lycopodium D 30,* täglich eine Gabe, eine Woche lang und
*Berberis D 3,* 3-mal täglich eine Tablette, 2 Wochen lang.

Ist es aber schon durch Auskristallisation zur Bildung von Steinen gekommen, dann können Gebilde entstehen so groß wie die Blase selbst. Diese Solitärsteine sollten operativ entfernt werden und danach, um Neubildungen zu verhindern, die homöopathische Regulierung des gestörten Haushaltes vorgenommen werden. Mit anderen Worten, die eigentliche Stoffwechselstörung ist zu beheben, die diese Kristallisation der Harnsalze erst ermöglicht hat.
Hier muss nun das Konstitutionsmittel gesucht werden (s. Kap. 17 Konstitutions-Typen). Falls man es nicht ausmachen kann, gibt man diese bewährten Heilmittel in der Reihenfolge, die nicht verändert werden darf:

*Sulfur D 12*
*Calcium carbonicum D 12*
*Lycopodium D 12.*

Jedes Mittel wird einzeln nacheinander solchen »steinbildenden« Hunden 3-mal täglich, 2 Wochen lang, gegeben. Eine Umstimmungskur dauert insgesamt 6 Wochen.

Zugleich muss eine passende Diät eingehalten werden. Die für die Tierhalter bequemste besteht in einer die Nieren entlastenden Futterkonserve, die einige Wochen lang auf den Speisezettel kommt und bei Tierärzten erhältlich ist.
Man kann aber ebensogut die folgende Diät beachten:
Man versuche mit wenig Eiweiß vom toten Tier, also mit Fleisch, auszukommen und bevorzuge die Eiweißprodukte vom lebenden Tier wie Milch, Quark, Eier. Dazu kann man ohne Schaden Gemüse, Reis, Kartoffeln, etwas gekochten Fisch und ab und zu ein paar Hundekuchen geben.

Steinbildung in der Galle oder in der Milz, seltener Nebenbefund bei Röntgenaufnahmen, wird mit *Calculi biliarii D 8,* 3-mal täglich, angegangen.

## 8.4 Nierenentzündung

Die akute Nierenentzündung wird ausgelöst durch verschiedene Krankheitserreger (Staupe, Stuttgarter Hundeseuche) oder Bakteriengifte, die auf dem Blutwege in die Nieren gelangen (Eiterherde an Zähnen, Mandeln, Gebärmutter). Auch chemische Vergiftungen können eine Rolle spielen (Teer, Quecksilber, Salizylate), ebenso die Fütterung ungeeigneter Nahrungsmittel (Suppenwürze, Salz, Pfeffer, Dauerwurst). Eine allgemeine Erkältung oder eine aufsteigende Entzündung von der Blase her gehören gleichfalls zu den Möglichkeiten, eine Nierenentzündung hervorzurufen.

Plötzlicher Beginn mit Frösteln und Zittern, Mattigkeit und Apathie sowie Appetitlosigkeit sind die Anfangszeichen der Krankheit. Danach fällt der steife, gespannte Gang auf, der gekrümmte Rücken, der auf Druck in der Nierenpartie sehr empfindlich ist. Erbrechen und Durchfall können hinzukommen. Die Harnmenge ist auffällig vermindert, der Urin trübe, dunkel und oft blutig.

Die Behandlung dieses akuten Stadiums, in dem der Hund nicht mehr als normal oder aber überhaupt nicht trinkt, erfolgt mit

*Apis D 3* und
*Cantharis D 5*

alle ½ Stunde im Wechsel, mit Besserung seltener. Als Folgemittel bis zur völligen Wiederherstellung erhält er *Berberis D 3*, 3-mal am Tag.
Bei Blutungen können *Hamamelis D 2* oder *Millefolium D 3* hinzugefügt werden.
Diätetisch werden die Nieren entlastet durch Nahrungs- und Flüssigkeitsentzug während der ersten beiden Krankheitstage. Danach reicht man leicht verdauliche, reizlose Kost wie Milch, Reis, Schleimsuppe, Fleisch nur in geringen Mengen, Eier, Tee mit Honig.

Die chronische Nierenentzündung entwickelt sich langsam und schleichend. Sie tut nicht weh, so dass sie dem Tierfreund oft, trotz des üblen urämischen Geruches aus dem Fang, lange verborgen bleibt.
Erst in fortgeschrittenem Stadium tritt der quälende Durst auf, der

den Hund nötigt, aus jeder Pfütze und jedem Tümpel zu trinken, ja sogar seinen eigenen Urin aufzulecken. Dementsprechend häufig ist auch dann das Urinieren nachts. Das Nachlassen des Appetits und die dadurch bedingte Abmagerung sowie das Auftreten von Verdauungsbeschwerden und Ekzemen und das Ausfallen der Haare sind weitere Stationen auf dem Wege zur Schrumpfniere.
Neben der Entlastung der Nieren durch Diät wird man versuchen, diese Entwicklung zu hemmen, ihr Einhalt zu gebieten, sie zumindest aber zu verlangsamen.

Erfahrungsgemäß bewährt sich am besten

*Mercurius solubilis D 12,* 3-mal täglich,

bis das Tier sich wohlfühlt und der Durst erträglich ist.
Wenn die Eiweißausscheidung (Albuminurie) massiv ist, das Herz unregelmäßig schlägt und sich Erscheinungen am Auge (Keratitis) zeigen, wird

*Serum anguillae D 6* eingesetzt.

Schwere Formen mit der Neigung zu Schwäche, zu starker Abmagerung und zur Wasseransammlung im Unterhautzellgewebe (Ödeme), bei denen der Patient oft, aber wenig auf einmal trinkt und häufig das Getrunkene wieder erbricht, sowie nächtliche Unruhe mit Verschlimmerung zwischen 1 und 3 Uhr und ein großes Verlangen nach Wärme fordern:

*Arsenicum album D 6,* 3-mal täglich.

Bei Nierenerkrankungen, die mit erhöhten Blutharnstoff- und Kreatininwerten einhergehen, sich also in Richtung auf eine Urämie hin bewegen, mit viel Durst, einem süßlich stinkenden Mundgeruch, mit Abmagerung, zeitweiligem Erbrechen und Durchfällen, wird

*Lespedeza Sieboldi*

einen erfreulichen Wandel schaffen. Allerdings darf der Kreatininwert noch nicht im ungünstigen Teil der Skala liegen (über 3 mg%). Es kann nur greifen, wenn wenigstens noch Reste funktionstüchtigen Nierengewebes vorhanden sind. Dann wirkt es erstaunlich in der D 1, 3-mal täglich 1 Tablette, aber noch effektiver in der LM-Potenz (Arcana, Gütersloh). Man beginnt mit der 1. LM und lässt

danach die 6. LM folgen, dann die 12./18./24., wenn nötig, die 30. LM. Die Behandlung erstreckt sich über einen längeren Zeitraum, ist aber für den Patienten sehr lohnend und für seinen Betreuer recht befriedigend.
Man schüttelt das Fläschchen mit der LM-Potenz vor jedem Eingeben 10-mal, um mit einer immer anderen Potenzhöhe das Krankheitsgeschehen zu beeinflussen.
**Merke:** 5 Schütteltropfen morgens nüchtern.

Erwähnt sei noch, dass hartnäckige, langdauernde Nierenentzündungen bei jüngeren Tieren mit keiner erkennbaren Heilungstendenz, die trotz aller Behandlungsversuche oft tödlich verlaufen, durch Toxoplasmose bedingt sein können. Man muss auch bei chronischen Nierenleiden an eine stumme Infektion mit der Stuttgarter Hundeseuche (Leptospirose) denken.
Beides kann durch eine Blutuntersuchung geklärt und vom Tierarzt erfolgreich behandelt werden.

# 9 Krankheiten der Haut

## 9.1 Haarausfall

Außerhalb der Haarwechselzeiten im Frühjahr und Herbst zeigt der Haarausfall immer eine Störung des Stoffwechsels an, nach deren Ursache gefahndet werden muss.

Geht der Haarausfall mit Schuppenbildung einher, die besonders in der Lenden- und Kreuzgegend stark auffällt, gibt man einige Zeit *Sulfur D 6*, 3-mal täglich 1 Tablette.

Bei Tieren, die viel Fertigfutter oder Konservenkost erhalten und aus diesem Grunde an einem Haarausfall das ganze Jahr über leiden, ist *Natrium muriaticum D 12* das Heilmittel, 3-mal täglich, mindestens 3 Wochen lang.
Dabei gehen die Haare aus, sowie man sie nur anfasst (dazu Durst, unvermitteltes Beißen, jede Kleinigkeit reizt ihn zum Zorn, wird leicht müde).

Sehen wir bei älteren weiblichen Tieren einen umschriebenen, symmetrisch auftretenden Haarausfall in der Lenden- oder Rückengegend, wird in den meisten Fällen *Sepia D 6* den gestörten Hormonhaushalt (mit den Wechseljahren des Menschen vergleichbar) in das Gleichgewicht bringen.

Fetten Tieren, die dazu träge, traurig, fröstelnd, ängstlich und verstopft sind und wenig laufen wollen (Hypothyreose) und die überdies unter trockener, rissiger Haut leiden, wie Schrunden an den Körperöffnungen (d. h. am Übergang der äußeren Haut in die Schleimhaut), diesen Typen wird *Graphites D 8* ausgezeichnet bekommen und den Haarausfall heilen (3-mal 1 Tablette täglich).

Findet sich kein wesentlicher Anhaltspunkt für eine gezielte Therapie, dann sollte man *Thallium aceticum D 12*, 1 Tablette 2-mal täglich, für 3 Wochen, evtl. auch länger, versuchen.

Wenn die vorgeschlagenen Mittel nicht durchgreifend bessern, bietet es sich an, den Kreatininwert im Blut bestimmen zu lassen. Ist dieser erhöht, dann liegt eine unterschwellige, bis auf den Haarausfall symptomenlose Nierenkrankheit zugrunde. *Lespedeza* (s. 8.4) ist dann das gezielt wirkende Heilmittel.

Ab und zu eine Gabe *Sulfur D 30* bei Tieren mit glanzlosem Fell wirkt gewöhnlich sehr stoffwechselanregend und gibt dem Haarkleid Glanz und Lack zurück. Auf einem zweiten Gleis kann die Fütterung ergänzt werden mit der lebendigen Hefe, der Bäckerhefe, von der 3- bis 4-mal wöchentlich ein kirschgroßes Stück dem Futter beigefügt wird. Dadurch wird die Bakterienflora des Darmes günstig (und preiswert) verändert, was auf vielen Umwegen, auf die hier nicht näher eingegangen werden soll, dem Haarwuchs zugute kommt.
Eine einleuchtende, natürliche Ursache für den Haarausfall sind überheizte Räume und trockene Luft. In solchen Fällen genügt ein Platzwechsel in frischer Luft und kühle Umgebung.

| | |
|---|---|
| Haarausfall nach schweren Krankheiten | *China D 6*<br>*Ferrum metallicum D 5* |
| Ausfall der Haare am Widerrist, Haarbruch | *Lycopodium D 12* neben Einreibungen mit Salizylspiritus |
| Ausfallen der Haare, besonders der Unterwolle | *Silicea D 6–D 12* |
| Ausfallen der Barthaare | *Kalium phosphoricum D 6* |
| Ausfallen der Haare nach der Geburt | *Sepia D 12*<br>*Lycopodium D 12* |

## 9.1.1 Haarverfilzung

Bei Verfilzung des Haares, der so genannten Trichombildung, besonders hinter den Ohren und an den Extremitäten, ist *Sulfur*, der Schwefel, in der Hauptzahl der Fälle das Heilmittel.
*Sulfur D 6*, 3-mal täglich einige Zeit (nach Entfernung der Haarfilze oder dem Scheren des Hundes).
Aber auch *Acidum fluoricum D 15* sowie *Psorinum D 10*, je nach Typ, sind die Heilmittel nach *Sulfur*, 2 Gaben täglich.

### 9.1.2 Haarbruch

Der Haarbruch setzt meistens in der Widerristgegend ein und kann sich über den ganzen Körper verbreiten. Bei den langhaarigen Rassen wie Schäferhund und Chow-Chow ist er häufiger zu beobachten.
Den Haarbruch auslösend ist immer eine, wenn auch unterschwellige, Leberstörung, labormäßig noch nicht fassbar. Bei diesen Hunden sind mehr oder weniger starke Appetitschwankungen bemerkbar: sie scheinen Hunger zu haben, sind aber nach wenigen Bissen satt. Hier hilft *Lycopodium* schnell und sicher, den Leberschaden auszuheilen.
Bei berufstätigen Hundehaltern, die wenig Zeit haben, empfehlen wir 1 Tablette *Lycopodium D30* abends, sonst *Lycopodium D12,* 3-mal täglich.
*Lycopodium 18. LM,* 2-mal täglich 5 Tropfen, ist die Arznei bei chronischem Haarbruch.
Sobald die Leberblockade aufgehoben ist, wachsen die Haare gesund wieder nach. Aus diesem Grunde empfehlen wir auch keine äußerlichen Anwendungen.

### 9.1.3 Schuppen

Nicht selten erscheint ein Hund munter und kregel, leidet aber unter einer totalen Trockenheit der Haut mit enormer Schuppenbildung. Sie macht sich beim Kämmen und Bürsten des Felles, besonders in der Kreuzgegend, bemerkbar.
*Sulfur D6* bewährt sich gut, wenn 3 Gaben täglich davon einige Zeit gegeben werden. Zugleich muss aber eine Futterumstellung erfolgen, d. h. die Konservennahrung und das Fertigfutter werden reduziert, besser noch weggelassen. Wenn dazu noch für einen größeren Auslauf gesorgt wird, dann bessert sich der Zustand des Hundes rasch, und das Fell glänzt vor Gesundheit.

Typisch für *Sulfur* ist der strenge Geruch »nach Hund«.
Schuppen, die in großen Flocken abblättern, besonders beim alten Hund, benötigen *Arsenicum album D6.*

Eine andere Möglichkeit zur Auswahl des Mittels:

| | |
|---|---|
| rote warme oder heiße Haut benötigt | *Sulfur,* |
| blasse oder kühle Haut dagegen | *Arsenicum album.* |

## 9.2 Allergie (Nesselsucht)

Durch plötzliches Frieren, äußere Reizungen und Intoxikationen infolge gewisser Stoffwechselprodukte, die bei fehlerhafter Verdauung entstehen, wird bei kurzhaarigen Rassen, besonders Boxer, Teckel, Dobermann, Dalmatiner, mitunter eine Allergie ausgelöst.
Das ganze Haarkleid oder auch nur umschriebene Teile sind in Minutenschnelle mit Quaddeln übersät. Der Hund sieht aus als wäre er von Bienen gestochen worden. Der Kopf schwillt an (Dickkopf), oft besteht Juckreiz. Junghunde zur Zeit des Zahnens sind besonders empfindlich.
Die Anfälle klingen rasch ab nach einigen Dosen *Apis D 3,* das man, dem schnellen Krankheitsverlauf entsprechend, zuerst alle 10–20 Minuten, mit Besserung seltener gibt. Ist *Apis* in einer Hochpotenz zur Hand wie *D 30,* dann kann man es genau so gut einsetzen, man wird aber nicht mehr als einige Dosen geben.
Auch kalte Umschläge mit Essigwasser tun Gutes. Man vermischt eine Tasse gewöhnlichen Essig mit 1 Liter kalten Wassers. In den folgenden Tagen sorgt man für knappes Futter, das eine Messerspitze Karlsbader Salz oder Heilerde enthalten soll.
Hat der Hund eine Anlage zur Nesselsucht, wiederholen sich diese Zustände von Zeit zu Zeit, dann wird nach Abklingen der akuten Erscheinungen, die mit *Apis* beherrschbar sind, eine Kur angeschlossen mit *Calcium carbonicum D 12,* 3-mal täglich eine Tablette für 3 Wochen.

Bewährt hat sich auch bei chronischen Fällen eine Eigenblutbehandlung nach dieser Zubereitung:
Es wird 1 Tropfen Blut in einem Fläschchen mit 100 Tropfen Alkohol 35% vermischt und auf die C 5, C 6 und C 7 homöopathisch aufbereitet.

Davon erhält der Patient der Reihe nach C 5, 2-mal täglich 5 Tropfen, danach die C 6, einmal täglich 10 Tropfen, und zum Schluss die C 7, einmal wöchentlich 10 Tropfen, immer möglichst abends spät vor dem Schlafengehen.
Diese Behandlung mit potenziertem Eigenblut hat nicht nur beim Menschen, sondern auch bei Hunden (und Katzen) hervorragende Erfolge bei allergischen Erscheinungen, Furunkulose und sich wiederholenden Infekten, wie Mandelentzündungen, Schnupfen, Gehörgangsentzündungen und Bronchitiden gezeigt.
Der in der Homöopathie erfahrene Tierarzt wird diese Behandlung zu gegebenem Anlass anwenden und die Arzneien zubereiten.

## 9.3 Juckreiz und Räude

Bei Juckreiz zuerst nach Parasiten fahnden: Flöhe (besonders am Ohrgrund, Kruppe, Unterbauch), Läuse (am Ohrrand), Haarlinge und Herbstgrasmilben im Spätsommer (meist zwischen den Zehen, Unterbauch).
Ein einziger Floh genügt heutzutage, dass ein normaler Hund sich kratzt und benagt.
Im Zweifelsfalle also immer in die Wanne. Ein Bad mit einem antiparasitären Badezusatz ist einem Spray oder einem Puder vorzuziehen, weil es bis auf die Haut dringt und nicht an den Haaren hängen bleibt.
Juckreiz ist immer nur ein Symptom einer Krankheit, die Ursache muss vom Tierarzt geklärt werden. Nicht immer wird dies möglich sein. Bei den vielen in Betracht kommenden Ursachen, die zugrunde liegen können, wird man verstehen, dass es ein einziges Mittel zur Behandlung dieser Krankheit nicht geben kann.

Der trockene Juckreiz mit Schuppen, Hautrötung und dem Verlangen nach Kälte benötigt *Sulfur D 6,* 4-mal täglich. Sind hohe Potenzen von *Sulfur* verfügbar, z. B. *D 200,* gibt man eine solche Dosis einmal wöchentlich.
Ist die Haut trocken und verlangt der Hund nach Wärme, denkt man an *Arsenicum album D 6,* besonders dann, wenn die nächtliche Verschlechterung kurz nach Mitternacht beginnt und das Tier viel Kräfte kostet.

Bei nächtlichem Juckreiz der Hündin, der mit dem Auftreten von roten Flecken einhergeht, muss eine hormonelle Ursache angenommen werden, denn er vergeht auf *Pulsatilla D200*, morgens und abends eine Gabe für 3 Tage.
Heftiger Juckreiz bei allen Stadien entzündlicher Hautveränderungen wie Pusteln, Ekzeme, Blasen, Geschwüre, Entzündungen des Zellunterhautgewebes mit Neigung zum Brandigwerden (Gangrän) verlangt *Kreosotum D4*, 6-, 5-, 4-mal täglich 1 Tablette. Alle Absonderungen stinken und machen Haut oder auch Schleimhäute wund.
Ist die Ursache des Juckreizes nicht auszumachen, versuche man diese Zusammenstellung:

*Echinacea ∅*
*Dulcamara D2*
*Mezereum D3*

jeweils zu gleichen Teilen, 3-stündlich 1 Gabe bis zur Besserung.
Stark juckende, gerötete Sohlen der Pfoten – mehr vorn als hinten, aber auch an allen vieren zugleich – nötigen den Hund, Tag und Nacht mit heißer Zunge und viel Speichel zu lecken, weil dies den Juckreiz lindert. (Analog beim Menschen: die geröteten und juckenden Handinnenflächen werden besser durch Eintauchen in warmes Wasser.)
Oft werden die Sohlen danach so wund, dass man sich genötigt sieht, sie einzubinden, um das qualvolle Lecken zu unterbrechen. Sekundäre Infektionen kommen beim Laufen mit wunden Pfoten hinzu und verschlechtern das Bild dramatisch.
Hier wird nun *Rhus venenata D3* eingesetzt, ein »kleines«, seltenes Mittel, das gute Heilerfolge aufzuweisen hat.
**Aber Achtung!** Durch jeden Hautausschlag werden toxische Stoffe ausgeschieden, in diesem Fall über die Pfoten. Eine Futterumstellung (S. 74 f.) und eine Kur mit dem Nebelschen Drainagemittel (S. 153) müssen mit der Behandlung einhergehen, um eine Heilung, nicht nur Besserung, zu erreichen.

## Räude

Die heute nur selten vorkommende Plage, von Hund zu Hund übertragbar, ist die durch Milben verursachte Räude.

Beim erwachsenen Tier erscheint sie zuerst am Kopf, weswegen sie auch Kopfräude genannt wird. Über Stirn, Ohren und Augen geht sie an den Hals, die Pfoten und den Rumpf über. Hinzu kommt die Faltenbildung der Haut mit Juckreiz, der sich in der Wärme verschlimmert und einen kleieartigen Belag mit unangenehmem Geruch nach Mäusen verbreitet.
Beim Jungtier ist die Räude zuerst an Hals und Bauch zu sehen.
Räudekranke Hunde sollten, wenn irgendmöglich, isoliert werden, sofern noch weitere Tiere im Hause sind. Lager, Kamm und Bürste sowie die Halsbänder müssen sorgfältig desinfiziert werden, um einen Neubefall zu verhindern.
Zur Bekämpfung der Räude verwendet man ein vom Tierarzt zu empfehlendes Mittel, meistens ein Bad, das öfter wiederholt werden muss, oder eine Einreibung. Auch zusätzliche Maßnahmen bespricht man mit seinem Tierarzt, denn die Übertragung erfolgt von Tier zu Tier, was manche Probleme aufwerfen kann.
Homöopathisch können wir nur indirekt durch die Veränderung und Stärkung des Hautterrains einwirken. Mit *Sulfur,* 3 Gaben täglich, wird dieser Prozess eingeleitet.

**Demodikose***

*Sulfur D6,* 3-mal täglich 1 Tablette, 10 Tage lang, zusammen mit *Echinacea D1,* 3-mal täglich 1 Tablette, vier Wochen.
Wiederholung der Kur wird bei erneutem Krankheitsschub notwendig.

## 9.4 Ekzem

Das Ekzem ist eine nicht ansteckende Hautkrankheit, die der Körper als Ventil benutzt, um Stoffwechselgifte auszuscheiden. Er wird sozusagen mit seinen körpereigenen »Müllproblemen« nicht fertig. Demzufolge ist es für die Heilung nicht günstig, diese Ausbrüche mit Salben oder Einpinselungen zu blockieren. Meist treten sie an anderer Stelle wieder auf und bringen früher oder später weitere Krankheiten hervor.

* Durch Haarbalgmilben hervorgerufene Erytheme und follikuläre Schuppung.

Bei nässendem Ekzem wird an verschiedenen Stellen der Haut eine seröse Flüssigkeit abgesondert. Der Hund leckt, beißt und kratzt sich selbst die wunden Stellen auf. Die bis handtellergroßen Hautbezirke können sich noch durch Kratzen und Beißen infizieren. Dagegen bleibt beim trockenen Ekzem die Haut trocken, und der Juckreiz ist nicht so verheerend stark.
Die Ursachen dieser Ekzeme sind vielfältig:
Nicht ausgewogene Ernährung, ein Zuviel an Konservenkost, angeborene Empfindlichkeit der Haut sowie Störungen im Leber-Nieren-Ausscheidungssystem, im Darm oder im Hormonhaushalt. Ein Mangel an Auslauf spielt meistens eine große Rolle.

Was ist zu tun?
In jedem Falle ist man gut beraten, den Hund sofort auf ein anderes Futter umzustellen, selbst wenn es dem Tier schwerfällt und es einige Tage die neue Kost nicht annehmen will. Erhielt es zuviel Büchsenfutter vorher, dann bekommt es jetzt mehr Frischfleisch. Bei einem Übermaß von Fleisch sollte der Hund mehr Getreideprodukte und Fisch erhalten.

Immer und in jedem Fall hilft beim akuten Ekzem die innere Reinigungskur (s. S. 64). Sie ist ein hundertprozentiges Heilmittel, ohne Spritzen und Medikamente, aber nur, wenn sie ganz korrekt durchgeführt wird.
Wer aber seinen Hund in diesem Zustand nicht fasten lassen will, der muss das wirklich passende homöopathische Heilmittel für ihn aussuchen.
Bei allen Ekzemformen sind zunächst zwei grundsätzliche Mittel in Erwägung zu ziehen.

**Sulfur**
Als Mittel gegen Selbstvergiftung. Gekennzeichnet durch heiße Haut mit juckendem Hautausschlag bei geröteten Körperöffnungen wie Auge, Mundhöhle, Ohren, Vorhaut, Scheide, Afterschleimhaut.
Man wendet es an bei trockenen Ausbrüchen, die schuppen und jucken. Der *Sulfur*-Patient riecht übel und ungesund. Im akuten Falle *D 6*, 3-stündlich, bei chronischen Zuständen die *D 12*, 3-mal täglich. Höhere Potenzen im akuten Fall sind nicht empfehlenswert.

**Psorinum**

Bei diesem Patienten herrscht eine extreme Kälteempfindlichkeit vor, ein unangenehmer Körpergeruch und nässende Ausbrüche.
Oft ist diese Eruption der Haut mit einem Ohrenausfluss gekoppelt, der eitrig, braun, fetid und stinkend ist. Der Juckreiz ist außerordentlich stark.
Die tägliche Gabe *Psorinum D 30* ist hier als Basismittel heilsam.
Reicht diese Einteilung trocken-nässend nicht aus, wendet man sich den lokalen Besonderheiten zu und setzt diese Mittel ein:

Ekzeme in den Gelenkbeugen und den Innenflächen der Extremitäten verlangen *Natrium muriaticum D 12,* 3-mal täglich.
Ekzeme am After:
*Paeonia D 3*
Ekzeme, ausschließlich am Hals lokalisiert, sprechen gut auf
*Berberis D 3*
an.
Ekzeme am Hodensack:
*Rhus toxicodendron D 30,* 1-mal täglich
*Croton D 6,* 4-mal täglich.
Ekzeme am weiblichen Genitale:
*Rhus toxicodendron D 30,* 1-mal täglich und
*Mercurius solubilis D 6,* 3-mal täglich.
Ekzeme zwischen den Zehen:
*Silicea D 12.*
Ekzeme an der Sohlenhaut, Ekzeme, die sich im Winter verschlimmern:
*Petroleum D 12*
*Rhus venenata D 3.*
Sommerekzeme:
*Acidum fluoricum D 6*
*Kreosotum D 4.*
Trockene, chronische Ekzeme mit schuppigen Ausbrüchen (wie Kleie), die beim Kratzen bluten, aber nicht nässen, dabei nächtlicher Juckreiz (zwischen 1 und 3 Uhr) und wundmachender Ohrenausfluss, Patient ist meist mager:
*Arsenicum album D 6.*

In den letzten Jahren, mit Zunahme des Verbrauchs von Fertigfutter, tritt ein nässendes Ekzem in den Vordergrund, das dem *Natrium muriaticum*-Bild entspricht. Es ist dies ein Mittel, das am tiefsten in das konstitutionelle Gefüge einzugreifen vermag, ein Mittel, mit dem man die Homöopathie gern fragwürdig machen möchte. Wer wollte schon vom Kochsalz, das massenweise genossen wird, Heilsames in zusätzlicher Feinstdosierung erwarten?
Und doch, richtig diagnostiziert, homöopathisch potenziert und angewendet, ist es ein Wundermittel, einfach deswegen, weil es den gestörten Kochsalzhaushalt reguliert. Die physiologische Kochsalzlösung umgibt jede Zelle im Körper.

Es ist bekannt, dass Fertigfutter und Konservenkost Zusätze enthalten, die oft in diesen Haushalt eingreifen und vom gesunden Organismus über die Haut in Form eines Ekzems ausgeschieden werden.

Wie sieht ein solcher *Natrium muriaticum*-Ausbruch, ein solches Ekzem aus?
Man kann ihn schon bei jungen Tieren beobachten, die nach dem Absetzen von der Mutter in der Zoohandlung bis zum Verkauf ein Fertigfutter erhalten haben: Sie lassen sich ungern anfassen, denn die Haut ist überall schmerzempfindlich. Sie sind überaus ängstlich, leiden unter Haarausfall und an Ekzemen in der Achselhöhle und in den Gelenkbeugen, dazu können auch Risse am After oder an der Nase kommen, außerdem ist das Tier leicht ermüdbar und ungemein fröstlig. Man glaubt nicht, wie gut sich ein solches Bündel Hund nach der Medikation von *Natrium muriaticum D 12,* 3-mal täglich, erholt.

Sollte bei den Ekzemen ein Pilzbefall hinzukommen, eine Mykose, dann geben wir zusätzlich *Cinnabaris D 6,* mehrmals am Tage. Auch *Acidum formicicum D 15,* 2-mal täglich, hat sich in diesen Fällen bewährt. Als Drainagemittel fügen wir jeder Gabe eine Tablette *Berberis D 4* hinzu, zur Ausleitung der toxischen Stoffe.

Während trockene Ekzeme mit einer fehlerhaften Leberfunktion zusammenhängen, weisen nässende Ekzeme auf eine Fehlfunktion der Nieren hin, selbst wenn die Laborwerte noch nicht pathologisch ausfallen.

*Mercurius solubilis D 200* ist hier das Mittel der Wahl. Man gibt es 3-mal täglich in der 200. Potenz, möglichst im 8-Stundenintervall (morgens frühzeitig auf nüchternen Magen, dann mittags und am späten Abend), aber nicht länger als 5 Tage. In den meisten Fällen ist die Anwendung von *Mercurius solubilis* erfolgreich. Man erspart sich dann die Last der äußerlichen Handhabungen wie Scheren, Schmieren, Waschen usw.
Bei hochakuten nässenden Ekzemformen, wie sie bei Chows im Sommer oft anzutreffen sind, sollte man an den ersten beiden Tagen 4 Dosen *Mercurius solubilis D 200* geben (6-stündlich, auch nachts), vom 3.–5. Tage nur noch 3-mal täglich. Unter Umständen passt bei nässendem Ekzem mit heftigem Juckreiz und stinkender Absonderung auch *Cantharis D 5*, 2-stündlich oder bei Rötung mit Bläschenbildung *Rhus toxicodendron D 12* und bei Bläschenbildung mit weißlichen Krusten und gelbem Eiter *Mezereum D 4*.
Es gibt Ekzemformen mit einer honiggelben Absonderung, die vorwiegend in den Gehörgängen sowie am äußeren Ohr, um die Augen, an den Lefzen, in den Gelenkbeugen oder an den Geschlechtsteilen lokalisiert sind. Wenn dies der Fall ist, wird man an *Graphites D 4*, 3-mal täglich, denken. Gern gibt man noch *Berberis D 4*, ebenfalls 3-mal täglich, als Drainagemittel hinzu.

Lokal unterstützend und juckreizstillend wirken gewebefreundliche Flüssigkeiten wie *Honigwasser, Johanniskrautöl, Calendula-Salbe* oder *Calendula*-Umschläge oder aber auch *Calendula-Tinktur* direkt auf die offenen Hautstellen geträufelt, mehrmals täglich.
Beim trockenen Ekzem bewährt sich Heilerde oder das gewöhnliche Kartoffelmehl zum Einpudern.

Juckende Ekzeme mit Haarausfall beim alten Hund, die hormonelle Ursachen haben, sprechen gut auf *Aristolochia clematitis D 2* an, gleichgültig, ob Rüde oder Hündin. Fallen Ekzeme durch ihren unangenehmen Geruch auf, denkt man an das »Stinkermittel« *Kreosotum D 4*.

## 9.5 Furunkulose, Akne

Die Furunkulose erscheint beim Hund auf dem Nasenrücken oder am Unterkiefer, und wenn sie auf eine Behandlung mit *Hepar sulfuris D 6*, 3-mal täglich, innerhalb von 10 Tagen nicht anspricht, wähle man diese Zusammenstellung:

*Aristolochia clematitis D 15* (*D 3*, wenn erhältlich)
*Mezereum D 4*
*Rhus toxicodendron D 4*

3-mal täglich eine Gabe von jedem Mittel.
Diese Arzneien können auch zusammen eingegeben werden.

Akne beim alten Hund, besonders am Unterkiefer, benötigt zur Heilung *Kalium bromatum D 12*.

**Liegeschwielen** an Ellenbogen oder Kniegelenken auftretend, reagieren auf:

*Graphites D 4* und
*Antimonium crudum D 15*

4-mal täglich, im Wechsel und abends 1 Tablette

*Calcium fluoratum D 30*

für 2–3 Wochen.

## 9.6 Abszess

Der Abszess ist ein infektiöser Prozess mit allen Zeichen der Entzündung: Rötung, Hitze, Schmerz, Schwellung, Eiterbildung.

*Hepar sulfuris D 3*, alle 2 Stunden gegeben, fördert die Eiterbildung und lässt den Abszess reifen, bis er sich von selbst öffnet. Verzögert sich der spontane Durchbruch des Eiters, dann wirkt das »homöopathische Messer« *Myristica sebifera D 3*, mehrmals täglich 5 Tropfen, außerordentlich günstig. Eine Spaltung mit dem Messer wird nur selten notwendig sein. Äußerlich sind warme Leinsamen- oder Breiumschläge von Pellkartoffeln sehr nützlich (Pellkartoffeln in

einem Säckchen, nicht zu heiß. Man prüfe die Wärme am eigenen Handrücken). Kompressen oder Bäder mit *Calendula*- oder *Echinacea-Tinktur* tun in jedem Falle sehr wohl (1 Teelöffel = 25 Tropfen auf ein Glas abgekochtes Wasser).
Zur narbenfreien Ausheilung verhilft *Silicea D 12*, 2-mal täglich eine Tablette, anzuwenden nach Eröffnung des Abszesses.

Kalte Abszesse, bei denen die entzündlichen Erscheinungen fehlen, sind selten. Sie treten im Zusammenhang mit Tuberkulose auf und werden mit *Mercurius solubilis D 6* oder *Hepar sulfuris D 6* angegangen, langwierige Fisteln erfordern *Silicea D 12*.

Der Umlauf (Panaritium), eine Krallenbett-Vereiterung, und die Zwischenzehenabszesse der Hunde werden ebenfalls mit *Hepar sulfuris D 3* 2-stündlich behandelt.
Nach Abszedierung sind zur komplikationslosen Abheilung – es entstehen sonst oft Fisteln – 2–3 Gaben von *Silicea D 6* für wenige Tage von Nutzen.
Ganz zu Beginn, vor der Eiteransammlung, gibt es eine elegante Lösung:

> *Hepar sulfuris D 30* und eine Stunde später
> *Pyrogenium D 30* 1 Gabe.

Die Anwendung wird allerdings nur selten möglich sein, weil dieses Stadium vielfach übersehen wird.

## 9.7 Mykose (Hautpilz)

Der Pilzbefall ist nur bei einem geschädigten Hautmilieu möglich. Der intakte Milchsäure-Schutzmantel der Haut und die normale Talgabsonderung wirken fungizid.
Eine Behandlung der Haut, eine Bekämpfung des Pilzbefalles allein genügen nicht: Man muss das »Terrain« verbessern und dabei den gestörten Stoffwechsel normalisieren und mit ihm die Funktionen der Haut.
Dazu verhelfen uns die Hauptmittel der homöopathischen Hautbehandlung, nämlich:

*Sulfur*
*Calcium carbonicum Hahnemanni*
*Lycopodium*
*Arsenicum album.*

Als Konstitutionsmittel haben sie neben ihrer allgemeinen auch eine hervorragende örtliche Wirkung.

*Sulfur:* Schleimhäute sind rot, besonders an den Körperöffnungen wie Mundhöhle, After, Scheidenschleimhaut, häufig gerötetes Innenohr, Besserung in der Kälte, oft verstopft oder Verstopfung und Durchfall in einem Stuhl, Schuppen.

*Calcium carbonicum Hahnemanni:*
Lymphatiker mit verzögertem Wachstum, kopflastig, dicker Bauch, großer Fresser, besonders gierig nach Obst und Eiern, Milch wird gern genommen, macht aber Durchfall, viele Magen-Darm-Beschwerden.

*Lycopodium:*
Aufblähung des Leibes einige Stunden nach der Nahrungsaufnahme, Leber empfindlich und schmerzhaft. Furunkel, Akne, Intertrigo, Ekzem. Wenn appetitlos, dann in der typischen Art: beim Klappern der Futterschüssel stürzt er herbei mit scheinbar großem Hunger, riecht daran, nimmt evtl. ein, zwei Bissen und zieht davon. Heißhunger mit Völlegefühl. Besserung abends, wo er auch Futter zu sich nimmt.

*Arsenicum album:*
Meist mager und erschöpft, trotzdem nächtliche Unruhe und Angst, besonders nach Mitternacht, aashafter Geruch der Ausscheidungen, schuppige Eruptionen wie Kleie, Bluten beim Kratzen, ohne zu nässen. Trinkt oft, aber wenig.

Kann man den Patienten in einem solchen Typ unterbringen, gibt man das Mittel in der *D 12* 3-mal täglich.
Findet man keinen Anhaltspunkt für diese vier Medikamente, empfiehlt sich *Cinnabaris D4–D6,* 3-mal täglich eine Tablette für 2–3 Wochen bei mehr akuter Besiedelung. Äußerlich kann eine handelsübliche antimykotische Salbe angewendet werden. Auch *Echinacea* enthaltende Salben sind dafür geeignet, obwohl sie sich nur indirekt gegen das Pilzgeflecht wenden.

Chronische Mykosen, die oft schon monate- oder jahrelang bestehen und bisher nicht beeinflussbar waren, die mal hier, mal dort auftreten und trotz intensiver und massiver Therapie nicht weichen, reagieren gut auf *Psorinum 18. LM,* 2-mal täglich 5 Tropfen nach vorherigem 10-maligem Schütteln, wie man das bei LM-(Q-)Potenzen immer tun muss.
Schließlich bewährt sich bei ausgebreitetem Pilzbefall auch die Umstimmung im ph-Wert der Haut: man badet den Hund oder man wäscht ihn ab mit einer 0,5%igen Kupfersulfatlösung, drei Tage hintereinander, d. h. 5 g Kupfersulfat = Kupfervitriol auf 1 Liter Wasser.

## 9.8 Parasiten

Ein kerngesundes Tier wird selten von Parasiten befallen. Der kräftig ausgebildete und intakte Milchsäure-Schutzmantel der Haut verleidet ihnen den Aufenthalt, sie verziehen sich rasch wieder.
Ein Naturmittel, das diesen Schutzmantel erfahrungsgemäß kräftigt, ist der *Schwefel* in Form der *Schwefelblüte* oder in potenzierter Form wie *Sulfur D 4* oder *D 6,* weil dieser über die Haut ausgeschieden wird (wie man seit den Versuchen des großen Chirurgen Bier weiß). Er verändert das Hautterrain ebenso wie die Bäckerhefe, die gleichfalls in dieser Art wirkt. Flöhe, Läuse und Herbstgrasmilben werden mit einem der käuflichen antiparasitären Waschmittel beseitigt.

**Zecken** haben eine Art Schraubgewinde am Kopf. Durch Drehen nach links schrauben sie sich ins Gewebe, durch Drehen nach rechts lassen sie wieder los. Also wird man eine Zecke mit leichtem Zug ein- bis zweimal nach rechts drehen und »abschrauben«. Dabei reißt der Kopf mit den gefürchteten Zangen nicht ab, und Komplikationen wie Dermatitis oder Abszessbildung bleiben aus.

Zecken galten bisher als harmlose Parasiten, die Krankheiten nicht übertragen, jedenfalls nicht in Mitteleuropa. Doch scheint sich ein Virus unter den Zecken zu verbreiten, was beim Biss die Zecken-Enzephalitis hervorruft, eine Gehirnhautentzündung, die bisher in Österreich, Jugoslawien, Polen, Russland, Schweden und bei uns im

Schwarzwald und im Bayerischen Wald beobachtet worden ist. Schon aus diesem Grunde ist es wichtig, diese Holzböcke abzulesen und Waldgebiete zum Spazierengehen zu meiden, von denen man weiß, dass sie stark zeckenverseucht sind.

Auch in den Odenwald und den Frankfurter Raum scheinen sie in letzter Zeit eingeschleppt worden zu sein. In einigen, bisher glücklicherweise wenigen Fällen haben Hunde, ungefähr 1 Stunde nach Entfernung der Zecke – offenbar ist dies das auslösende Moment, weil sie unbemerkt schon einige Zeit im Fell waren – enzephalomyelitische Erscheinungen gezeigt wie plötzliche Bewusstseinstrübung, Benommenheit, Apathie. Die Patienten stehen stundenlang in einer Ecke oder fallen in langen Schlaf (Borreliose).
Dem gegenüber stehen Aufregungszustände wie Schreckhaftigkeit, Verkrampfungen, Im-Kreise-Laufen oder, bei einseitigem Prozess, mit Schiefhaltung des Kopfes, mit Rollbewegungen des ganzen Körpers sowie Lähmung der Hinterhand.
Bei den akuten Aufregungszuständen hilft *Belladonna D4,* anfangs ¼- bis ½-stündlich 1 Gabe, bei Lähmungen *Nux vomica D6.* Liegen gemischte Formen vor, gibt man beide Arzneien im Wechsel.

Nun ist nicht jede Zecke mit dem Virus behaftet, die meisten sind harmlos. Wenn also der Hund in solcher Zeit täglich etwas Knoblauch erhält, der über die Haut wieder ausgeschieden wird, ist dies eine gute Vorbeugung.

## 9.9 Warzen

Die Warzen sind Wucherungen der oberen Hautschicht und können an allen Körperteilen erscheinen, besonders ältere Tiere haben darunter zu leiden.
Das Hauptmittel ist *Thuja D30* täglich, auf das weit über die Hälfte aller Warzen reagiert, eine Woche lang täglich einmal und später in größeren Abständen gegeben.
Man kann dann äußerlich dazu die Warzen mit *Thuja-Tinktur* betupfen. Die *Thuja*-Warzen sind gespalten, blumenkohlartig, sie jucken und bluten leicht. Ein anderes, gutes Warzenmittel beim alten Hund ist *Calcium carbonicum D200,* wenn es sich um runde,

kleine, juckende Warzen handelt, eine Tablette wöchentlich über längere Zeit.
Warzen im Ohr benötigen *Calcium carbonicum D 30* morgens und *Causticum D 12* abends, bis sie geschrumpft und verschwunden sind.

Die Warzen, die auf *Causticum* ansprechen, sind sehr hart, klein und überall am Körper, sie sind vorzugsweise jedoch am Gesicht, den Augenbrauen, an der Nase und den Vorderläufen zu finden. Es wird ebenso wie *Thuja* angewendet.
Warzen, die sich ebenso gern an den Augenlidern und der Nase sowie an den Vorderpfoten oder zwischen den Krallen festsetzen, sind die *Acidum nitricum*-Warzen: schmerzhaft, leicht blutend, weich, feucht, juckend. Das sind jene Warzen, die an den Augenlidern sitzen und einen ständigen Tränenfluss verursachen und die immer wieder nachwachsen, wenn sie chirurgisch entfernt werden.

Die homöopathische Warzenbehandlung besteht darin, den gestörten Stoffwechsel, der zu einer Warzenbildung führt, zu normalisieren. Dann erneuern sie sich nicht, und bestehende Warzen schrumpfen oder fallen ab. Das gelingt nicht immer, aber in vielen Fällen.

Warzen der Mundhöhle, plötzlich massenweise auftretend, sieht man gelegentlich bei Jungtieren. Sie sehen grau aus, stinken und stören die Tiere bei der Futteraufnahme. *Acidum nitricum D 6*, 3-mal täglich 1 Gabe, und einige Tage lang 1 Gabe von *Calcium carbonicum D 30* schaffen dieses Übel leicht aus der Welt.

## 9.10 Verfärbung des Haarkleides

| | |
|---|---|
| An einzelnen Stellen ins Gelbliche: | *Sepia D 6* |
| Haare wachsen grau nach, wenn sie ausgefallen waren: | *Graphites D 6* |
| Haare wachsen schwarz nach, auch schwarze Hautpigmentierung: | *Thuja D 6* |

# 10 Nervensystem

## 10.1 Verhaltensstörungen

### 10.1.1 Angst

Unsere Schutzbefohlenen sind gerade in der heutigen Zeit mancherlei Stress unterworfen wie Großstadtverkehr und starkem Lärm, Abgasen, Nervosität der Besitzer, unvorteilhafter Haltung oder auch unangebrachter Verzärtelung, so dass sich im Laufe der Zeit Symptome von Angst entwickeln, – sofern dieselben ihnen nicht schon bei der Geburt mitgegeben wurden – die unbedingt einer Behandlung bedürfen, zu der sich gerade die Homöopathie mit ihren verschiedenen Möglichkeiten zur Einwirkung auf das Seelenleben anbietet.

Als mildeste Form einer nervösen Störung kann man die **Bellwut** mancher Hündinnen ansehen, verbunden mit Unruhe, Erregtheit und Eifersucht, mit der sie ihrer Umgebung recht zur Last fallen können. Sie ist mit einer wöchentlichen Gabe von *Lachesis D200* gewöhnlich gut zu beeinflussen.

Sehr unangenehme Gefährten sind durchwegs die so genannten **»Angstbeißer«**. Plötzlich, ohne jede Ankündigung durch Knurren, beißen sie zu. Hinzu kommt eine starke Empfindlichkeit gegenüber Geräuschen, Licht und Berührung. Sie sind bei vielen Rassen anzutreffen, und ihre Besitzer müssten einer Sorge enthoben sein, wenn eine tägliche Anwendung von *Belladonna D30*, 10 Tage lang, mit einer abschließenden Gabe von *Calcium carbonicum C200* diesen Fehler behebt.

Hunde, die ihre Absicht zu beißen vorher durch Bellen und Knurren kundtun (und daher nur an der Leine ausgeführt werden dürfen, weil sie sich sonst auf jeden, besonders kleineren, Rassegenossen, stürzen würden), brauchen täglich *Hyoscyamus D30* und mit wahrnehmbarer Besserung in größeren Abständen eine *C200* oder *C1000*.
In diesem Zusammenhang kann an *Nux vomica* gedacht werden – ein Mittel, das in der Humanmedizin dem nervösen, aufbrausenden,

unter Verdauungsstörungen leidenden und bei Gelegenheit ängstlichen Zeitgenossen entspricht. Sein Spiegelbild ist der wütende Hund, der am liebsten jeden Besucher zerfleischt und, wenn er sich an ihn gewöhnt hat, ihn beim Hinausgehen doch wieder angreifen möchte. Hier wäre ein Versuch mit *Nux vomica D 30* angebracht.
Gewitterdonner und die Knallgeräusche des Silvesterfeuerwerks sind für viele Hausgenossen mit ihrem vierzigmal besseren Gehör eine Qual, der – in letzterem Fall schon 14 Tage vorher – mit *Borax D 3*, 3-mal täglich 1 Tablette begegnet werden kann, sofern nicht stärkere Beruhigungsmittel herangezogen werden müssen.
Patienten, die glauben, bei einem Tierarztbesuch schlechte Erfahrungen gemacht zu haben, sind leicht geneigt, bei erneuter Konsultation vor der Schwelle ihres Helfers kehrt zu machen. Diese Scheu behebt *Phosphorus D 200*, eine Stunde vorher.
Wenn der alte Hund bei körperlichem Wohlbefinden nachts umhertappt, wenn alle andern schlafen und sich unruhig bemerkbar macht, indem er ins Freie möchte – dann wird ein fürsorglicher Hausvater dabei verwundert feststellen, dass dies ohne ersichtlichen Grund geschah. Denn ohne sich entleert zu haben, wie man angenommen hatte, ist er bald wieder zurück und tappt weiter in der Wohnung umher.
Hier wirkt *Arsenicum album D 30* in einer einzigen Gabe, indem es wieder ruhige Nächte herbeiführt. Diese Gabe kann wiederholt werden, wenn sich die Wirkung erschöpft hat.

Wenn bisher stubenreine Tiere plötzlich unsauber werden und durch Harn und/oder Kotabsatz auf sich aufmerksam machen möchten, dann ist es Zeit, ihnen eine Gabe *Pulsatilla D 200* zu verabreichen. Meistens hilft es sofort, andernfalls folgt eine Gabe *Platinum D 200* drei Tage später.

Leidige Rangkämpfe und Beißereien unter den Hunden eines Besitzers stoppt *Chamomilla D 200*. Jeder Hund erhält gleichzeitig eine Gabe (einmalig).

**Angst, sog. Platzangst,** die oft bei »Ausstellungen« unangenehm für die Besitzer ist, hat *Argentum nitricum*. Man muss es in der *D 30* täglich 1-mal schon Tage vor dem Ereignis geben, wenn man weiß, wie sich der Hund benehmen wird, nämlich gar nicht: Er ist

dort widersetzlich und hört nicht auf eingefuchste Kommandos, schnappt nach Fliegen, die nicht da sind, klemmt den Schwanz ein, rennt verwirrt umher oder bleibt stehen und hat alles vergessen, was er gelernt hat, kurz – er ist konfus.
Einige dieser Typen sind leicht daran zu erkennen, dass sie auch nicht allein bleiben können und bei Aufregung Durchfall bekommen.

Auch der *Phosphor*-Hund auf **Ausstellungen** ist eine Plage für den, der ihn führen muss. Unkonzentriert, zappelig und übererregt, zerrt er an der Leine und ist bei plötzlichem Lärm oder Geräuschen vor Angst ganz aus dem Häuschen. Auch dieser Typ bleibt ungern allein, und bei Gewitter ist seine Angst gewaltig. Schnelle Erschöpfung, danach aber auch relativ rasche Erholung, sind ebenso typisch wie das zarte Fell und die feingliedrigen Extremitäten, die Hinterbeinvene (V. saphena) tritt überdeutlich hervor. Er sollte 1 Stunde vor der Ausstellung 1 Dosis *Phosphorus D 200* erhalten.

Rüden, die auf **Ausstellungen** sich mit anderen anlegen oder bestimmte persönliche Feinde haben, mit denen sie stets und ständig in Konflikt geraten, Tage vorher *Nux vomica D 30,* 1-mal täglich 1 Tablette geben.

Neben der Angst bei Ausstellungen nimmt die **Trennungsangst** in der Hundewelt aus vielfältigen Gründen zu. Meist ist die menschliche Zuwendung dabei zu stark! Diese Art von Angst äußert sich in dem Nicht-allein-sein-Können. Das löst Beißwut aus oder Bellen, Teppiche werden eingenässt, Gardinen heruntergerissen, Möbel angefressen und die Türen lädiert. Mehr oder weniger stark macht sich dieser Kampf um den sozialen Status bemerkbar. Das, was krankhaft daran ist, nimmt das passende homöopathische Mittel. Was aber durch falsche Erziehung entstanden ist, muss anders ausgeglichen werden. Man sollte solche Tiere kühl behandeln und das Alleinbleiben üben: Sperren sie ihn ab und zu allein in ein Nebenzimmer, so dass er Ihre Stimme gerade noch hören kann. Sollte er sich nicht ruhig verhalten, öffnen Sie plötzlich die Tür und rufen ihn scharf an. Will er sogleich winselnd an Ihnen hochspringen, dann spritzen Sie ihm kaltes Wasser auf die Nase (die Einmalspritzen mit 10 oder 20 ml eignen sich besonders gut).

Das hilft großartig! Auch bei zudringlichen Tieren, die z. B. immer ins Bett kommen wollen und nicht sollen.
Der Mensch muss immer »die Nummer 1« im Meuteverhältnis sein, denn Ziel jeder Verhaltensstörung des Hundes ist, die Nummer 1 zu werden, anders gesagt, der Hund will sich selbst zum Herrn aufschwingen.
Damit da keine Unklarheiten auftreten, ist es gut, ihn von vornherein von gewissen Wohnungsbereichen auszusperren, z. B. Kinderzimmer oder Schlafzimmer, ihn auch nicht zu animieren, auf Stühle, Sessel oder Sofas hochzuspringen oder auf den Schoß oder ins Bett, denn die Höhe, sozusagen die Perspektive, ist für den Abstand zum Menschen sehr wichtig. Je höher, je gleichrangiger fühlt er sich.
Man sollte darauf achten, dass Befehle exakt ausgeführt werden. Richtig wohl in seiner Haut fühlt sich ein Hund nur, wenn er gehorchen darf – an Streicheln, Kraulen oder Loben denkt man erst nach ausgeführten Befehlen.

> Immer klar die Überlegenheit des Menschen hervorheben, das erspart viel Ärger.

Eine andere Methode ist, ab und zu den Hund an Kopf, Hals und Schultern anzufassen, ihn mit leichter Hand nach hinten zu drücken und zum Sitzen zu zwingen. Das gibt starke Dominanz. Ein weiteres Mittel, die menschliche Überlegenheit zu zeigen, ist das Schütteln am Genick bei gleichzeitig scharfem Anblick.

Damit sollte man nicht sparen, wenn der Verdacht auftritt, dass der Hund die Neigung verspürt, die Nummer 1 werden zu wollen. Früher, Tempi passati, in raueren Zeiten, prügelte man ihn windelweich, das hielt fürs ganze Leben.

Diese Verhaltensstörungen seien noch angeführt:

| | |
|---|---|
| Angst vor dem Gewitter | *Phosphorus D 200*<br>1 Gabe vor dem Ereignis |
| Empfindlich nur auf geringe Geräusche, Donnerschlag und Knallerei machen dagegen nichts aus | *Nux vomica D 30*<br>täglich 1 Tablette für kurze Zeit |
| Abends auftretende Nervosität | *Causticum D 30* |

| | |
|---|---|
| Angst vor Alleinsein | *Arsenicum album D 30*, *Phosphorus D 30* (bellt), *Pulsatilla D 30* (zerbeißt) |
| Furcht vor Männern, vor Hosenbeinen | *Lycopodium D 30* |
| Furcht vor allem Neuen | *Argentum nitricum D 12* |
| Angst im Schlaf mit Bellen | *Apis mellifica D 3* im Wechsel mit *Zincum D 6* |
| Schreckhaftigkeit | *Kalium phosphoricum D 12* |
| Schreckfolgen | *Opium D 30* |

### 10.1.2 Eifersucht

Eine weit verbreitete Untugend unseres umhegten Hausgenossen ist die Eifersucht, die sich durchaus einmal schadenbringend auswirken kann und der daher alle 14 Tage mit *Hyoscyamus D 200* begegnet werden sollte. Ebenso können auch jähzornige Hunde für ihre Umgebung gefährlich werden, so dass man hier ebenso *Hyoscyamus D 200* rechtzeitig anwenden soll.
Bei der häufig zwischen Rüden oder Hündinnen beobachteten sexuellen Rivalität wird der verantwortungsbewusste Hundehalter gern auf *Platinum D 200* zurückgreifen. Eifersucht der zu oft bellenden Hündin: *Lachesis D 200.*

### 10.1.3 Heimweh

Heimweh führt zur Abmagerung, weil der Hund keine Nahrung zu sich nimmt, oder zur Heiserkeit und zum Stimmverlust, weil er dauernd nach seinem »Leithund«, seinem Herrn, winselt und bellt. Beides macht ihn krank. Jeder kennt das traurige Bild, wenn ein Tier abgemagert aus einer Klinik oder einer Hundepension nach Hause kommt.
Muss ein heimwehverdächtiges Tier in eine Hundepension oder Klinik gebracht werden, sollte man ihm kurz vor der Ablieferung 2 Gaben *Ignatia D 30* im Abstand von 2 Stunden geben. Es nimmt dann klaglos seine neue Umgebung an und wird unter der Trennung nicht leiden.

### 10.1.4 Fahrkrankheit (Flug-, Auto-, Eisenbahn-, Seekrankheit)

Es kommt vor, dass Hunde unsere Transportmittel nicht vertragen. Entweder sind sie unruhig, stehen die ganze Zeit, wollen sich nicht setzen, jaulen und stürzen von einer Seite des Fahrzeugs zu der anderen, dann ist *Nux vomica D 30* das Heilmittel.

Im anderen Falle legt sich der Hund zu Boden, er speichelt oder erbricht, mitunter gehen auch unwillkürlich Kot und Urin ab, dann ist *Cocculus D 6* das geeignete Medikament (in Ausnahmefällen mit *Tabacum D 6* zusammen).
Mit beiden Mitteln beginnt man ½ Stunde vor der Fahrt und gibt es während der Fahrt jede Stunde. Nach einigen Fahrten braucht man es nicht mehr zu wiederholen, weil sich die Anfälligkeit verloren hat.
Ebensogut kann man aber die Arznei als Kur 3-mal täglich schon 10 Tage vorher durchführen.
Verursacht nicht das Fahren selbst, – denn gleichmäßige Fahrt auf der Autobahn wird gut toleriert – sondern das Anfahren und das Bremsen Übelkeit und Erbrechen, dann hilft eine einzige Gabe *Strychninum phosphoricum D 200* für viele Monate oder für das ganze Leben.

Mit *Petroleum D 200,* wöchentlich eine Gabe, lässt sich das Problem – sollten die oben angeführten Mittel nicht passen – unter Umständen auch lösen.

## 10.2 Epilepsie

Der Hund bleibt plötzlich wie angenagelt stehen, stürzt zusammen und streckt alle Gliedmaßen von sich. Nach wenigen Sekunden verkrampft er sich, die Extremitäten zucken und strampeln, er verdreht den Kopf, der Blick ist starr und die Pupillen erweitert. Die Kiefer schlagen aufeinander, wobei schaumiger oder, bei Verletzung der Zunge, blutig verfärbter Speichel hervorgebracht wird. Der Harnabsatz erfolgt unwillkürlich.
Nach dem Anfall tappt er ein wenig benommen umher, weil die

Bewusstseinsstörung nur vorübergehend war. Alles kehrt wieder rasch zum Normalzustand zurück. Die zeitlichen Abstände sind verschieden, oft liegen Monate dazwischen, bevor sich diese chronische Gehirnerkrankung wieder bemerkbar macht.
Während eines Anfalles soll man nur darauf achten, dass der Hund sich nicht verletzt. Helfen kann man ihm nur in den Zeiten des Intervalls, und da gibt es diese Möglichkeiten:

Zunächst sollte man kurz nach dem Anfall $\frac{1}{4}$- bis $\frac{1}{2}$-stündlich *Belladonna D6* geben, damit es zu keiner Wiederholung kommt. Gerade die Wiederholung der Krämpfe in kurzen Abständen erweist sich als lebensgefährlich. Sie führt in einen Status epilepticus, der dann nur durch eine Narkose unterbrochen werden kann.
Die Behandlung erfolgt über einen Zeitraum von mindestens vier Wochen, wenn nicht länger. Der Patient erhält als Basisbehandlung

> *Zincum D6* und *Apisinum D6*
> 4-mal täglich im Wechsel,

sofern das Krampfbild nicht im Folgenden eingeordnet werden kann:

| | |
|---|---|
| Krämpfe nach Impfung | *Silicea D12* |
| Krämpfe nach Narkose | einmalig *Opium D30* |
| Krämpfe, deren Anlass und Auslösung sexuelle Erregung oder Gerüche sind | *Bufo rana D15* |
| Krämpfe, gefolgt von Bewusstlosigkeit | *Oenanthe crocata D15* |
| Krämpfe mit Kollaps und Blaufärbung der Zunge und Mundschleimhäute, Kälte des Rumpfes und der Glieder | *Cuprum D15* |
| Krämpfe, gefolgt von starkem Bewegungsdrang, die Tiere entfliehen und rasen wie gehetzt lange Strecken bis zum Umfallen | *Stramonium D30* |

Diese Beobachtung berichte ich als Augenzeuge des Staupe-Seuchenzuges nach dem 2. Weltkrieg, in dem bei Ausbruch der Gehirnstaupe diese Art von Krämpfen vorkam. Die mit *Stramonium* Behandelten überlebten.

Das Gebiet der Epilepsie und der Krämpfe ist weit und unerforscht. Die Lehrmedizin versteht sich nur auf die Unterdrückung der Krampfbereitschaft durch chemische Mittel, die über kurz oder lang zu Nebenwirkungen führen.
Bei dieser Alternative sollte der Versuch einer homöopathischen Behandlung gemacht werden.
Es muss aber auch gesagt werden, dass es angeborene Formen gibt, die überhaupt nicht beeinflussbar sind.

## 10.3 Lähmungen

Eine Lähmung der Hinterhand beobachten wir

- nach Unfällen,
- als Folge einer Bandscheibenerkrankung,
- im Verlaufe der nervösen Staupe sowie bei
- der Rückenmarkshautverknöcherung der alten Tiere.
- Gelegentlich wird sie auch vorgetäuscht durch heftigen Rheumaschmerz in der Lendengegend, aber auch durch eine akute Prostatitis oder eine hochakute Analbeutelentzündung.

Jede Lähmung ist ein Problem für sich. Durch mechanische Einwirkungen wie Schlag, Stoß, Unfall entstehen die Erschütterung, die Quetschung oder der Bluterguss im Rückenmark. Die Lähmung selbst tritt oft erst Stunden oder Tage später in Erscheinung.
Hier kann mit *Arnica D 6* nicht früh genug begonnen werden, jede Stunde 1 Gabe. Sollte der Rücken beim Darüberstreichen mit der Hand empfindlich sein, füge man *Hypericum D 3* hinzu.

Tritt die Lähmung als Folge eines Bandscheibenvorfalles ein, was besonders bei Teckeln zwischen 5 und 7 Jahren der Fall ist, so ist die heilende Arznei bei einer spastischen Lähmung *Nux vomica D 6*, 2-stündlich tagsüber. In diesem Falle ist die Muskulatur der Hinterhand bretthart gespannt und schmerzt bei der geringsten Bewegung. Die schlaffe Lähmung (aber nicht durch Unfall ausgelöst) wird mit *Plumbum metallicum D 6* angegangen. Bei dieser Lähmung ist typisch, dass bereits in den ersten Tagen die Muskulatur zu schwinden beginnt. *Plumbum metallicum* wird alle 3 Stunden tagsüber gegeben und sollte durch 2- bis 3-tägige Quaddelungen des Rückens (z.B. mit AS 101 VA) sowie durch Gaben von Vitamin E und B 12 ergänzt werden.

Auch im Verlauf der nervösen Staupe kann eine Lähmung der Hinterhand auftreten. Zunächst wankt das Tier, dann vermag es sich nicht mehr von seinem Lager zu erheben, und schließlich folgt eine nach vorn zuschreitende Lähmung, die unter Umständen auch die Atemmuskulatur erfassen kann, was natürlich den Tod zur Folge haben wird.
Hier sind die Heilmittel *Conium D 6* und *Cocculus D 4* zu geben, je 4-mal täglich.
Wenn die Lähmung nach vollkommener Erschöpfung durch die vorangegangene Staupe eintritt, dann leistet *Gelsemium D 30,* 2-mal täglich eine Dosis, gute Dienste.
Beim Versuch, sich auf seine Vorderpfoten aufzustützen, taumelt der Hund hin und her und fällt schließlich wieder zurück. Auch die Futteraufnahme gelingt nur mühselig, weil er infolge der Halbsichtigkeit (Augenmuskellähmung) mit dem Fang neben den Futternapf stößt. Das ist Gelsemium.
Glücklicherweise sind diese Bilder durch die vorbeugenden Impfungen selten geworden.

Alte Schäferhunde neigen infolge einer **Rückenmarkshautverknöcherung** von einem Tag zum anderen zu einer Lähmung der Hinterhand. Bei sofortiger Gabe von *Nux vomica D 6,* jede Stunde, kann man eine Lähmung vermeiden, die sonst zur Euthanasie führen würde. Sie geht dann ebenso schnell vorüber, wie sie gekommen ist, und der alte Hund hat bis zum nächsten, zweiten Schub, der evtl. erst Monate später kommt, noch eine gute und schmerzfreie Zeit, während der er laufen kann.

Eine Lähmung, ausgelöst durch kalte Nässe, wird mit *Dulcamara D 6* binnen kurzer Zeit reguliert. Ist ein akuter Rheumatismus an der Muskellähmung schuld, was bei Jagdhunden vorkommen kann, die in eiskaltes Wasser springen, dann wird *Rhus toxicodendron D 6 (bis D 30)* im Wechsel mit *Bryonia D 6 (bis D 30)* vortreffliche Dienste leisten, wenn es 1- bis 2-stündlich in einer dieser Potenzen gegeben wird.

| | |
|---|---|
| Lähmung, spastisch | *Nux vomica D 6* |
| Lähmung schlaff | *Plumbum D 6*<br>*Opium D 6* |
| oder diese Zusammenstellung (wenn Oberschenkelmuskulatur nicht schrumpft, d. h. atrophisch wird): | *Rhus toxicodendron D 6*<br>*Colocynthidis D 3*<br>*Gnaphalium D 2, ana*<br>4-, 3-, 2-mal täglich |
| Lähmung, plötzliche, beim alten Hund | *Nux vomica D 6* stündlich |
| »Lähmung« durch feuchte Kälte | *Dulcamara D 6* |
| »Lähmung« durch Rheuma | *Rhus toxicodendron* oder *Bryonia D 6–D 30* |
| Lähmung während oder nach Staupe | *Gelsemium 30* |
| Fazialislähmung | *Causticum D 6* |
| Lähmung nach epilept. Anfall | *Curare D 6–D 30* |
| Peronäuslähmung | *Hypericum D 30* oder *6. LM* |
| Spondylose, Osteochondrose | *Calcium fluoratum D 30,* 1-mal täglich, 2–3 Wochen *Mineral D 6** |

## 10.4 Veitstanz, Muskelzucken, Muskeltic (Myoklonie)

Das Zucken einzelner Muskelgruppen ist unfreiwillig, oft wird der ganze Körper geschüttelt. Man hat den Eindruck, als sei dies die Reaktion auf eine Reihe von elektrischen Stößen. Manchmal hört das Zucken eine Zeitlang auf, auch oft während des Schlafes, um danach in regelmäßigem Rhythmus wiederzukehren. Für den Hund und seine Umgebung ist dies eine langwierige und unerfreuliche Krankheit.

* Als *Vermiculite D 6* im Handel (Lohnhersteller Staufen-Pharma, Vertrieb Holomed, Niederlande), beziehbar über jede Apotheke.

Es gibt aber eine Reihe von homöopathischen Mitteln für diesen Zustand, und mit etwas Geduld wird das Tier bald wieder Freude am Leben haben.
Man wird einsehen, dass hier Beruhigungsmittel wenig Sinn haben, denn Schuld an diesem Zucken ist in der Mehrzahl der Fälle eine zentralnervöse Störung im Gehirn, die durch eine Staupeinfektion verursacht wurde.

Nur eine einzige Art von Muskelzucken gibt es, die auf Anhieb sofort heilbar ist, das ist jene, die mit einem zu schnellen Wachstum einhergeht, ohne dass der Hund die Staupe gehabt zu haben braucht. Hier ist *Phosphorus D 30* das Heilmittel, wenn es 1-mal täglich bis zur Besserung gegeben wird.

Rührt aber die Myoklonie von der Staupe her, dann sieht man gute Erfolge durch *Agaricus D 30,* wenn die Muskelstöße während des Schlafes aufhören und sie diagonal auftreten, z. B. vorn links und hinten rechts, und außerdem unkoordinierte Bewegungen während des Laufens zu sehen sind und die Hinterhand ungewöhnlich schwach ist.

Auch *Cocculus D 6,* 4-mal täglich, ist ein Mittel für diesen Zustand nach der Staupe.
Hört das Zucken während des Schlafens nicht auf, wird *Zincum D 6* angezeigt sein. Zu *Zincum* gehört abendliche Verschlimmerung. *Zincum* geben wir 3-mal täglich.

Bei linksseitigem Zucken:
*Cuprum, Tarantula*
bei rechtsseitigem Zucken:
*Causticum, Arsenicum album*
Alle Mittel in der *D 30,* 1-mal- oder *D 12* 2-mal täglich.

Findet man keine Anhaltspunkte für die angegebenen Mittel, dann wählt man diese Zusammenstellung:

*Calcium phosphoricum D 6*
*Magnesium phosphoricum D 6*
*Kalium phosphoricum D 6*

3 Gaben in täglichem Wechsel, wochenlang.

## 10.5 Neuralgien

Kurzhaarige Rassen sind für Neuralgien empfänglich, und meistens werden die Muskeln der Schulterpartien befallen.
Der Schmerz kommt urplötzlich und ist so reißend, dass der Hund laut aufschreit. Die Muskeln können geschwollen sein, man hat den Eindruck, als ob der Hals kurz und dick geworden wäre. Das Tier bewegt sich nur langsam und steif vorwärts, und nicht allein bei Bewegung, sondern auch während der Ruhe treten diese Schmerzattacken auf.

Hat man den begründeten Verdacht, dass der Hund sich erkältet hat (das muss nicht unbedingt im Freien sein, geschieht vielmehr häufig durch Zugluft oder durch Vor-den-Türen-Liegen), dann wird *Aconitum D 6* das Wundermittel sein. Wenn sich dies aber nicht nach einigen Gaben bessert, ist in den meisten Fällen *Belladonna D 6* die richtige Medizin. Man gibt es 2-stündlich, bis die Heilung (Belladonna, das Mittel der örtlichen Entzündung und der anfallsweise auftretenden krampfartigen Schmerzen) eingetreten ist.

Ein ähnlicher Zustand kann auch durch einen Bandscheibenschaden der Halswirbelsäule hervorgerufen werden. Dann ist *Nux vomica D 6*, 2-stündlich, das Mittel der Wahl.

Handelt es sich um eine Hündin in höherem Lebensalter, in dem sich die Eierstöcke zurückbilden, dann wird *Cimicifuga D 4* oder *D 6* noch besser helfen.

## 10.6 Aufbaumittel, homöopathische Stärkungsmittel

Es gibt in der homöopathischen Arzneimittellehre eine Reihe von Medikamenten, die im Sinne eines Stärkungsmittels Hervorragendes leisten und den entsprechenden chemischen Spezialitäten ebenbürtig, wenn nicht sogar überlegen sind, sofern die jeweiligen Anwendungsmodalitäten sorgfältig und genau beachtet werden.
Hier einige Beispiele:

**Nux vomica D 6–D 30**

Es ist das Tonikum für reizbare und überforderte Menschen und Tiere mit Neigung zur Verstopfung und zur Magenverstimmung. *Nux vomica* ist ein ausgezeichnetes Mittel bei Vergiftungen. Hat man den Verdacht, dass eine Vergiftung im Gange ist, sollte es immer gegeben werden. *Nux vomica* eignet sich gut zur Beruhigung des nervösen Magens des Hundes, d. h. eines Hundes, der häufig erbricht, besonders nach dem Essen, und das Erbrochene auch gleich wieder auffrisst.
Zusammen mit *Carbo vegetabilis D 6* wirkt es vorzüglich bei allen Magen-Darm-Beschwerden.
*Nux vomica* ist auch das Mittel für nervöse Hunde, die beim Autofahren z. B. aufgeregt sind und von einer Seite zur anderen fegen oder während des Fahrens ständig bellen.

**Kalium phosphoricum D 12**

ist eine vorzügliche Arznei gegen Schwächezustände, die gekennzeichnet sind durch allgemeine Reizbarkeit und Unruhe. Jeder Hund, der Angst hat, reagiert gut auf *Kalium phosphoricum D 12* (s. Angst 10.1.1)

**Calcium phosphoricum D 6–D 12**

ist das Mittel gegen Schwächezustände nach akuten und chronischen Krankheiten, auch bei jugendlichen Ernährungsstörungen. *Calcium phosphoricum* wenden wir außerdem immer an beim Zahnen (man kann es dort nachlesen, 1.4.1) und nach Knochenbrüchen (s. 5.3.2).
Wenn bei der Urin-Untersuchung viele Phosphate im Urin gefunden werden, dann ist das auch immer ein Zeichen dafür, dass der Organismus *Calcium phosphoricum D 6* zur Heilung braucht.

**Staphisagria D 6**

ist ein gutes Mittel für nervöse Tiere mit sexueller Übererregbarkeit. Es beruhigt besonders die männlichen Tiere, wenn man es 4- oder 5-mal am Tag einige Zeit lang gibt. Für weibliche Tiere eignet sich in gleicher Art *Murex purpurea D 6*.

**China D 6**

wirkt gegen Schwäche nach Flüssigkeitsverlusten infolge von Durchfall, nach Blutverlust oder Säfteverlust durch Eiterungen und

Gebärmutterentzündungen. Diese Folgezustände, die mit Schwäche und Müdigkeit einhergehen, sind ein dankbares Gebiet für *China.*

Eine spezielle Zusammensetzung eignet sich gut für alte Tiere, die revitalisiert werden sollen. Für eine solche »Verjüngungskur« empfehlen wir

*Ambra D 12 und*
*Barium carbonicum D 12*

täglich eine Gabe für längere Zeit; außerdem Injektionen von *Acidum formicicum D 30,* bei schlanken (leptosomen) Rassen und Typen (K-Typ) oder von *Calcium carbonicum D 30* bei entgegengesetztem Habitus (pyknisch, W-Typ) alle 4 Wochen.

Ein homöopathisches **»Stärkungsmittel«** kann in gewissen Fällen das **Nebelsche Drainagemittel** sein. Es ist dies eine Zusammensetzung von verschiedenen Drogen pflanzlicher Herkunft in niedriger homöopathischer Potenz, die die ausscheidenden Organe des Körpers anregen, wenn der seit längerem kranke Organismus mit Toxinen überladen ist. Deswegen gibt man es gern nach überstandenen Krankheiten, während der Genesungszeit. Ein ähnlicher Zustand stellt sich auch beim Krebs dar, und das Mittel wird hier zusätzlich vor und nach Krebsoperationen verordnet. Beim inoperablen Krebs leistet es zusammen mit *Arsenicum album D 6* gute Dienste. Angezeigt ist es auch bei Hunden, die einseitig nur Fleisch und nichts anderes annehmen und dabei im Laufe der Jahre in eine harnsaure Diathese hineingeraten. Es bewährt sich in einer Langzeitbehandlung von mindestens 30 Tagen, wenn es gemäß den Ausscheidungsstunden der chinesischen Organuhr, nämlich morgens zwischen 5 und 7 und mittags zwischen 13 und 15 Uhr, gegeben wird. Die Wirkung tritt früher oder später ein, je nach dem Grad der innerlichen »Verschmutzung«. Die Kur kann unbedenklich verlängert oder nach einer Pause wiederholt werden. Die Zusammensetzung:

*China D 6, Hydrastis canadensis D 6, Solidago virgaurea D 2, Taraxacum D 3, Ceanothus americanus C 2 und Crataegus D 6 ana.*

# 11 Infektionskrankheiten

## 11.1 Staupe

Gegen diese sehr ansteckende Krankheit der Junghunde, von der keine Rasse verschont bleibt, ist die Schutzimpfung, in der 10. bis 12. Woche ausgeführt, die beste Vorbeugung. Heute können mehrere Impfungen kombiniert werden – und das hat sich bewährt, zumindest, was die Verträglichkeit anbelangt. Ob es sinnvoll ist, gegen historische Seuchen zu impfen, die heutzutage jüngere Tierärzte nur aus Büchern kennen, in natura aber nie gesehen haben, ist eine andere Frage.

Die Empfänglichkeit für Staupe ist verschieden: Junghunde nehmen die erste Stelle ein, aber auch ältere Tiere können sich infizieren. Keineswegs ist sie als eine »Kinderkrankheit« anzusehen.

Die ersten Symptome sind für kurze Zeit Temperaturanstieg mit Mandelentzündung, Lidbindehautentzündung sowie Durchfall mit Apathie – meistens werden sie nicht bemerkt, so dass die Krankheit schon ihr zweites Stadium erreicht hat, wenn der Zustand nach einigen Tagen deutlich und unübersehbar wird.

Mitunter merkt man nur am »Staupegebiss« (das braungelbe Einkerbungen hat, die sich nicht mehr beseitigen lassen), dass der Hund sie während des Zahnwechsels gehabt hat. Sie ist also unentdeckt und ohne dass die Erscheinungen bemerkt worden wären, vorübergegangen. Es gibt tatsächlich gewisse Erblinien, bei denen eine natürliche Immunität vorliegt, und die Staupe kaum zum Ausbruch kommt.

Erscheint ein Junghund appetitlos, bewegungsunlustig und apathisch, sollte er sofort 2 Minuten lang im After gemessen werden, mit einem gewöhnlichen Fieberthermometer, das an der Spitze eingefettet wird. Ist die Temperatur normal, dann bewegt sie sich zwischen 37,5 und 39 °C. Temperaturen über 39 °C zeigen Fieber an.

Bei Fieber wird der Hund isoliert, sofern noch andere Tiere im Hause sind. Dadurch kann man die Ansteckung möglicherweise noch verhindern.

Handelt es sich um Staupe, kommen bald andere Erscheinungen hinzu: Husten, Niesen, Nasenausfluss, Durchfall, entzündete Augen. Mitunter können diese Symptome auch fehlen, und die Staupe erfasst das Nervensystem gleich, wobei Gehirnentzündung und Krämpfe entstehen. Diese letzte Form ist meistens hoffnungslos.
Ein spezifisches homöopathisches Staupemittel gibt es nicht. Die auftretenden Erscheinungen müssen nach dem Krankheitsbild angegangen werden, das sich im Laufe der Krankheit verändern und andere, weitere Heilmittel erfordern kann.
Die Behandlung muss sich den Verhältnissen anpassen.

Ein wichtiges Kapitel ist **die Diät an Krankheitstagen.**
Während des Fiebers sollte möglichst solche flüssige Nahrung zugeführt werden, die der Hund schon kennt. Außerdem empfiehlt sich *Boviserin*®, ein Rinderblutserum, das sehr kräftigend wirkt und löffelweise, im Falle der Appetitlosigkeit alle 2–3 Stunden, eingegeben wird. Ferner sind Eidotter mit Traubenzucker und etwas Rotwein, Fleischbrühe mit Ei und durchgemahlenem mageren Fleisch sowie Milchsuppen von Nutzen.
Hunde, die gierig futtern und nicht satt zu bekommen sind, steuern meist auf eine Gehirnstaupe zu. Man sollte das Futter rationieren, d. h. nicht mehr geben als in gesunden Tagen, sie aber genügend trinken lassen. Tiere sollte man, auch wenn sie krank sind, zu ihren »Geschäften« an die gewohnten Stellen bringen, sie, wenn nötig, hintragen und kurzhaarigen Rassen bei Kälte ein Deckchen anlegen.
Da die Staupe immer einmal sporadisch aufflackert und eine besondere Tendenz zur Nervenform hat, einen kurzen Hinweis für deren Behandlung:
Auf 39,7 °C festgehakte Fieberkurve, die auch bis 40,2 °C gehen kann, also bei ständigem Fieber innerhalb dieser Grenzen mit Rötung des Augenweißes und/oder heftiger Reaktion bei Daumendruck auf die Innenseite der Oberschenkel (N. femoralis), gibt man *Phosphorus D 12* im Wechsel mit *Belladonna D 4*, stündlich bis zur Besserung, dann seltener.
Sind Gehirnkrämpfe schon ausgebrochen, mit Schreien oder Stöhnen (cri encéphalique), dann *Apis D 3*, 1-stündlich oder häufiger rund um die Uhr bis zum Einschlafen, in den nächsten Tagen seltener.

Krämpfe gegen 21 Uhr MEZ ausbrechend: *Bryonia D4,* 1-stündlich rund um die Uhr.
Dazu, wie in allen schweren Krankheitsfällen, zur Entgiftung *Okoubaka D2,* mindestens 3- bis 4-mal täglich.

Die Staupe, die nach dem 2. Weltkrieg so verlustreich wütete, hat nach Überschreiten der Spitze des Seuchenzuges sehr an Ansteckungskraft verloren. Während der fallenden Seuchenkurve kamen die ersten zuverlässigen Schutzimpfungen auf den Markt.
Man kann die Ursache für das (scheinbare) Erlöschen der Staupe verschieden sehen: Ist es die natürliche Abschwächung des Seuchenganges oder sind es die vorbeugenden Impfungen? Die vereinzelten Staupefälle bei nicht geimpften Tieren der letzten Jahre verliefen nach unseren Erfahrungen mild und heilten rasch. Schon damals war bekannt, dass Boxer und Terrier selten, sehr stark aber Pudel und Teckel für Staupe anfällig waren und oft an Gehirnstaupe endeten.
Der trockene Nasenspiegel nach dieser Viruskrankheit erfordert die Salpetersäure, *Acidum nitricum D30,* täglich 1 Gabe 3 Tage, evtl. Wiederholung alle 14 Tage, bis er feucht und glatt wird.

## 11.2 Stuttgarter Hundeseuche

Diese in akuten Fällen schnell tödlich verlaufende Krankheit äußert sich in Erbrechen und Durchfall, beides oft mit Blut, übelriechendem Atem, schneller Abmagerung, großem Durst, heftigen Schmerzen im Hinterleib und hohem Fieber oder auch Untertemperatur.
Hier ist schleunige Vernichtung der Erreger mit hohen Dosen Antibiotika vonnöten, obwohl diese Krankheit mit *Arsenicum album, Mercurius* und *Phosphorus* gut in den Griff zu bekommen wäre. Weil sie aber als eine so genannte Zoonose – eine Krankheit, die gleichermaßen Mensch und Tier angeht – für die Umwelt nicht ohne Problematik ist, geben wir der Behandlung mit Antibiotika den Vorzug.
Trotzdem seien die hier wirksamen homöopathischen Heilmittel angeführt:

**Arsenicum album:** »Denke nie an Arsen, wenn keine Unruhe vorhanden ist« (Lippe). Beim erkrankten Hund beginnt diese Unruhe nach Mitternacht auffällig zu werden, indem er seinen Besitzer aus dem Bett holt, weil er Durchfall hat. Nicht allein dies, er ist auch unruhig und wandert die ganze Nacht, oder er wechselt öfter seinen Liegeplatz. Dabei vermehren sich seine Beschwerden. Der Kräfteverfall bei akuten Krankheiten fällt sehr ins Auge, auch die rasche Erschöpfung. Er sucht die Wärme und hat in akuten Fällen, wie bei der Leptospirose, starken Durst: er trinkt aber nicht viel auf einmal, dafür aber oft. Häufig erbricht er auch das aufgenommene Wasser gleich wieder. Die Durchfälle sind schwarz, stinken aashaft und sind mit Blut vermischt. Hier wirkt *Arsenicum album* in jeder Potenz, *D 6, D 12* oder *D 30.*

**Mercurius:** Hier ist es die Zunge, die auffällig dick belegt und pelzig ist und die Zahneindrücke (infolge der Zungenschwellung) an den Rändern erkennen lässt. Der üble Mundgeruch mit Speichelfluss, Rötung und evtl. Geschwürbildung in der Mundhöhle machen das Charakteristikum dieses Mittels aus. Zudem haben wir auch hier einen schmerzhaften, blutig schleimigen Durchfall mit Tenesmen, die für das Tier sehr quälend sind und lange anhalten. Dabei ist die Menge des ausgestoßenen Kotes gering.

**Phosphorus:** Die Stuttgarter Hundeseuche, die mit Bluterbrechen und Blutung aus dem Darm einhergeht, ist die Domäne des Phosphors. Dabei findet der aufmerksame Behandler nicht nur auffallende zittrige Schwäche, sondern auch vermehrt warme umschriebene Stellen auf der Haut, meistens zwischen den Schulterblättern oder auf dem Rücken vor. Phosphor hat auch großen Durst, er trinkt, erbricht das Wasser, aber erst, wenn es im Magen warm geworden ist, im Gegensatz zu Arsenicum album, der es sofort ausstößt. Auffällig sind auch das Herzklopfen und das Bedürfnis nach Wärme. Wie gesagt, hilft bei diesen akuten Erscheinungen jede Potenz, wenn man sie am Anfang häufig, bei den Blutungen, die stark und lebensgefährlich sind, z. B. alle 10 Minuten gibt, bis die Besserung eintritt.

## 11.3 Toxoplasmose

Das Krankheitsbild ist sehr unterschiedlich, ähnelt in manchen Fällen der Staupe, in anderen der Stuttgarter Hundeseuche, wird auch häufig mit akuten Vergiftungen verwechselt und kann akut auch in Form von Störungen des Zentralnervensystems auftreten.
Die Diagnose wird mit Hilfe der Blutuntersuchung gestellt. Sie ergibt aber erst 2 bis 3 Wochen nach der Infektion mit dem Sabin-Feldman-Test positive Werte. Die Komplement-Bindungsreaktion (KBR) fällt sogar noch später positiv aus. Eine akute Toxoplasmose-Krankheit setzt immer den positiven Ausfall beider Teste voraus.
Außer der eigentlichen Toxoplasmose-Krankheit, die häufiger vorkommt als man denkt, gibt es noch die so genannten latenten, stummen Formen. Sie können bei Belastung des Organismus durch andere Krankheiten, durch Überanstrengungen, durch Erkältungen reaktiviert werden und zu akuten Toxoplasmose-Schüben führen.
Die Krankheit ist, wie die Stuttgarter Hundeseuche, auch auf den Menschen übertragbar – unter anderem durch die Katze, **nie** durch den Hund.
Bewährt hat sich die Nosodentherapie:
Täglich wird eine Gabe der Nosode *Toxoplasmose D 15* verabreicht und dazu *Echinacea angustifolia-Urtinktur* 3-mal täglich 10 Tropfen, und *Okoubaka D 2,* 3-mal 1 Tablette, über einige Zeit.

## 11.4 Aujeszkysche Krankheit

Obgleich es keine Behandlung dieser Krankheit gibt, sei sie hier erwähnt, weil sie öfters in den Schlagzeilen der Presse auftaucht.
Überträger ist das Schweinefleisch, u. U. auch Ratten, wenn der Hund sie auffrisst. Es handelt sich um eine Viruserkrankung, die außerordentlich selten vorkommt und in Gemeinwesen mit geordneten Schlachthofverhältnissen keine Bedeutung hat.
Ständiger Juckreiz ist das Hauptsymptom, dazu Schwellung der Mandeln, Speicheln, starkes Hecheln.

## 11.5 Tetanus

Als Vorbeuge-Arzneien bewähren sich *Ledum D 200* und *Hypericum D 200.*
Nach Ausbruch der Krankheit hat sich *Magnesium phosphoricum D 6* oder *D 12* als bestes Mittel gezeigt, auch bei fortgeschrittenen Fällen.

## 11.6 Seuchenhafter Brechdurchfall

Erbrechen mit Durchfall verlangt *Ipecacuanha D 6,* ½- bis 1-stündlich mit zunehmender Besserung seltener. Jeder Brechdurchfall kann so behandelt werden, auch der, hinter dem sich eine Parvovirus-Infektion verbirgt (was man ja vorher nicht wissen kann). Die Parvovirus-Infektion setzt plötzlich ein, mit heftigem Erbrechen und gleichzeitigem oder zumindest bald folgendem Durchfall, der oft schnell, blutig, wässrig und im Strahl abgesetzt wird.
Wegen des stürmischen Verlaufs fügt man *Veratrum album D 3* als Kreislaufstütze hinzu und, weil die Zahl der weißen Blutkörperchen rasch abnimmt, auch noch *Echinacea D 1,* sodass die Zusammensetzung für einen schnell verlaufenden und blutigen Brechdurchfall so aussieht:

*Ipecacuanha D 6*
*Veratrum album D 3* } zu gleichen Teilen
*Echinacea D 1*

In ¼- bis ½-stündlichen Abständen (je nach Lage) werden 10–20 Tropfen direkt auf die Zunge oder die Schleimhaut der Mundhöhle verbracht, erst mit sichtbarer Besserung seltenere Gaben.
Diese Arznei sollte in **Notzeiten immer greifbar** sein.
Die Gefährlichkeit der Parvovirus-Infektion besteht in der Austrocknung des Körpers infolge Flüssigkeitsverlusts durch den Brechdurchfall, der mit rapidem Gewichtsverlust einhergeht.
Nach Abklingen der Krankheit reicht man *China D 6,* das unübertreffliche Stärkungsmittel nach »Säfteverlusten«. Natürlich wird nach Abklärung des Falles, insonderheit wenn diese Arzneien nicht greifen sollten, der Tierarzt zusätzliche Maßnahmen in die Wege leiten müssen. Denn zu denken ist dabei auch an Vergiftung, an Leptospirose u. ä.

## 11.7 Impfungen

Impfungen sind gewiss berechtigt, doch ist auch Vorsicht geboten. Nicht jede Impfung ist notwendig. Ein Zuviel und Zuoft bewirkt das Gegenteil, nämlich eine Störung im Immunsystem, der körpereigenen Abwehr.
Deshalb: Wo keine Gefahr besteht, ist eine Impfung überflüssig. Manche Seuchen haben fast schon historischen Charakter, der impfende Arzt hat wohl von ihnen gehört, sie aber in der Praxis kaum gesehen.
Zu verborgenen Hirnreizungen kann es bei zu frühzeitiger Impfung kommen – bei einem Stoß in das noch ungefestigte Immunsystem. Dies kann im Erwachsenenalter die Tiere unleidlich, störrisch und manchmal sogar bissig machen.

Deswegen ist unsere Empfehlung zur Impfung nur begrenzt. Wo Gefahr ist: uneingeschränkt »ja«. In der Schweiz wird man um die in manchen Kantonen vorgeschriebene 2-jährliche Tollwutimpfung nicht herumkommen, die anderen aber nur in Erwägung ziehen, wenn es sein muss. Dabei die Ablaufzeiten beachten, nicht zu früh wiederholen.
Zur Vorbeugung von Schäden nach der Impfung:

*Thuja D 30*
1 Tablette
1 Stunde vor- und nachher.

# 12 Verletzungen

## 12.1 Wundbehandlung

Die homöopathische Behandlung wird variiert nach der Art der Wunde.

**Quetschwunden** mit Hautblutungen verlangen *Arnica D4* und *Hamamelis D3* im Wechsel in kurzen Intervallen. Einreibung mit *Calendula-Salbe.*

**Schlecht heilende Operationswunden,** Bauchwunden mit Serombildung und verzögerter Vernarbung benötigen *Staphisagria D4.*

**Bisswunden** mit Substanzverlust benötigen *Calendula D2* innerlich und *Calendula-Salbe* äußerlich.

**Narbeneiterung** oder Narbenwildwuchs werden mit *Staphisagria D4* angegangen, während ausgeprägte Narbenkeloide auf *Silicea D6* oder *Acidum fluoricum D10* sehr gut ansprechen.

**»Wildes Fleisch«:** Verband mit Puderzucker.

**Wunden mit Nervenverletzungen** bedürfen *Hypericum D3* innerlich.

**Punkt- und Stichwunden** (Nadel, Insekten) verlangen *Ledum D4.*

**Sehnen-, Bänder- und Gelenkwunden** erfordern *Ruta D3* innerlich und *Calendula*-Umschläge äußerlich.

**Schnittwunden** erhalten mit *Arnica D6* oder *Staphisagria D6* eine bessere Heilungstendenz.

**Blutergüsse im Auge** benötigen *Symphytum D3*; das »blaue Auge« – nach Stoß oder Schlag – mehrmals täglich.

**Quetschungen,** z.B. der Pfoten, brauchen *Hypericum D2,* was bei Verletzung der Nervenenden hervorragend wirkt.

**Schusswunden** sind chirurgisch zu behandeln. Gelingt die Entfernung des Geschosses nicht, wie z.B. bei Schrotschüssen, gibt man zur Einkapselung der Bleikugeln *Silicea D3* für 20 Tage, 3-mal 1 Tablette.

**Fremdkörper** unter der Haut, z.B. Grannen der Mäusegerste, die wandern und schlecht greifbar sind, bringen einige Dosen von *Silicea D200* ans Tageslicht, 3-mal täglich über 3–5 Tage. Der Körper stößt sie auf diesen Heilreiz hin aus.

## 12.2 Bisse und Stiche, Blutungen

Nach Stichverletzungen ist *Ledum D4* das Heilmittel, wenn der starke Schmerz in keinem Verhältnis zur kleinen Wunde steht (sonst denkt man an *Arnica*), gleichgültig ob Messerstiche, Nadelstiche oder Stiche von Insekten oder die Stacheln von Wespen oder Bienen die Ursachen sind.
Äußerlich *Calendula-Salbe* oder *Calendula*-Waschungen mit einem Teelöffel der *Urtinktur* auf $^1/_4$ Liter Wasser.
Hunde, die durch die **Nähe von Bienenstöcken** jeden Sommer Gefahr laufen, gestochen zu werden, sollten zu Beginn dieser Zeit eine Dosis *Apis mellifica D200* bekommen, um sie dadurch gegen mögliche Stiche der Bienen zu immunisieren. Diese werden dann niemals lebensgefährlich sein, selbst wenn ein ganzer Bienenschwarm ein so behandeltes Tier stechen würde.
Bei Bisswunden durch Schlangen, in unseren Breiten speziell denen der Kreuzotter, gibt man *Ledum D3* und *Lachesis D8* im Wechsel, $^1/_4$- bis $^1/_2$-stündlich, mit Besserung seltener. Umschläge mit *Calendula-Tinktur* oder *-Salbe* sind ebenfalls sehr von Nutzen.

**Blutungen**

| | |
|---|---|
| Punktförmige (petechiale) Blutungen | *Ledum* |
| Nasenbluten | *Ipecacuanha* |
| Blutungen, hellrot | *Phosphor* |
| Blutungen, dunkelrot | *Hamamelis* |
| Blutung im Auge | *Symphytum* |

## 12.3 Verbrennungen

*Echinacea-Urtinktur* innerlich, stündlich 5 bis 10 Tropfen, ist hochwirksam und regeneriert das geschädigte Gewebe rasch, wenn die verbrannten Hautstellen äußerlich sofort einen Umschlag mit 70 bis 90%igem wohlerwärmten Alkohol oder mit Brennspiritus erhalten. Ein damit getränkter Wattebausch wird auf die Verbrennung gelegt, darüber kommen ein Plastikgewebe und ein Verband.
Bei leichten Verbrennungen lässt man ihn eine Stunde, bei schweren bis zu 12 Stunden liegen. Nach Abnahme des Verbandes wäre evtl.

an eine Versorgung mit *Calendula-Salbe* zu denken, sofern Blasen überhaupt noch zu sehen sind. Diese hochwirksame Therapie der Verbrennung ist in der Tat homöopathisch zu nennen, weil sie auch hier Ähnliches mit Ähnlichem heilt.

Auch das *Johanniskrautöl, Oleum Hyperici,* bewährt sich schmerzlindernd und heilend bei allen Brandwunden. Wegen seiner hohen Heilkraft wird es hochgeschätzt.
Wenn abgeleckt, schadet es dem Magen nicht, sondern wirkt dabei noch innerlich.

## 12.4 Hitzschlag, Sonnenstich

Natürlich tritt ein Hitzschlag nur während der heißen Jahreszeit auf, nach großen Anstrengungen, nach zu langem Aufenthalt in der Wärme, z. B. im parkenden Auto. Die Krankheitszeichen stellen sich oft erst Stunden später ein. Das Tier fällt dann urplötzlich um, ist bewusstlos und leidet unter grässlich anzusehender Atemnot und schnellem Puls. Blau angelaufen sind Zunge und Mundschleimhäute, und neben hohem Fieber und starren Augen kann starkes Erbrechen als Ausdruck der Gehirnreizung das Bild vervollständigen.
Kurzum, ein Krankheitsbild, wie es schlimmer nicht ausschauen kann. Die Leute, die den Hund in die Sprechstunde bringen, wollen ihn meistens auch gleich von seinem Leiden erlöst haben.
Ein klares »Nein« ist unsere Antwort; denn wir haben ein Heilmittel: *Aconitum D 6* (auch *Glonoinum D 6*). Alle 10 Minuten, mit Besserung in größeren Intervallen gegeben, führt es bald zum Erfolg. Und kaum jemand hält es am nächsten Tag für möglich, dass eben dieses, vom Hitzschlag so »geschlagene« Tier wieder gesund und munter ist.
Sollten sich später Schwindelerscheinungen bemerkbar machen – d. h. der Hund taumelt und torkelt beim Aufstehen –, dann muss *Gelsemium D 6* eingesetzt werden, für einige Tage 3 Gaben täglich.
Andere Spätfolgen werden mit *Natrium carbonicum D 15,* 2-mal täglich, angegangen.

*Apis D 3* ist angezeigt, in 3 Gaben täglich, bei dem so genannten

Cri encéphalique, dem plötzlichen Aufschreien des Hundes infolge Schwellung der Gehirnhäute, ebenfalls eine mögliche Folgekrankheit des Hitzschlags (s. a. 1.3.2).

## 12.5 Gehirnerschütterung

Sturz, Steinschlag oder Verkehrsunfall sind u. a. die Ursachen für eine Gehirnerschütterung. In leichten Fällen taumelt der Hund oder bricht zusammen, ist aber bald wieder auf den Beinen. Bei schweren Formen tritt Erbrechen auf, danach Bewusstlosigkeit, die längere Zeit anhalten kann, wenn sie nicht zum Tode führt, mit Harn- und Kotabsatz. Die Augäpfel rollen unwillkürlich, die Pupillen sind stark erweitert. Beim Aufwachen kann es zu Krämpfen kommen, zu Zuckungen der Extremitäten; mitunter beißt ein solcher Hund auch. Ruhe ist hier die Hauptsache. Am besten versorgt man ihn in einem abgedunkelten Raum mit kalten Umschlägen auf den Kopf.

Eine bewährte Behandlung ist die Gabe von *Arnica D 3* und *Hypericum D 6,* in ¼-stündlichem Wechsel, mit Besserung, wie immer, seltener. Diese Gaben werden auch im bewusstlosen Zustand dem Tier in die Lefzen oder auf die Zunge geträufelt, ohne sie mit Wasser zu verdünnen, sodass sie, nicht abgeschluckt, ihre Wirkung über die Schleimhaut entfalten können.
Bleibt der Hund zu lange bewusstlos oder in tiefem Schlaf, dann ist *Opium D 6* das Heilmittel. Wir geben es alle Stunden, bis er erwacht.

Auch scheinbar sehr leichte Formen der Gehirnerschütterung – und dazu gehört jeder Unfall, auch wenn »weiter nichts passiert ist«, – sollten einige Tage mit *Arnica D 6,* 2-stündlich, angegangen werden, damit es später zu keiner Narbenbildung im Gehirn kommt, die nach Jahren noch zu einer negativen Wesensänderung mit Bösartigkeit führen kann.

Treten Spätfolgen auf mit Allgemeinstörungen oder Krämpfen, werden sie behandelt mit

*Cuprum D 15* morgens und
*Arnica D 15* abends

1 Gabe, wochenlang.

## 12.6 Operationen

**Vorbereitung**

| | |
|---|---|
| Zwei Tage vor der Operation | *Arnica D 6* 3-mal täglich |

**Am Tage der Operation**

| | |
|---|---|
| zur Vermeidung von Blutungen und zur Entangstung des Patienten | *Phosphorus D 200* morgens |

**Nach der Operation**

| | |
|---|---|
| noch am Op.-Tag 3-mal täglich 1 Gabe, an den folgenden 2 Tagen morgens, mittags, abends, insges. 3 Tage lang, beugt Komplikationen vor, nimmt Schmerzen und stützt den Kreislauf. | *Arnica D 30* |

**Zusätzliche Gaben, falls erforderlich:**

| | |
|---|---|
| starker Blutverlust | *China D 6* |
| Darmlähmung und Verstopfung | *Staphisagria D 6* |
| septische Zustände, Eiterungen | *Pyrogenium D 30,* 1-mal täglich |
| fehlende Heiltendenz | *Silicea D 12* *Calendula*-Salbe |
| Erbrechen des Futters | *Ferrum metallicum D 30* |
| starke Blähungen | *Carbo vegetabilis D 6* |

# 13 Vergiftungen

| | |
|---|---|
| Durch verdorbenes gekochtes oder rohes Fleisch, Fisch oder Wurst | *Arsenicum album D 6* zusammen mit *Okoubaka D 2* |
| durch Cumarin-Präparate (Rattengift), die die Blutgerinnung aufheben | *Lachesis D 8–D 30*, mit Vitamin-K-Injektionen |
| Vergiftungserscheinungen nach Impfungen, Unverträglichkeitserscheinungen | *Thuja D 12* |
| Krämpfe nach Impfungen | *Silicea D 12* |
| allgemeines Antidot bei Vergiftungen, auch nach Arzneimittelmissbrauch | *Nux vomica D 6* |
| Antibiotika-Missbrauch | *Sulfur D 6* |
| Cortison-Missbrauch und Missbrauch von chem. Beruhigungsmitteln | *Phosphorus D 12* |
| Digitalis-Überdosierung | *Pulsatilla D 6* |
| Vergiftungen durch Insektizide, DDT-haltige Sprays, Farben- und Lackgerüche wie auch zur Drainage von Giftstoffen nach schweren Krankheiten | *Okoubaka D 2* |

# 14 Geschwülste

Tumoren nehmen auch in der Tierwelt einen immer größeren Raum ein. Hauptsächlich treten sie in der Milchleiste der weiblichen Tiere auf, aber auch auf der Haut, in der Mundhöhle, an der Schilddrüse, an Prostata und Hoden, um den After und in meist unheilbaren Fällen auch an den inneren Organen, selbst der Lungenkrebs gehört heutzutage nicht mehr zu den großen Seltenheiten. Bei zu frühzeitigem operativen Eingriff wird man die Tumorbildung meistens aktivieren. Deswegen raten wir zunächst zu einer konservativen Therapie mit den angegebenen Mitteln, nach deren glücklicher Anwendung man eine Geschwulst oft verschwinden sieht, zumindest aber wird im Allgemeinen ein Wachstumsstillstand eintreten. In diesem Zustand kann immer noch operiert werden, die Gefahren einer Metastasierung sind dann lange nicht mehr so groß.

Die Geschwulst ist die Folge einer tiefgreifenden Stoffwechselstörung, ein sekundäres Zeichen der Krankheit. Zuerst muss man also die Störung selbst angehen, und die Homöopathie hat hier gute Pfeile im Köcher. Das Wachstum der Tumoren erfolgt in der Regel langsam und schmerzlos, gekennzeichnet durch langsames Anschwellen der betroffenen Stelle. Von einer Abszessbildung ist sie unschwer zu unterscheiden, weil Schmerz und Temperaturerhöhung im Allgemeinen fehlen. Je früher eine Behandlung eingeleitet wird, umso günstiger für das Tier und natürlich auch für seine Umgebung. Tumoren, die größer als eine Kastanie sind, sollten nach medikamentöser Vorbereitung chirurgisch entfernt werden, kleinere schrumpfen oder verschwinden häufig während der Behandlung.

**Geschwülste der Milchleiste:**
Sie entstehen im Anschluss an eine Läufigkeit, bereits vorhandene nehmen nach einer Hitze zu. Knoten und Knötchen, hart wie Holz, sehr schmerzhaft und sehr empfindlich: *Phytolacca D4.*

Geschwulst, steinhart, besonders rechts, auch Folgen von Traumen, empfindlich und schmerzhaft: *Conium D10.* Das sind bereits die Hauptmittel für die Fibrome der Mamma, die Bindegewebsgeschwülste.

*Conium D 10* und *Phytolacca D 4–D 6*, 4-mal täglich 1 Gabe im Wechsel wochenlang (die ersten 2 Wochen 6-mal, später 4-mal 1 Gabe im Wechsel).

| | |
|---|---|
| Auftreibung der Kieferknochen, Exostosen | *Calcium fluoratum D 12*<br>*Phosphorus D 6–D 12*<br>*Hekla lava D 4–D 6* |
| Verhärtungen der Prostata (Adenom) (je nach Typ) | *Conium D 3–D 6*<br>*Magnesium carbonicum D 12*<br>*Magnesium phosphoricum D 12* |
| Hodenverhärtung (Seminom) | |
| hart | *Conium D 4* |
| weniger hart | *Thuja D 6* |
| Tumoren im Afterschließmuskel | *Acidum nitricum D 6*<br>*Thuja D 6*<br>*Arsenicum jodatum D 4* |
| Geschwulstbildung auf Narben<br>Narbenkeloide | *Staphisagria D 4*<br>*Silicea D 6–D 12*<br>*Acidum formicicum D 12* |
| *Leckgranulom* | *Silicea D 6*<br>*Calcium fluoratum D 6* |
| Basaliome der Haut | *Thuja D 6–D 30* |
| Tumoren der Scheide | *Kreosotum D 6* |
| Tumoren der Milchdrüse, die mit der Läufigkeit entstehen | *Phytolacca D 4* |
| Fibrome | *Calcium fluoratum D 12* |
| Adenome | *Conium D 6 mit Phytolacca D 4* |
| *Mammatumoren, hart wie Stein* | *Carbo animalis D 4* |
| Harte Tumoren der Schilddrüse | *Conium LM Potenzen* |
| Nicht harte Tumoren der Schilddrüse | *Thuja LM Potenzen* |

(nicht zu verwechseln mit dem Kropf, der *Calcium jodatum D 4* benötigt).

Sind Tumoren inoperabel, gibt man das Konstitutionsmittel (s. Kap. 17 Konstitutionstypen). Wenn dieses nicht ausfindig gemacht werden kann, wird *Arsenicum album D6*, 3 Gaben täglich, hilfreich sein und die Schmerzen lindern sowie das Allgemeinbefinden bessern, wenn es auch nicht zu heilen vermag.

### Grützbeutel (Atherom)

benötigen *Barium carbonicum D4*, später *D6*. Sind sie bereits zu groß für eine Rückbildung, werden sie einschließlich der Kapsel in lokaler Betäubung entfernt. Danach Kur 3 Wochen lang zur Vermeidung neuerlichen Wachstums.

# 15 Krankheitsentstehung

**Durch**

| | |
|---|---|
| Schreck und Schock | *Opium D 30* (einmalige Gabe genügt meist) |
| ungeschickte Bewegung, besonders bei Teckeln, auch mit anschließenden Lähmungserscheinungen | *Rhus toxicodendron D 12*<br>*Nux vomica D 6*<br>*Arnica D 6* |
| neues Haus oder neue Wohnung, Heimweh, Trauer um den verlorenen Herrn | *Ignatia D 30* (3 Gaben an einem Tag, einmalig) |
| Impfung, örtlich psychische Nachwirkung; Krämpfe | *Thuja D 12*<br>*Silicea D 12* |
| starke Blut- und Säfteverluste | *China D 6* |
| unterdrückten Hautausschlag | *Sulfur D 12–D 30* |
| Durchnässung | *Rhus toxicodendron D 12,*<br>*Dulcamara D 4–D 6* |
| übermäßige Trockenfütterung und Konservennahrung | *Natrium muriaticum D 12* |
| Läufigkeit (Tumorenentstehung) | *Phytolacca D 4* |
| Aufregung (Durchfall) | *Argentum nitricum D 12* |

Diese Mittel werden 3-mal täglich in den oben aufgeführten Potenzen gegeben bis zur Besserung.

**Verlangen nach unverdaulichen Dingen:**
Das Verlangen, unverdauliche Dinge aufzunehmen, um zu prüfen, ob fressbar oder nicht, ist das Vorrecht der jungen Tiere, die spielerisch die Welt erkunden.
Als ausgeprägte große Gier, als Sucht, geht es schon ins Krankhafte, zeigt sie doch einen bereits fehlgesteuerten Stoffwechsel an, der –

wenn er sich auch noch nicht anderweitig bemerkbar macht – früher oder später Probleme bringen wird.
Eine Krankheit ist vorprogrammiert, ist »eingegeben«, die Frage bleibt nur, wann der Organismus darauf reagieren wird. Deswegen lohnt es sich, auf die scheinbaren Eigenarten näher einzugehen und sie im Stadium des Werdens, der Entwicklung zu beeinflussen und zu korrigieren.

Genaue Beachtung schenke man den Potenzen und den Zeitangaben.

| | |
|---|---|
| Gier, Steine zu fressen und zu verschlucken | meistens *Nux vomica C200* oder *Lycopodium C200*, 1-mal wöchentlich. |
| Gier auf Kot | *Cicuta virosa C200* (oft reicht eine einzige Gabe, sonst wöchentlich 1-mal, insgesamt nicht mehr als 3 Gaben). Und zur Regulierung des Kalkhaushaltes gleichzeitig 10 Tage je 3 Gaben täglich von *Calcium carbonicum Hahnemanni D3, Calcium phosphoricum D6* und *Calcium fluoratum D12.* |
| Gier auf eigenen Kot | *Veratrum album D3* |
| Gier auf Kot beim Junghund | *Calcium fluoratum D200,* 1-mal |
| Gier auf Erde | *Ferrum metallicum D5,* 3-mal täglich, 2 Wochen |
| Gier auf Sand | *Silicea D200,* jede Woche 1-mal, insgesamt 3 Gaben. |
| Gier auf Papiertaschentücher und Holz, versucht Weidenkörbe anzuknabbern | *Calcium phosphoricum D200,* jede Woche 1-mal, insgesamt 3 Gaben. |

| | |
|---|---|
| Gier auf Lehm, Erde, Bleistifte, Seife | *Acidum nitricum D 6,* 3-mal täglich für 20 Tage<br>*Alumina D 8* in gleicher Weise. |
| Gier auf rohe Kartoffeln, Eier | *Calcium carbonicum D 200,* jede Woche 1-mal, bis zu 5 Gaben insgesamt. |
| Gier auf Schweiß, Essig | *Sepia D 6* |

Die hohen Potenzen kann man in der D oder C 200 geben, man wiederholt in 8-tägigem Abstand (am besten jeden Sonntag, dann vergisst man es nicht), aber höchstens 3-mal. Stellt sich der Erfolg nicht ein, war es nicht das passende Mittel. Die tiefen Potenzen 3-mal täglich für 7, 10 oder 14 Tage.

# 16 Vorgeburtliche Behandlung (Eugenische Kur)

Sie gilt der Verbesserung des Erbgutes und der Gesundheit noch nicht Geborener.
Während der Trächtigkeit gibt man der Hündin in gewissen Abständen und in einer individuell zusammengestellten Reihenfolge Hochpotenzen von Arzneimitteln ein, die in der Lage sind, das Erbgut zu verbessern, indem die Krankheitsanlagen nicht weitergegeben werden, die im Laufe des Lebens bei Eltern und Großeltern Krankheiten ausgelöst haben. Hierbei ist es möglich, die Anlage zu gewissen Krankheiten, unter denen manche Linien leiden, günstig zu beeinflussen:
Skelettdeformationen, Bindegewebsschwächen, psychische Störungen, Haarkleidstörungen u. a., – das Gebiet ist groß.
Man muss die Krankheiten der Vorfahren, mindestens die beider Eltern durchgehen, sie einordnen und eine Kur zusammenstellen mit tiefgreifenden antipsorischen Mitteln, die dann in der Lage sind, die folgende Generation ohne diese oder nur mit geringen Anlageschäden zur Welt zu bringen. Für Züchter, die ihre Rasse veredeln und hochzüchten wollen, eine dankbare Aufgabe, wenn sie auch nicht beim ersten folgenden Wurf zur vollständigen Auswirkung kommt. Man muss dabei schon in Generationen denken, wenn auch in relativ kurzlebigen Hundegenerationen. – Die Möglichkeiten der vorgeburtlichen Beeinflussung des Erbgutes sind außerordentlich günstig. Hier liegen Schätze vergraben (Eugenik – Wissenschaft von der günstigen Auslese).
Betont sei noch einmal die Individualität und die genau durchdachte Zusammenstellung der Hochpotenzen anhand der Anlagen und Krankheiten der Eltern und Voreltern durch einen Fachmann. Erwähnt sei zum Schluss, dass es auch möglich ist, auf der Grundlage ausgewählter Hochpotenzen »homöopathische Schutzimpfungen« gegen Infektionskrankheiten vorzunehmen.
Dieses Gebiet ist unglaublich vielschichtig und kompliziert und erfordert noch erhebliche Forschungsarbeit.
Jedoch kann bisher so viel gesagt werden:

Durch die **einmalige** Gabe von

Sulfur C 200
Calcium carbonicum C 200
Tuberculinum aviare C 200
Distemperinum C 200*

zu Beginn der Trächtigkeit, in dreitägigem Abstand eine Hochpotenz in dieser Reihenfolge, wird der folgende Wurf eine weitaus bessere Kondition mit auf die Welt bringen als die vorangegangenen.
Diese Kur wird bei einer Hündin nur einmal im Leben gemacht, gleichgültig wie oft sie belegt und Welpen haben wird.
Natürlich lässt sich die Eugenische Kur variieren und individualisieren. Dafür sind aber umfangreiche Vorarbeiten hinsichtlich der Krankheiten der Vorfahren nötig, auf die hier nicht weiter eingegangen werden kann, denn es ist ein Spezialgebiet für homöopathisch arbeitende Tierärzte und setzt viel Erfahrung voraus.

**Tuberculinum aviare,** eine wertvolle Nosode zur konstitutionellen Regulation bei zarten, empfindlichen, rotfarbigen Hunden. Nicht indiziert bei akuter Tuberkulose.

D 12 1 Gabe; D 30 1 Gabe nach 2 Wochen;
D 200 1 Gabe 4 Wochen nach D 30.

* Staufen-Pharma, Göppingen

# 17 Einige Konstitutionstypen

## Acidum formicicum (Ameisensäure)

Wie sich die Prüfungsergebnisse der Arzneimittelbilder bei Mensch und Tier ähneln und warum man die menschlichen Arzneimittelbilder auf die Tierwelt übertragen kann, beweist das Prüfungsbild der Ameisensäure.

| **Hund** (**nach** Wolff) | **Mensch** (**nach** Mezger) |
|---|---|
| Auffallende Apathie und Müdigkeit. | Allgemeine Schwäche und Leistungsunfähigkeit. Rheumatische Gliederschmerzen, beginnen links und wandern nach rechts, sie gehen in umgekehrter Richtung wieder zurück. |
| Plötzliches Auftreten der rheumatischen Beschwerden. | Große Empfindlichkeit gegen Kälte und Nässe, kalt baden, Verschlimmerung dadurch. Plötzliches Auftreten der rheumatischen Beschwerden. |
| Verschlimmerung durch Bewegung, trotzdem Drang nach Bewegung. | Verschlimmerung durch Bewegung, trotzdem Drang nach Bewegung, Besserung durch Druck. |
| Nach Abklingen der Symptome große Lebendigkeit, Spielbedürfnis, deswegen für alternde Hunde die »Verjüngungsspritze«. | Neigung zu Erkältung, gesteigerte Arbeitsfähigkeit, große Lebendigkeit, Arbeitsfreudigkeit – starkes Schwächegefühl und Müdigkeit bis zu Ohnmachtsanwandlungen. |
| Will von seiner Umgebung nichts wissen, legt sich ins Dunkle, hört nicht auf Anruf – sehr anhänglich und liebebedürftig. | Stimmung sehr wechselnd und reizbar, heiter – niedergeschlagen und mürrisch, hält sich an altem, längst überstandenem Ärger und Kram fest. Angstgefühl, als ob ein Unglück geschehen würde. |
| Matt, apathisch, häufiges Gähnen und Gliederstrecken. | Blutandrang zum Kopf, drückende anhaltende Schmerzen im Kopf, stechende Schmerzen in der Stirn, dabei Schwindel und Übelkeit, gehirnmüde, gedächtnisschwach und schläfrig, häufiges Gähnen und Gliederstrecken mit großer Müdigkeit. |

| | |
|---|---|
| Weder Appetit, noch Durst, Schmerzen beim Schlucken, Nausea. Erbrechen von weißem Schleim. | Katarrh der Luftwege mit Schnupfen, Heiserkeit und Husten. Heftige Anfälle von Husten mit Erbrechen, Atemnot mit Drang nach frischer Luft. Zahnfleisch entzündet, starke Rötung des Rachens und Gaumens, Schmerzen im Gaumenbogen, beim Schlucken. |
| Durchfall in kleinen Mengen, von schwarzer Farbe, öfters mit vergeblichem Drang. | Katarrhalische Reizung des Magens und des Darms mit den üblichen Beschwerden und reichlich Blähungen. |
| Blut im Urin mit Stöhnen beim Wasserlassen. | Hämaturie mit drückenden Schmerzen in der Harnröhre und im Darm. Harn blutig und eiweißhaltig, stinkender, gesättigter Harn, reichlich Harndrang.<br>Pollution und wollüstige Träume, Regel tritt 8 Tage zu früh ein, ist spärlich und blass, mit Herunterpressen der Gebärmutter. |
| Auffallende Muskelschwäche, beim Hochnehmen hängt der ganze Körper schlaff herunter. Krampfhaftes Zucken und Zusammenziehen einzelner Muskelgruppen beim Streicheln mit der Hand über den Rücken. Hexenschussartige Schmerzen im Kreuz. Steifigkeit mit plötzlichem Aufschrei. Drang nach Bewegung trotz offensichtlicher Schmerzen, besonders nachts (Dauer: bis 8 Tage) | Auffallende Muskelschwäche. Rheumatoide Schmerzen in allen Gliedern: Steifigkeit, schießende Schmerzen, summende Hände, krampfhaftes Zucken und Zusammenziehen einzelner Muskelgruppen. Hexenschussartige Schmerzen im Kreuz. Dabei Verschlimmerung durch Einwirkung von Kälte und Nässe. Drang nach Bewegung trotz vermehrter Schmerzen, Besserung durch Druck. Jucken am behaarten Kopf, an der Haut des Rumpfes und der Glieder. Haarausfall. (Dauer: 14–21 Tage) |

## Arnica

Wie wirkt *Arnica?* Welche Erscheinungen ruft es beim gesunden Menschen und beim gesunden Tier hervor, und wie ist sein Arzneimittelbild?

| **beim Tier** (Farré) | **beim Menschen** (Mezger) |
|---|---|
| »Lässt sich nicht berühren, ohne Abwehrbewegungen« | Überempfindlichkeit des ganzen Körpers. Fürchtet sich vor Berührung schon bei Annäherung. |
| Keine präzise Schmerzlokalisation. | Schmerzen bei jeder Bewegung und Berührung. |
| »Ist erschöpft, als wäre es krumm und lahm geschlagen (roué de coups)« | Gefühl am ganzen Körper wie zerschlagen. Große Schwäche und Erschöpfung. Schlappheit. Verschlimmerung durch Berührung und Bewegung. Besserung vom Liegen und in Ruhe.<br>Schmerzvolle Empfindlichkeit aller Gelenke bei der geringsten Bewegung. Muskeln und Gelenke wie zerschlagen. |
| Haut und Schleimhäute sind mehr oder weniger entzündet, im Allgemeinen ohne Wunden. | Blutandrang zum Kopf mit kalten Gliedern infolge venöser Stauung. Häufiges Nasenbluten, Schnupfen. Husten mit Gefühl, als wären die Rippen gebrochen. Husten mit Reiz tief unten in der Trachea. |
| Übelkeit<br>Speichelfluss<br>Erbrechen<br>»alle Symptome einer Gastroenteritis mit Durchfall« | Benommenheit des Kopfes und Schwindel beim Bewegen des Kopfes. Kopfweh schlimmer durch Husten und Bücken. Hitze im Kopf und Gesicht innerlich und äußerlich. Drückende Kopfschmerzen beim Gehen, Treppensteigen, Denken, Lesen, Puls beschleunigt, Herzklopfen, Stechen und Drücken am Herzen. Unerträgliche Präkordialangst, Gefühl, als wolle das Herz aufhören zu schlagen. Beklemmungsgefühl am Herzen. Übler Geruch aus dem Mund. Bitteres Aufstoßen. Krampfhafte Magenschmerzen, Auftreibung des Leibes. Übelriechende Blähungen. Kolikartiges Leibschneiden. Unwillkürlicher Stuhl, nachts im Schlaf. Durchfall mit schleimigen, eitrigen, blutigen Stühlen. Stühle mit Abgang von bloßem Schleim. |

| | |
|---|---|
| Zeigt nervöse Erregung besonders am Rückenmark, hat Zittern und »Krämpfe«, die bald von Abgeschlagenheit gefolgt sind, und Schwinden der Muskelkraft mit allgemeiner Gefühllosigkeit. | Höchste Erregbarkeit des Gemüts in angenehmem wie unangenehmem Sinn. Gleichgültig gegen alles, gedrückt, hoffnungslos, ängstlich, schreckhaft.<br>Angst vor der Gegenwart und Zukunft. Spricht kein Wort. Eigensinnig und geneigt zu streiten, nichts kann ihm recht gemacht werden. Geistesabwesend und benommen. Kann keine geistige Arbeit durchführen. Verlust des Gedächtnisses. Schlummersucht. |

Bei traumatischen Insulten und Unfällen wenden wir *Arnica* als Stoß an, und zwar in der *D 3,* alle 5 bis 10 Minuten 5 Tropfen auf die Zunge, mit zunehmender Besserung vergrößern wir die Intervalle auf 1-, 2-, 3-stündlich und erreichen dadurch nicht allein baldige Schmerzfreiheit, sondern auch eine schnelle Wiederherstellung ohne Komplikationen.
Bei Hundebissen erfolgt neben evtl. notwendiger chirurgischer Behandlung ein Umschlag mit *Calendula-Tinktur,* 20 Tropfen auf ein Glas abgekochtes Wasser oder ein Verband mit *Calendula-Salbe,* die nicht genug gerühmt werden kann.
Bei einer solchen Behandlung kommt man ohne Antibiotika und Sulfonamide aus.
Die häufigen Gaben einer Tiefpotenz kann man bei berufstätigen Tierhaltern, die wenig Zeit haben, umgehen, indem man 5 Korn *Arnica D 30*, 2–3-mal täglich auf die Zunge geben lässt.

### Arsenicum album

Abmagerung und Schwäche, trotzdem Angst und Unruhe in irgendeiner Form. Verschlimmerungszeit nach Mitternacht zwischen 1 und 3 Uhr, entweder juckt und kratzt er sich oder er läuft unruhig in der Wohnung hin und her und muss bei Durchfällen auf die Straße.
Trinkt oft, aber wenig und erbricht häufig gleich danach.
Schwarzer Durchfall, aashaft stinkend, oft mit Blut durchzogen. Empfindlichkeit des Afters.
Extremitäten kalt, Haut trocken, schuppend, mit juckenden Ekzemen, die über den ganzen Körper verteilt sind.

## Barium carbonicum

Dieser kälteempfindliche Typ gehört zu den Spätentwicklern (wie Calcium carbonicum, Sepia, Natrium muriaticum). Scheu, schüchtern, zaghaft und fügsam, scheint er auf den ersten Blick nicht gerade intelligent zu sein. Und daran fehlt es ihm auch im späteren Leben.
Mangel an Selbstvertrauen, kann sich nicht wehren, ist leicht zu unterdrücken, steht deshalb in der Rangliste immer an letzter Stelle. Sodann vorzeitiges Altern, altes Aussehen, Haarausfall, Lichtscheu, geht gern ins Dunkle. Ekzem auf dem Kopf, auch hinter den Ohren, Speichelfluss im Schlaf, verminderter Antrieb in der Nähe läufiger Hündinnen. In jungen Jahren bereits Ansatz zum grauen Star, ebenso früh Verlust des Gehörs möglich. Neigung zur Bildung von Grützbeuteln. Mandelentzündungen heilen schlecht ab. Trotzdem – wie alle Hunde – ein liebenswerter Bursche.

## Graphites

*Graphites* ist übergewichtig, fett, fröstlich, verstopft, mit der Neigung zu trockenen, rissigen oder nässenden Hautausschlägen, besonders in den Hautfalten, mit einer honigähnlichen, klebrigen Absonderung.
Auffällig ist aber bei diesem dicken, ängstlichen und phlegmatischen Typ die Kälteempfindlichkeit: eine Wohltat für ihn, wenn er mit einer Decke zugedeckt wird.
Weiterhin: rissige Nägel, manchmal übergroß und missgestaltet. Schrunden an den Mundwinkeln und am After. Ohrenabsonderung, die nach Heringslake riecht.
Jucken am After, rutscht, fährt »Schlitten«, ohne an Wurmbefall oder Analdrüsenentzündung zu leiden.
Empfindliche Stellen sind bei ihm am Übergang von Haut zu Schleimhaut. Trockene oder nässende Ekzeme an den Gelenkbeugen, hinter den Ohren. Haarausfall. Pilzerkrankung speziell am Krallenbett und zwischen den Zehen. Kleine, oft schmerzhafte Spalten am Naseneingang.
Appetit ist immer gut, er kann sogar auf Vorrat fressen! Fleisch ist für ihn nicht das wichtigste. Viel Blähungen und übelriechende Winde. Stuhl oft mit weißem Schleim bedeckt.

## Ignatia

*Ignatia* ist das weibliche Gegenstück zu dem mehr für männliche Tiere passenden *Nux vomica*-Typ.
Der *Ignatia*-Typ ist nervös, reizbar, hysterisch ängstlich, schreckhaft und neigt zu Krämpfen. Er hat typisch weiblichen Habitus und kann auch bei feminin wirkenden männlichen Tieren gefunden werden. Auffällig ist die große Veränderlichkeit der Gemütsstimmung, wobei die Stimmung zwischen den äußersten Extremen wechselt. Daraus resultiert die Unberechenbarkeit dieser Tiere. Sie heulen und jammern und sind schon bei Kleinigkeiten außer sich, aufgebracht und böse. Dazu sind sie außerordentlich schreckhaft.
Geräusche sind ihnen unerträglich. Deswegen ziehen sich die Tiere, wenn sie können, an ruhige Stellen zurück.
Außerdem suchen sie wegen ihrer Kälteempfindlichkeit warme Wohnungsecken, sie legen sich gern unter Bettdecken oder lassen sich in ihrem Korb zudecken. Verschlimmerung aller Symptome stellt sich bei körperlicher Anstrengung ein, bei Aufregung, Schreck und Angst sowie durch Berührung, Kälte, Tabakrauch und Süßigkeiten.
Besonders morgens sind alle Beschwerden stärker ausgeprägt, um sich dann im Laufe des Tages zu bessern.
Langsame Bewegung, äußere Wärme und sanfter Druck wird von diesen Tieren dagegen als angenehm empfunden.* Heimwehmittel.

## Lycopodium

Wie beim Menschen, so gibt es auch bei Hunden dicke und träge Typen mit einer Insuffizienz der Leber.
Obwohl heißhungrig, kann sich dieser Typ nicht sattfuttern, weil er nämlich nach wenigen Bissen bereits »voll« ist, sich abwendet und erst am Abend wieder eine Kleinigkeit zu sich nimmt, – wenn überhaupt – was ihn auf die Dauer abmagern lässt. Ernähren sich einseitig, eine Futterumstellung gelingt kaum.

* Eine Gabe *Ignatia D 200* braucht ein sensibler Mensch, der beim Verlust seines Tierfreundes selbst so sehr leidet, dass sein Allgemeinbefinden gestört ist und die Trauer ihn fast krank macht.

Außerordentlich reizbar und jähzornig, erträgt er kaum Dressur. Will sein Herr ihn zurechtweisen oder gar strafen, wendet er sich gegen ihn und versucht zu beißen.
Im Alter schwarze Flecken auf der Bauchhaut (Sepia: braun). Ein Typ der harnsauren Diathese. Überladung des Organismus durch Harnsäure, die sich in der langen Rückenmuskulatur, besonders in der Kreuzgegend, ablagert. Haarbruch, besonders zwischen den Schultern, am Widerrist.

## Natrium muriaticum

Niemals wird einem ein *Natrium muriaticum*-Hündchen fröhlich entgegenspringen, wie der spielerische *Phosphor*-Typ. Nein, niemals – denn *Natrium muriaticum* ist eher scheu, schüchtern, verschlossen, wenig umgänglich und den Fremden überhaupt nicht zugetan. Will man ihn nach vielem Zureden streicheln, so lehnt er nicht sofort ab, ja, lässt sich das ein-, zweimal gefallen, aber dann beißt er zu, weil er plötzlich zornig wird. Zwar beißt er meistens nicht kräftig, aber es reicht, ihm den Ruf der Hinterhältigkeit einzubringen. »Der falsche Hund« des Volksmundes, er basiert auf diesem *Natrium muriaticum*-Typ.
Angriffslustig ist er auch, sieht aber ein, dass er nichts erreicht, dann lenkt er ein und läuft zu seinem Herrn zurück. Das kann man nun vorsichtig oder auch feige nennen.
Das *Natrium muriaticum*-Bild wird in der Praxis bei solchen Tieren beobachtet, die an den Folgen einer Fehlernährung leiden. Es wird nämlich z. T. durch das Futter erzeugt. Man begegnet diesem Typ vielfach in Gastwirtschaften, in denen Hund und Katze mit Küchenresten gefüttert werden und auch bei Tierhaltern, die ihre Tiere nur aus der Büchse ernähren und die Erzeugnisse einer einzigen Firma bevorzugt füttern. Hat man einen *Natrium muriaticum*-Typ auf dem Untersuchungstisch, dann fällt einem als erstes das glanzlose, stumpfe, manchmal struppige Haarkleid auf. Wenn man darüberstreicht, hat man ein ganzes Büschel von Haaren in der Hand. Nicht selten findet man Juckreiz und Ekzeme in Achselhöhlen und in den Gelenkbeugen als bevorzugtem Sitz für die Hautkrankheiten dieses Typs. Man erkennt auch, dass der Hund es besonders gern hat, wenn sein Rücken mit kräftigem Druck massiert wird. Er lässt es sich gern

gefallen. Der starke Druck tut ihm gut, ja, er wedelt dabei mit dem Schwanz. Dann fallen dem Untersucher die kalten Ohren auf, die kalten Extremitäten, überhaupt der Mangel an Lebenswärme. Selten haben sie hohes Fieber. Dabei besteht aber oft großer Durst und das Verlangen nach gewürzten Sachen und Salz. Die Gier geht soweit, dass sie verschwitzte Hände, besonders aber die Füße ihrer Betreuer lecken, wenn diese barfuß laufen.

Wenn der *Natrium muriaticum*-Hund vom Spaziergang nach Hause kommt, stürzt er sich als erstes auf seinen Wassernapf. Nicht immer ist dieser Typ schlank und hager, ein Teil ist eher dick und aufgeschwemmt und, wie erwähnt, überaus leicht reizbar. Er bellt dann bei jedem Geräusch, unterscheidet schlecht Freund und Feind, und das schränkt seine Qualität als Wachhund ein.

Ganz augenscheinlich ist die schnelle Ermüdbarkeit. Ist *Phosphor* das sprühende Leben, das sich im Rausche der Bewegung oder des Spiels erschöpft, so japst *Natrium muriaticum* schon bei geringer Anstrengung mit vermehrtem Herzschlag. Seine Batterie ist von vornherein nur halb aufgeladen. Wo immer es möglich ist, schläft er.

Ganz einmalig ist die Frösteligkeit des *Natrium muriaticum*-Tieres. Mit Staunen erfährt man, wie dicht solche Tiere an der Heizung oder am Ofen liegen, man müsste meinen, sie würden sich verbrennen. Und wie schwer ist es, sie bei Kälte oder Regen auf die Straße zu bekommen!

*Natrium muriaticum* sind daran zu erkennen, dass sie Sonnenstrahlen meiden. Diese Tiere ziehen ihre Betreuer sofort in den Schatten. Wenn sich Hunde in der Sonne aalen und sich wohlfühlen und womöglich auch noch schlafen, dann sind sie niemals unter die Rubrik *Natrium muriaticum* einzureihen. Diese Tiere sind auch sehr nachtragend und merken sich angetane Bosheiten noch lange Zeit.

Tränenfluss ist fast immer vorhanden. Auf Augentropfen reagiert dieser Ausfluss nur zeitweilig. Es bildet sich dann bei diesem ständigen chronischen Tränenfluss eine Augenrille, eine Tränenrinne. Ein Ausfluss, wenn er auftritt, sieht aus wie Eiklar und ist bei manchen Gebärmutterentzündungen ein Zeichen für das Mittel: *Natrium muriaticum.*

### Nux vomica

*Nux vomica* ist ein Freund gepflegter Feindschaften: irgendjemanden hat er immer im Visier, sei es den Briefträger, einen Bekannten oder bestimmte Vierbeiner in der Nachbarschaft. Schnell auf hundert, würde er am liebsten jeden Besucher zerfleischen, gewöhnt sich aber bald an ihn, und wird nur aufmüpfig, wenn dieser wieder gehen möchte. Auf jeden Fall wird viel gebellt – »er kann sich wirklich gar nicht beruhigen« – sagen die Leute. Er ärgert sich über Kleinigkeiten, neigt zu Jähzorn und Heftigkeit, sucht von selbst den Kampf mit anderen Rüden, ist ein Morgenmuffel, hat oft Sodbrennen und beleckt dann alles, was er erreichen kann: Teppiche, Fußböden, etc. und sich.

1–2 Stunden nach dem Futter ist der Bauch aufgetrieben, und er leidet unter Magenbeschwerden. Aufstoßen gelingt nicht, weil sich die Speiseröhre krampfhaft zusammenschnürt. Oft vergeblicher Drang beim Kotabsatz. Dieser muss deutlich zutage treten, sonst hilft *Nux vomica* nicht, diese Art von Verstopfung zu beheben.

Ein Schluckauf vergeht rasch, wenn er alle 10 Minuten eine Tablette erhält. Aber auch bei einfachen, unkomplizierten Magenschleimhautentzündungen – das Erbrochene ist klar oder weiß, kein vermehrter Durst – ist *Nux vomica* ein vorzügliches Mittel.

Unschlagbar – und das ist bezeichnend für die Breite der Anwendungsmöglichkeiten dieser Arznei – bewährt es sich beim Bandscheibenvorfall, der plötzlich und schmerzhaft auftritt, die Bauchmuskulatur bretthart versteift und häufig von Lähmungen der Hinterhand begleitet wird: hier alle 1–2 Stunden eine Tablette in der *D 6*, mit Besserung seltener.

Dieser Typ weist eine Eigentümlichkeit auf, die von vielen Hundebesitzern beobachtet wird. Donnerschlag und Knall machen ihm nichts, aber der geringere Lärm von Autos z. B. (der gar nicht so laut ist) stört, verschreckt und bringt ihn auf die Palme. Zum Schluss die Bemerkung, dass dieser Typ, wenn er aus Jähzorn gebissen oder aus Angst und Schrecken ins Haus uriniert hat, Schuld- und Reuegefühle deutlich zum Ausdruck bringen kann.
Angstgefühle, die dieser Typ entwickelt, beruhen meist auf Erleb-

nissen mit körperlichem Schmerz wie Unfall, Schlägen, Misshandlungen, Sturz oder ähnlichem. Es heißt dann: »seit diesem Ereignis ist er nicht mehr der alte ...«

### Phosphorus

Das auffälligste Zeichen: er kann nicht allein bleiben. Allein gelassen, heult er und winselt und bellt. Er will Gesellschaft, will Abwechslung, will angesprochen sein, ja mit Kindern spielen.
Das nächste auffällige Zeichen: naht ein Gewitter, dann hat er sich aus Angst irgendwo in der Nähe des Menschen verkrochen.
Den Wechsel in der Luftelektrizität, besonders die Stunden vorher sowie laute Geräusche schätzt er gar nicht. Bei manchem *Phosphor*-Hund ist die Empfindlichkeit gegen Geräusche geradezu überkompensiert, indem er einem Knall oder einem Donner entgegenläuft. Auch die Furcht ist mitunter überkompensiert, indem er aus Angst heraus beißt, also ein so genannter Angstbeißer wird.
Was die Dressur anbelangt, so ist sie bei ihm eine unendliche Geduldsprobe. Er ist zu verspielt und kann sich nicht konzentrieren. Es ist wahrhaftig schwer, ihm etwas beizubringen. Ihn zur Stubenreinheit zu erziehen, ist ebenfalls nicht ganz einfach. Manchmal wirkt er sehr nervös, wie von einer Feder aufgezogen. Er kann z. B. an einer Türklinke hochspringen, um sie zu öffnen, 20, 30-mal nacheinander. Zudem ist er sehr neugierig und zappelig.
Wird ein solcher Hund an der Leine geführt, dann platzt er vor Neugier und Nervosität, und immer zerrt er stark an der Leine, selbst wenn er an einem Stachelhalsband hängt. Er erstickt lieber, als dass er das Ziehen aufgeben würde, und so schleift er seinen Besitzer hinter sich her, der ihn ja schließlich nicht erwürgen möchte.
Obgleich er vor Temperament strotzt, liebt er es, nach einer Anstrengung mal eine Pause zu machen; denn er ist leicht erschöpft, nach einer kurzen Erholungspause aber schnell wieder da.
Die Statur ist schlank und feingliedrig. Leptosom würde man beim Menschen sagen. Sein Fell ist seidenhaarig und zart mit wenig Pigment, dünnhäutig, und helle Fellfarben sind die Regel.
Stark abgezeichnet treten die Venen an den Extremitäten hervor, besonders an den hinteren Extremitäten.
Der Schädel ist langgestreckt, etwa beim Setter oder bei Lassie, dem

schottischen Schäferhund, der im Fernsehen Karriere machte. Natürlich ist analog bei jeder Rasse *Phosphor* anzutreffen, auch beim Bullterrier oder bei den sonst sehr kurznasigen Pekinesen.
Appetit hat er zu jeder Zeit. Die Nahrung ist schnell verbrannt, sogar nach einer ausreichenden Mahlzeit kann er wieder futtern und niemand weiß, wo es bleibt. Er produziert mehr Stuhlgang als er futtert.
Es kann aber auch sein, bei der Biphasigkeit jedes homöopathischen Mittels, dass der *Phosphor*-Hund tagsüber überhaupt nichts zu sich nimmt, es dann aber während der Nacht nachholt. Nun ist nicht jeder Hund, der nachts futtert, ein *Phosphor*-Typ. Ausgeprägten nächtlichen Hunger haben auch *China, Lycopodium* und *Psorinum.*
*Phosphor* hat beim Hund noch einen anderen wichtigen Symptomenkomplex: er scheint manchmal ein Stechen im After zu fühlen, ein Jucken, ein Kribbeln und vielleicht auch ein Brennen im After analog dem Menschen, es prägt sich beim Hund so aus, dass er scheinbar im Spiel seinem eigenen Schwanz hinterherjagt, im Kreise läuft und die Schwanzwurzel beißt, wenn sie für ihn erreichbar ist. Dies ist, wenn es ausgeprägt ist, ein ganz untrügliches *Phosphor*-Symptom, selbst wenn es nur in der Jugend vorgekommen sein sollte.
Der Geschlechtstrieb liegt hoch über dem Durchschnitt, seine Geschlechtsgier kann mitunter anormal sein. Obwohl die Flamme so lichterloh brennt, ist es meistens ein Strohfeuer – die Potenz fehlt, zumal er auch vielfach onaniert. Bei der Hündin dauert die Hitze weit über die Zeit, anstelle von 10 bis 12 Tagen blutet sie manchmal 3 bis 4 Wochen lang.
Den *Phosphor*-Patienten auf dem Untersuchungstisch könnte man mit verbundenen Augen erfühlen und ertasten. Immer schlägt bei derartigen Anlässen, wenn wir ihn hochheben oder auf den Tisch stellen, sein Herz sehr schnell, wie er auch sonst oft starkes Herzklopfen hat. Ja, man kann das Herz sogar aus einiger Entfernung schlagen hören. Betastet der Untersucher schließlich sein Fell, dann gibt es deutlich wärmere Hautstellen zu fühlen, meist zwischen den Schulterblättern, aber auch anderswo: Handtellergroße Hautflächen, die wärmer als die Umgebung sind. Überdies ist er außerordentlich kitzelig und dementsprechend unruhig während der Untersuchung sowie überaus ängstlich.

Bekanntlich ist *Phosphorus D200* für ängstliche Menschen vor der ärztlichen Untersuchung empfohlen worden, und auch wir nehmen dieses Mittel wahr, wenn wir es mit ängstlichen Tieren zu tun haben.
Die Neigung des *Phosphor*-Patienten zu Blutungen muss deutlich hervorgehoben werden.
Alle Schleimhäute bluten leicht: Nieren, Blase, Magen, Darm, – schnell ist ein Erbrechen oder auch ein Stuhl blutig. Auch Blasenentzündungen, die auf *Belladonna* und *Cantharis* nur zögernd ansprechen, brauchen *Phosphorus*, wie auch mit Blutaustritt verbundene Entzündungen, Magenentzündungen und Gastroenteritiden.
Der *Phosphor*-Hund hustet öfters ohne ersichtlichen Grund beim Wechsel von warm zu kalt oder von kalt zu warm sowie bei nervösen Anlässen, Freude und Erregung, ohne dass eine Diagnose gestellt werden kann.
Eine musikalische Eigenart, die bei keinem anderen Mittel zu finden ist, ist diese: sie heulen bei bestimmten Tonlagen mit, z. B. wenn der Wasserkessel in der Küche pfeift oder Glockengeläute zu hören ist, dann jault ein solcher Hund mit. Die Überempfindlichkeit des *Phosphors* gegenüber seinen eigenen üblen Gerüchen ist höchst eigenartig. Während sonst ein Hund das Sekret seiner Analdrüsen, das ihm ab und zu ausgedrückt wird, interessiert beschnuppert, wendet sich *Phosphor* mit dem Ausdruck des Ekels ab und würde am liebsten davonlaufen.
Wenn man einen solchen Typ vor sich hat, aber er muss sehr deutlich ausgeprägt sein, dann sollte man im Krankheitsfalle immer zuerst *Phosphorus* in hoher Potenz geben, um mit den tiefen Potenzen der ferner angezeigten Mittel die örtlichen Schäden zu beheben. Meistens aber, wenn es kein Unfall oder keine Seuche, eben keine Krankheit von außen ist, kann man seine Beschwerden im Arzneimittelbild nachlesen. Es werden fast immer *Phosphor*-Krankheiten sein, die er produziert.

### Pulsatilla

Der Pulsatilla-Typ ist launisch und weich, nachgiebig, gehorsam, anhänglich und in den Tagen vor der Läufigkeit traurig und bedrückt. Überwiegend sind es weibliche Tiere, die dazugehören.

Alleinbleiben gehört nicht zu seinen Stärken, er bellt zwar nicht wie der *Phosphor*-Typ, wenn er allein bleiben muss, aber zerbeißt dafür alles, was zu haben ist. Kehrt sein »Master« zurück, freut er sich jedesmal so sehr, als hätte er ihn Wochen nicht gesehen, dabei können es auch nur Minuten gewesen sein.

Fett und Süßigkeiten bekommen ihm nicht, auch kaltes Futter wird schlecht vertragen, es macht gleich Durchfall mit Schleimbeimischung und ständig wechselnder Farbe und Konsistenz.

Bei schweren Magen-Darm-Störungen ist typisch für Pulsatilla das Aufstoßen in der Nacht, der penetrante Geruch aus dem Fang, zäher Schleim und das Erbrechen des Futters.

Kein Stuhl gleicht dem andern.

Alle Sekrete sehen dick und gelb aus, auch ein bisschen schleimig, ob der Ausfluss nun am Auge oder an der Gebärmutter auftritt.

Muskeln- und Gelenkschmerzen bessern sich in Bewegung und an frischer Luft, während Ruhe und Wärme verschlimmern.

Hautprobleme und Juckreiz sind hormonell bedingt und treten meistens nachts auf mit kleinen roten Pusteln und Bläschen.

Bemerkenswert, dass er oft friert und kalte Pfoten hat, was bei Durchnässung leicht zu Erkältungskrankheiten führen kann.

Empfindlich gegen Geräusche, sogar gegen Papiergeraschel, schlechter durch Hitze, Abneigung gegen Schweinefleisch. Kein Durst. Muttertyp. Ist morgens voll da. Lässt sich gern kraulen, ist niemals aggressiv oder grausam. Mitfühlend, wenn in der Familie jemand krank ist.

Ein liebenswertes, nicht sehr tapferes, phlegmatisches, weinerliches Geschöpf mit hormonell bedingten Depressionsphasen – das ist im Wesentlichen *Pulsatilla.*

## Sepia

Der weibliche *Sepia*-Typ beißt in der Empfängnisperiode nach Aufhören der Hitzeblutungen alle Rüden konsequent ab. Eine Belegung der Hündin ist nur mit Gewalt, durch Festhalten, möglich, was wiederum sehr oft Geburtsschwierigkeiten zur Folge hat.

Diese Fälle muss man ca. 3 Wochen vor Beginn der zu erwartenden Läufigkeit mit *Sepia D 6* behandeln, am besten 3-mal täglich.

Überdies ist dieser Typ dunkel in der Haarpigmentierung, hat, wie

*Lycopodium,* im Alter dunkelbraune Verfärbungen in Form von Flecken auf der Bauchhaut.
Auch *Sepia* ist nicht gerade freundlich im Umgang, aber lange nicht so abweisend wie *Natrium muriaticum,* leidet keine kleinen Kinder und junge Hunde.

## Sulfur

*Schwefel* macht Krankheiten, die in Wechselwirkung mit Hautausschlägen stehen. Es ist das Mittel der Wahl bei Krankheiten (aller Art), mit deren Abklingen gleichzeitig aber Hautausschläge neu entstehen.
Dieser Typ riecht nach *Schwefel.* Er hat gerötete Körperöffnungen, am Auge, am Mund, an der Zunge, an der Scheide, am After, überall dort vermehrte Rötung. Er ist nicht fett, aber auch nicht mager, die Haare sind trocken, struppig, ohne Glanz. Die Ekzeme sind meist trocken, sie jucken nachts besonders und sind nur in Ausnahmefällen nässend.
Er lässt sich ungern baden und macht einen großen Bogen um Wasser. Der Stuhl ist oft verstopft, häufig hat er aber auch Durchfall. Verstopfung und Durchfall in einem Mittel, ein sehr deutliches Zeichen für den *Sulfur*-Typ. Morgendliche Durchfälle, die ihn und den Besitzer auf die Straße treiben, tagsüber dann aber überhaupt kein Stuhl mehr.
Appetitprobleme kennt dieser Typ nicht: er frisst alles, muss aber öfters am Tage an den Napf.

# 18 Der gesunde Hund – der alte Hund

## Merkmale der Gesundheit

Der gesunde Hund ist unbeschwert und fröhlich.
Seine Augen blicken hellwach und neugierig.
Jede Veränderung in der Umgebung wird sofort wahrgenommen und verarbeitet.
Sein Fell ist glänzend, die Haare liegen dicht und gleichmäßig am Körper an.
Er ist bewegungsfreudig und als junger Hund auch verspielt.
Familienangehörige und Freunde werden schwanzwedelnd bei der Heimkehr begrüßt, Vorbereitungen für einen Spaziergang schon im Voraus erahnt. Er zeigt seine Freude darüber, springt gern ins Auto, wenn es nötig ist.
Er hat guten Appetit, fordert oft zu gewohnter Zeit seine Mahlzeit an und futtert sie ohne jede Pause.
Trinkt ab und zu, nicht zu viel, nicht zu wenig.
Produziert geformten Stuhl, 2- bis 3-mal täglich in Farben je nach Ernährung.
Urindrang als Rüde beim Spaziergang häufig zur Markierung des Reviers, bei der Hündin 2- bis 3-mal täglich.
Seine Körperöffnungen wie Fang, Ohren, Augen, After und Scheide sind blitzsauber, weder verschmutzt noch verklebt oder unangenehm riechend.
Die normale Körpertemperatur schwankt im Laufe des Tages zwischen 37,5 und 39° C, erst darüber beginnt Fieber.
Am wichtigsten ist für ihn seine Stellung zu seinem »Leithund«, dem Menschen, der seine Erziehung liebevoll und konsequent durchführt und der seine Zuneigung durch lobende Anerkennung, gelegentlich auch durch Tadel ausdrückt und in dessen Umgebung er sich immer aufhalten möchte.
Bürsten des Fells oder andere Säuberungen und natürlich Streicheleinheiten empfindet der junge Hund als Liebesdienst und duldet sie gern.

## Besonderheiten des Alters

Zwar ist das Altern ein vielschichtiger Vorgang, der mit der Geburt beginnt. Aber will man kurz und treffend mit nur zwei Gründen das Altern vereinfachend kennzeichnen, so liegen die Ursachen in:

1. einer nachlassenden, verminderten Durchblutung aller Organe, einschließlich des Gehirns, infolge der verschiedensten Ursachen und
2. in einer Ansammlung der Toxine, des körpereigenen »Mülls« in den Geweben. Die Abfallprodukte des intermediären Stoffwechsels werden nicht mehr genügend ausgeschieden.

Die Beschwerden des Alters, jedermann bekannt, werden weitgehend gemildert oder gar ausgeschaltet, indem man rechtzeitig vorbeugend mit der milden Aktivierung der nachlassenden Körperfunktionen beginnt. Man muss allerdings diese Mittel einsetzen, so lange der Organismus noch funktionstüchtig ist, er darf nicht zu geschwächt sein. Das Altern kann nicht »geheilt« werden.
Die erste Hilfestellung beim Altern kann jedermann selbst seinem Hund angedeihen lassen, indem er ab dem 7. Lebensjahr das Fleisch im Futter auf die Hälfte reduziert und es durch Eiweiß vom lebenden Tier wieder aufwiegt, nämlich durch Milchprodukte jeder Art wie Quark, Joghurt, Hüttenkäse und ab und zu ein Ei.
Die zweite vorzügliche Hilfe liegt in den milden, sanft wirkenden arzneilichen Gaben. Wenn diese »Altershilfen« gereicht werden, dann wird der Hund seltener krank, oft kann man es sogar verhindern, bis auf das Natürlichste der Welt, dass er eben eines Tages sterben wird.

Es ist eine Erfahrungstatsache, dass homöopathisch behandelte Tiere einen sanften Tod finden und selten eine, wie man so meint, »erlösende« Spritze brauchen.
Nun altern unsere vierbeinigen Freunde schneller als wir Menschen, weil die biologische Zeit unterschiedlich verläuft. Der Volksmund vergleicht ein Menschenjahr mit 7 Hundejahren, und so unrecht ist dieser Vergleich nicht. (Aber er beginnt zu hinken, wenn ein 15-jähriger Vierbeiner munter und fidel herumspringt – das tut eben kein $15 \times 7 = 105$ Jahre alter Zeitgenosse.) Alle lebenden Wesen sind den Krankheiten, dem Altern und dem Tod unterworfen.

Alt und krank oder alt und (relativ) gesund, darum geht es hier. Die Homöopathie hat eine Reihe von wertvollen Einzelmitteln, die, passend gewählt, sehr hilfreich sind, die Leiden des Alters zu mildern:

| | |
|---|---|
| *Arnica D 200* | Alle Woche eine Gabe, wenn einfach **alles** nachlässt, er zeitweilig Kreislaufschäden anzeigt, indem er ab und zu plötzlich umfällt. |
| *Mercurius solubilis D 200* | Wenn der Durst groß, der Urinbefund spärlich ist und das spezifische Gewicht des Urins sich dem des Wassers (1000) nähert. Man gibt es je nach Umfang des Durstes alle 7–14–21 Tage, je nachdem, wann der Durst wieder zunimmt. |
| *Acidum formicicum D 30*<br>alle 2 bis 4 Wochen 1 Injektion | Bei schlanken, nicht übergewichtigen Tieren, die zu Krankheiten des rheumatischen Formenkreises neigen und gelegentlich, besonders bei Wetterwechsel, Lahmheiten oder Muskelschmerzen zeigen. |
| *Barium carbonicum D 12*<br>1-mal täglich | eignet sich besonders für früh alternde Rassen, z. B. Boxer, die frühzeitig ergrauen. Dieser vergessliche Typ hat Herzbeschwerden, nämlich klopfende Herztöne bei langsamem Puls, hat Drüsenprobleme, Grützbeutel oder Fettgeschwülste in der Haut, ist zudem träge und zornig über Kleinigkeiten. |
| *Ambra D 6* | ergänzt *Barium carbonicum* so ideal, dass es zur Revitalisierung zusammen gegeben werden kann, also |

| | |
|---|---|
| | *Barium carbonicum D 12* morgens *Ambra D 6* abends, ideal für den alten Boxer dieses Typs oder auch für andere Rassen! |
| *Laurocerasus D 2* bis *D 4* 3-mal täglich | Der alte, von quälendem, trockenem Husten geplagte Hund infolge chronischen Herzschadens. Tief dunkelrote bis blaue Verfärbung der Lippen und der Zunge (Zyanose). |
| *Crataegus-Urtinktur* 3-mal täglich, 5 bis 10 Tropfen | Beim alten Hund mit Atemnot bei geringer Bewegung, trockenem Husten und allgemeiner Müdigkeit. Der alte, herzkranke Hund. |
| *Carbo vegetabilis D 4* | Eine hervorragende Arznei bei mangelnder oder nachlassender Vitalität mit allgemeiner Reaktionsschwäche. |
| *Zincum D 6* | Das Stärkungsmittel besonders für alte, sensible Hunde mit nachlassender Vitalität und Vergesslichkeit. Besonderes Kennzeichen: Ausgeprägte Unruhe und das Winseln. |

# 19 Leserzuschriften (Auszug)

»Anfang dieses Jahres las ich zum erstenmal Ihr Buch »Unsere Hunde – gesund durch Homöopathie« – zunächst, um ehrlich zu sein, ein wenig skeptisch, dann aber mit wachsendem Interesse, bis mich der erste praktische Versuch am eigenen Hund tiefgreifend überzeugte:
Unsere Bernhardinerhündin, jetzt 15 Jahre alt, wurde vor 6 Jahren nach einer Gebärmutterentzündung total operiert. Seit der Zeit hatte die eigentlich stubenreine Hündin zunehmend Schwierigkeiten, ihr Harnlassen unter Kontrolle zu halten. Mehrere konsultierte Tierärzte wussten keinen Rat.
Nach Ihrer Empfehlung gab ich ihr *Causticum D6,* 10 Tropfen 3-mal täglich. Schon drei Tage später stellte sich »Das Wunder« ein – keine ungewollten Seen mehr, die sie selbst immer sehr unglücklich gemacht hatten. Eine zusätzliche angenehme Begleiterscheinung neben dem allgemeinen besseren Befinden ist, dass sie aufgehört hat, übermäßig zu haaren, und die so genannten Liegeschwielen werden langsam wieder behaart. Nach 3 Wochen habe ich die Gaben langsam reduziert und nun ganz aufgehört.
Wir alle sind Ihnen sehr dankbar! (...).«

»Ihr Buch »Unsere Hunde – gesund durch Homöopathie« hat mir bei der Behandlung meines Hundes guten Dienst erwiesen. (...).«
»(...) Die Schweizerin besitzt ebenfalls eine Mastiff-Hündin. Eines Nachts wird sie durch Jaulen dieser Hündin geweckt, das Tier konnte sich nicht bewegen und schien an der Hinterhand gelähmt zu sein. Nächsten Morgen fuhr sie mit der 2½-jährigen Hündin ins Spital nach Lörrach. Dort wurde ihr für Mittwoch ein Operations-Termin an der Wirbelsäule vorgeschlagen. Es war Montag! Sie fuhr unverrichteter Dinge nach Hause, las in Ruhe in Ihrem Buch und hatte *Arnica D3* im Hause. Das gab sie ihr dann stündlich. Am Dienstag Nachmittag konnte die Hündin wieder auf eigenen Beinen stehen und ab Mittwoch lief sie wieder! (...).«

»In unserer Gemeinde wütete auch im letzten Jahr ein Giftmörder. Allein 19 Hunde wurden davon betroffen. Davon gerettet nur zwei. Darunter mein Rottweiler Rüde Ikarus vom Fellhaus. Das Gift war E 605.
Wie war es möglich, dass diese beiden Hunde gerettet wurden?
Ich bin passionierter Anhänger der Naturheilkunde. Nicht nur unsere Familie versorge ich damit, sondern selbstverständlich auch unseren Ikarus. Das Wissen darüber entnehme ich nicht nur der humanen Naturheilkunde, sondern auch dem ausgezeichneten Buch des Tierarztes Dr. med. vet. H. G. Wolff »Unsere Hunde – gesund durch Homöopathie« (...). Zu diesem Buch griff ich, als mein Rottweiler mit schwersten Vergiftungserscheinungen vor mir stand. Ich hatte von den vier empfohlenen Präparaten zwei – sehr wichtige – zu Hause, die ich dem Hund sofort verabfolgte. Die anderen bezog ich durch den Nachtapothekerdienst. Selbstverständlich wurde auch der Tierarzt konsultiert. Nur zweimal, aber nicht, um den Hund einzuschläfern. Der zweite Hund, der überlebte, ein

Nachbarhund, wurde ebenso versorgt. Selten habe ich DM 29,80 so gut angelegt, wie mit diesem Buch.«

»Im Dezember vergangenen Jahres bekam mein Langhaarteckel (15 Jahre und 7 Monate) eine Zahnfleischgeschwulst. Der Tierarzt diagnostizierte »Epulis«. Er gab Spritzen und verordnete Antibiotika und Salbe. Die Geschwulst blutete und wuchs weiter, besonders nach blutstillenden Medikamenten. Die Geschwulst in Pflaumengröße kam schon zur Backe raus. Der Tierarzt meinte, da könne nur Operation helfen und gab uns einen Operationstermin, konnte uns natürlich nicht garantieren, dass der alte Hund die Narkose überlebte. Da beschlossen mein Mann und ich, unseren Hund nicht operieren zu lassen. Wir wollten ihn so lange am Leben lassen, wie ihm das Fressen noch Spaß machte.
Da kam mir Ihr wunderbares Buch in die Hände (...).
Ich ging noch einmal zum Tierarzt und ließ mir die genaue Diagnose sagen. Fortan behandelte ich meinen Hund mit *Thuja D 6*. Alle lachten mich aus, nur ich glaubte an die Heilung, hatte ich doch als Kind mal eine Geschwulst hinter dem Ohr, die wurde geschnitten, wuchs weiter, so dass man mir das Ohr abnehmen wollte. Wenn meine Mutter nicht mit mir zum Homöopathen gegangen wäre, hätte ich heute nur noch ein Ohr.
Die Geschwulst meines Hundes wurde von Tag zu Tag kleiner und verschwand nach ein paar Wochen vollends.
Es liegt mir am Herzen, Ihnen dies zu schreiben und Ihnen für dieses wunderbare Buch zu danken. Es ist ein Jammer, dass so viele Schulmediziner der Homöopathie skeptisch, wenn nicht gar ablehnend gegenüberstehen. Vielen Tieren könnte auf natürliche Art und Weise und ohne Operation geholfen werden. (...)«

»Zuerst möchte ich Ihnen für die Herausgabe Ihres Buches »Unsere Hunde – gesund durch Homöopathie« danken. Sie haben mir und all den anderen Hundebesitzern, denen ich Ihr Buch wärmstens empfahl, geholfen, einen Hund gesund zu erhalten oder den kranken Hund wieder gesund zu machen. (...).«

»Seit mehr als 4 Jahren behandele ich unsere Hunde sehr erfolgreich nach Ihrer Heilfibel. Anerkennende Zuschriften erhalten Sie bestimmt tagaus tagein, und auch ich möchte Ihnen bei dieser Gelegenheit ein ganz herzliches Dankeschön sagen, dass Sie es uns Laien ermöglichen, unsere geliebten Vierbeiner evtl. auch einmal selbst zu kurieren. (...).«

»Nicht nur unsere Hunde sind gesünder durch Homöopathie, nein, auch ich bin seit Jahren ein großer Verfechter und Anhänger dieser Lehre und bin doch immer wieder erstaunt, wie gut die Hunde auf homöopathische Mittel ansprechen. (...).«

»In unserem Haus lebt – fast als wichtigstes Mitglied – seit gut sechs Jahren eine Boxerhündin. Wir bekamen den Hund mit knapp zwei Jahren, sie ist also jetzt 8½ Jahre alt. Sie litt damals unter einer leichten Unterernährung, was aber schnell behoben werden konnte. Das Tier war verschüchtert, litt sehr leicht an einer Blasenentzündung und erbrach manche Futterarten sehr schnell.
Dies hat sich aber, dank Ihres Buches, sehr schnell nach der Eingabe der entspre-

chenden Mittel gegeben. Der Hund wurde zunehmend selbstbewusster, munter und entwickelte sich zu einem immer zu Unfug und Späßen aufgelegten Hund. Das Tier fraß alles, wir mussten sogar aufpassen, dass sie nicht zu dick wurde. Wir hatten also gesundheitlich keinerlei Probleme mehr mit ihr. Es folgten nun herrliche »verrückte« Zeiten mit unserer »Charly«, so heißt nämlich die Hundedame. (...).«

»Vor genau einem Jahr schrieb ich Ihnen wegen meiner beiden Hunde. Meine Hündin, 11 Jahre, hatte Pyometra, und Sie verordneten *Sepia, Helonias* und *Hydrastis*. Es half ihr tatsächlich, wofür ich Ihnen meinen Dank aussprechen möchte. (...).«

»Wir sind Besitzer einer 3½-jährigen Chow Chow Hündin, welche uns viel Freude macht. Vor ca. einem Jahr fing sie an, immer dann, wenn ihr etwas nicht passte, zu beißen. Das steigerte sich im Laufe der Zeit so, dass ich langsam Angst vor meinem eigenen Hund bekam. Auch kämmen ließ sie sich immer widerwilliger, bis wir es dann einstellen mussten.
Da hörten wir von Freunden von Ihrem Buch »Unsere Hunde – gesund durch Homöopathie«. Nach Ihrem Buch haben wir sie als Angstbeißer eingeordnet, weil auch sie, wie dort beschrieben, ohne jedes Vorzeichen zubeißt. Mit Ihrer Empfehlung *Belladonna D30* zu verabreichen, was wir seit ca. 8 Wochen tun, haben wir sehr guten Erfolg. Unser Hund lässt sich wieder streicheln und ist ausgesprochen lieb geworden. (...).«

»Wir haben jetzt unseren 3. Boxerwelpen, nachdem wir den 1. Hund mit knapp 2 Jahren wegen eines starken Herzklappenfehlers und den 2. wegen Stoffwechselstörungen (Leber, später auch Nieren) mit gut 2 Jahren haben einschläfern lassen müssen. Besonders der 2. Hund hat sehr viel Antibiotika und zuletzt auch Kortisonspritzen bekommen.
Nach der Lektüre Ihres Buches bin ich davon überzeugt, dass wir unseren zweiten Boxer noch hätten haben können, wenn wir ihn nach Ihren Vorstellungen von einem Tierarzt mit homöopathischen Kenntnissen hätten behandeln lassen.
Unseren dritten Hund nun möchten wir – wenn es irgend geht – vor scharfen Medikamenten bewahren. Einen Schnupfen, einen Durchfall und einen Wurmbefall habe ich bereits erfolgreich nach Ihrer Medikation behandelt. Außerdem ist nach einem Wespenstich am Vorderfuß die wirklich starke Schwellung nach 1-mal 10 Tropfen *Arnica D4* und einmal sehr nass Einreiben mit verdünnter *Calendula*-Tinktur sofort zurückgegangen, und der Hund hat nicht mehr gelahmt. (...).«

»(...). Eine Eigenschaft: Angst vor Männern, die sich in Zurückweichen und ständigem Bellen äußerte, konnte ich durch *Lycopodium D30* auf ein erträgliches Maß reduzieren. (...).«

»Mein belgischer Schäferhund Manitu hatte im Januar dieses Jahres schrecklichen, blutigen Durchfall. Mit *Arsenicum album* war er innerhalb 1 Woche wieder ganz munter und fidel. (...).«

»Auf diesem Wege nochmals herzlichen Dank für Ihr Rezept – *Natrium muriaticum D 12* für meinen kleinen Hund Klausi. Er ist ein sehr reinlicher Hausgenosse geworden, das Mittel, dank Ihrer großartigen Verordnung, hat, einem Wunder gleich, gewirkt. (...).«

»(...) Bei zwei Rüden wollten die Hoden nicht einspringen. Frau R. hat sich seinerzeit an Sie gewandt und Tabletten oder ein Rezept für diesen Fall erhalten. Die Hoden sind nach 2 Tagen eingesprungen. (...).«

»Die »grüne Bibel« empfehle und verschenke ich voller Wonne, nun auch einer anderen Züchterin, die das Buch auf dem Kühlschrank liegen hat und während Kochen und Züchten also immer einen Blick im Buch hat. Ihre letzten Würfe hat sie mit *Pulsatilla* gemacht und meint, noch nie hätte sie so leicht ihre Hundekinder auf die Welt befördern können. Ein Jammer, dass das Buch nicht noch umfangreicher ist, denn Sie wissen ganz sicher noch eine Menge mehr, was wir Züchter leider nicht wissen. (...).«

»Kann Ihnen heute mitteilen, dass meine Teckelhündin am 20. 1. sechs Welpen ohne Komplikationen geworfen hat! Selbst schwerere Welpen (290 g–315 g), die in Hinterendlage kamen, konnte sie ohne Schwierigkeiten austreiben; die Presswehen blieben bis zum letzten Welpen gleichmäßig stark. Vom Austritt des ersten bis zum sechsten Welpen vergingen knapp sechs Stunden; die Hündin hatte genügend Zeit, sich zwischendurch zu erholen und war am Ende des Geburtsvorganges nicht erschöpft.
Wie empfohlen, gab ich über 2 Wochen vorher zur Vorbereitung *Pulsatilla D 6* und bin dankbar und froh, dass dieses Mittel diese wunderbare Wirkung zeigte!«

»Anbei ein Foto von unserem Rüden Mischa, mit größtem Dank an Sie, denn Ihre rasche Hilfe mit *Mineral D 6* hat es ihm wieder ermöglicht, gut aufzustehen und zu laufen.
Auch seine körperliche Konstitution hat sich sichtbar gebessert. Er ist wieder viel kräftiger und daher auch wieder wilder, das bringt auch manchmal einen kurzen Rückfall, aber nur für ein paar Stunden, danach ist er wieder wohlauf.«

»Nachdem unsere Hündin Anka wieder so sehr lahmte, als ich heute mit ihr rausging, erlaube ich mir, Sie anzuschreiben und, wenn möglich, um Hilfe zu bitten. Ihre Adresse bekam ich von der Redaktion Ihres Buches »Unsere Hunde – gesund durch Homöopathie«, das mich übrigens fesselte, wie kaum jemals ein anderes zuvor.«

»Nachdem mein letzter Hund mit fast 16 Jahren starb ... möchte ich Ihnen Dank sagen für Ihr Buch. Ich habe viele Jahre eine wunderbare Hilfe dadurch erfahren. Zwar bin ich von Tierärzten umgeben (Schwiegersohn, dessen Vater, Freunde), aber keiner wusste Rat, als unser Bedlington vor 4 Jahren ekzemübersät war, zum Skelett abmagerte, das Futter verweigerte. Das Blutbild zeigte so schlechte Werte (Leber) und soviel Harnstoff, dass die Kleine nur noch wenig Lebenserwartungen haben durfte. Und dann ging der Kampf los! Zuerst die Ableitungen

mit Schwefel, die Ernährungsumstellung, *Calendula*-Salbe mit viel Wärme, Leberwickel, *Lycopodium*. Nachdem es ihr ständig besser ging, gab ich einige Wochen das Nebelsche Drainagemittel mit bestem Erfolg ... Unser langjähriger Tierarzt kann überhaupt nicht begreifen, was Homöopathie ist. Es scheint so, dass es nicht nur Unverbesserliche gibt, sondern dass die Denkweise vieler Lehrer auch ein abnormes Grundverhalten prägt, d. h. man sich gar nicht mit so etwas befasst! Zweimal wuchs Hündinnen Fell nach *Sepia*. Beide Ärzte wollten sich totlachen, als die Leute von *Sepia* erzählten ...
Wir waren sehr dankbar, auf Ihre Ratschläge zurückgreifen zu können und möchten Ihnen ganz herzlich dafür danken. ...«

»Wir haben *Ignatia D 200* nach Ihrer Anweisung im Buche gegeben und sind sehr glücklich darüber, dass das Mittel geholfen hat. Da die Hündin, sie ist 4 Jahre alt, schon 8 Scheinschwangerschaften hinter sich hat, ist unsere Freude besonders groß, und unser Dank an Sie auch.
Wenn Sie wüssten, wie Ihr Buch bei mir aussieht! Überall angestrichen, unterstrichen, mit Vermerken versehen. Es ist eben ein richtiges »Handbuch« geworden. ...«

»In der 7. Auflage S. 233 schreiben Sie: »dann wird ein Hund seltener krank, oft kann man es verhindern, bis auf das Natürlichste der Welt, dass er eben eines Tages sterben wird«.
Dieses Sterben trat für Pascha am 18. Dezember ein, er wurde 15½ Jahre alt. Wenn es nötig war, habe ich Ihr Buch zur Hand genommen und, wenn ich einen Rat brauchte, habe ich Ihnen geschrieben und Sie haben mir geantwortet. Dafür will ich Ihnen danken, überzeugt, dass Ihr Buch in die Hände jedes Hundehalters gehört, zum Nutzen der Hunde und auch zum eigenen ...«

»Am 27. 07. 87 berichtete uns Frau Sharma, dass eine Frau in Indien von einem tollwütigen Hund gebissen und nach den Vorschlägen aus dem Buch behandelt wurde und ohne eine Spritze bekommen zu haben, wieder geheilt wurde. Sie konnte keine Spritze erhalten, weil dort das halbe Dorf gebissen wurde und für sie keine mehr da war.«

Eine Buchhandlung schreibt:
»Zuerst möchte ich Ihnen sagen, dass wir schon sehr lange Ihre beiden Bücher mit viel Erfolg vertreiben. Und nicht nur aus geschäftlichen Gründen – ich habe immer wieder mit großem Interesse darin gelesen, auch wenn unsere Tiere mal nicht krank waren. Es gibt nicht sehr viele Bücher, die wir mit so großer Überzeugung verkaufen ...«

»Die seit 5 Jahren chronischen Ohrenentzündungen sind nach *Pulsatilla* Tabletten und Tropfen völlig ausgeheilt, sodass die operative Erweiterung des Gehörgangs nicht durchgeführt zu werden brauchte ...«

»... einen jahrelang bestehenden Nasenfluss bei meiner Dackelhündin konnte ich durch Ihre in Ihrem Buch angegebene Therapie *(Cinnabaris* und *Kalium bichromicum)* total ausheilen.«

»Ich bat Sie um Hilfe für meinen Boxerrüden, der an einer linksseitigen Hüftdysplasie erkrankt war.
Nach Eintreffen des *Minerals D6* kann ich Ihnen nun die besonders für mich erfreuliche Mitteilung machen, dass mein Hund nach achtwöchiger Einnahme des Medikamentes wieder völlig hergestellt ist. Der arme Kerl konnte vorher kaum noch die Treppen steigen und hatte starke Schmerzen, und das beim Bewegungsdrang eines Boxers!
Heute springt und klettert er wieder lustig umher und ist voller Tatendrang, so, als sei nichts gewesen.
Ich möchte Ihnen nochmals von ganzem Herzen danken ...«

»Im Spätsommer hatte sich Winni auf einem großen Gelände, auf dem sie mit anderen spielte, einen akuten Darmkatarrh mit starker Kreislaufbelastung geholt, den wir nach Ihrem Buche therapierten. Wiederherstellung in 4 Tagen, während andere Hunde wochenlang in der Klinik lagen.«

»Es gibt segensreiche Fälle im Leben eines jeden Menschen. Der Kauf dieses Buches war wohl ein solcher.«

# 20 Alphabetisches Mittelverzeichnis

| | |
|---|---|
| **Abrotanum** (Eberraute) | Mangelnder Appetit oder Heißhunger und Abmagerung, Durchfall wechselt mit Verstopfung, Spulwurmbefall beim Welpen. |
| **Acidum benzoicum** (aus Styraxarten in Siam sublimierte Benzoesäure) | Harnwege, Stütz- und Bewegungsapparat, Gelenke, Bänder, Luxationsneigung. |
| **Acidum fluoricum** (Flusssäure) | Schilddrüse, Knochen, Gelenke, Arthrose, Bindegewebe, Haare, Haut, Ekzeme, Zähne, Narbenkeloid, bestimmte Tumoren. |
| **Acidum formicicum** (Ameisensäure) | Konstitutionsmittel, rheumatisch-allergische Veranlagung, harnsaure Diathese, Umstimmungs- und Regenerationsmittel, schlaffes Bindegewebe. |
| **Acidum nitricum** (Salpetersäure) | Schleimhautmittel der äußeren Haut am Übergang von Haut zu Schleimhaut, an Fang, Nase, Harnröhre und After. Geschwüre, Fissuren, auch Afterfisteln und Aftertumoren, »Stinkermittel«, berührungsempfindliche Warzen. |
| **Acidum phosphoricum** (verdünnte Phosphorsäure) | Impotenz durch Überanstrengung, Durchfall ohne Schwächezeichen. |
| **Acidum sulfuricum** (Schwefelsäure) | Mittel für Nervensystem, Blut und Schleimhäute, Sodbrennen, Erbrechen. |
| **Aconitum napellus** (blauer Eisenhut) | Alle plötzlichen Entzündungen, die mit einem fieberhaften »Gefäßsturm« beginnen, ausgelöst durch Kälte, speziell Nordwind. Ängstlichkeit, Unruhe, Hecheln. Anfangsstadium fieberhafter Erkrankungen und Entzündungen, Neuralgien. |
| **Aesculus hippocastanum** (Rosskastanie) | Entzündung der Analdrüse, Entzündung von Venen. |
| **Aethiops antimonialis** (Spießglanzmohr) | Dickdarmentzündung (Kolitis). |
| **Aethusa** (Hundspetersilie) | Magen-Darm-Trakt, krampfartiges Erbrechen (Pylorospasmus). |
| **Agaricus muscarius** (Fliegenpilz) | Veitstanz, Muskelzucken. |

| | |
|---|---|
| **Agnus castus** (Mönchspfeffer) | Gesteigerte Libido. |
| **Aloe** (getrockneter Saft der Blätter) | Dickdarm, Schwäche des Afterschließmuskels. |
| **Alumina** (Tonerde) | Konstitutionelle Minderwertigkeit der Schleimhäute, abnorme Fressgier, Verstopfung. Blasen- und Mastdarmlähmung, Kryptorchismus rechts, Fissuren. |
| **Ambra** (Ausscheidungsprodukt des Pottwals, grauer Amber) | Nerventonikum, Alterungsmittel, besonders auch bei Boxern. |
| **Antimonium arsenicosum** | Bronchitis, hartnäckiger Husten, Stauung im kleinen Kreislauf. |
| **Antimonium crudum** (Schwarzer Spießglanz) | Magenbeschwerden auf ungeeignetes Futter, chronischer Darmkatarrh mit Verstopfung, Appetitlosigkeit mit stark belegter Zunge, Störung des Nagelwachstums, Schwielen- und Hornhautbildungen, Hautrisse, Hyperkeratosen, Warzen, Liegeschwielen. |
| **Antimonium tartaricum** (Brechweinstein) | Schleimiger Husten, fieberhafte Bronchitis, Bronchopneumonie, Lungenentzündung. |
| **Apis mellifica** (Honigbiene) | Entzündliche Schwellung von Haut und Schleimhäuten, Nesselfieber, Allergie, Blasenentzündung, Nierenentzündung, Leistenhoden rechts, Rheumatismus, Angina, bei Staupe mit Gehirnkrämpfen, bei Hitzschlag. |
| **Argentum nitricum** (Höllenstein) | Schleimhautprozesse, Nervenleiden, Gier auf Zucker und Süßigkeiten, die nicht vertragen werden, Platzangst, Angst vor allem Neuen, Durchfall aus Angst, ängstliches Gliederzittern. |
| **Aristolochia clematitis** (Osterluzei) | Regulierung des Hormonhaushaltes, Sterilität, Wundbehandlung, juckende Ekzeme im Alter, Furunkel. |
| **Arnica montana** (Bergwohlverleih) | Folgen von Schlag und Stoß, Quetschungen, Verstauchungen, Blutergüsse, Muskelschmerzen nach Überanstrengungen (Muskelkater), überanstrengtes Herz, Herzmuskelschwäche, im Wechsel mit *Belladonna* erste Hilfe bei Schlaganfall und Gehirnerschütterung, Lähmung, Altersmittel. |

| | |
|---|---|
| **Arsenicum album** (weißes Arsenik) | Asthma, Frösteligkeit, Bauchwassersucht, Durchfälle, Ekzeme, Magen-Darm-Entzündungen, Lungenentzündungen, Krebs, Abmagerung und Erschöpfung, Unruhe und Angst, auch vor Alleinsein. Brennender Schmerz auf trockener Haut. Viel Durst, trinkt aber wenig auf einmal. Trockene Ekzeme, Haarbruch, Nierenentzündung, oft Brechdurchfall. Krebsmittel im Endstadium, bestimmte Vergiftungen, Verschlimmerung nach Mitternacht, Besserung durch Wärme. |
| **Arsenicum jodatum** (Arsentrijodid) | Atemwege, Reizhusten, Aftertumoren. |
| **Asa foetida** (Stinkasant) | Nächtliche Unruhe bei Scheinschwangerschaft. Darmkolik. |
| **Aurum metallicum** (metallisches Goldpulver) | Keratitis mit Venengeflecht auf der Hornhaut. Konstitutionsmittel bei vollblütigen Rassen wie Boxern, Möpsen und ähnlichen in dieser Statur, Kryptorchismus (beide Hoden nicht fühlbar). |
| **Baptisia** (Wilder Indigo) | Zentrales Nervensystem, Gehirnstaupe. |
| **Barium carbonicum** (Bariumcarbonat) | Grützbeutel, chronische Mandelentzündung beim Junghund, Alterungsmittel mit Schwindel, Altersherz und Verkalkung. |
| **Belladonna** (Tollkirsche) | Fieberhafte Zustände bei: Gesäuge-Entzündung, Hodenentzündung. Lungenstau, Gehirnkongestion, Schlaganfall, Aggressivität, Aufregung, Angstbeißen. Das Mittel der örtlichen, akuten Entzündung folgt nach der Aconitphase, Neuralgien. |
| **Bellis perennis** (Gänseblümchen) | Folgen von Verletzungen und Überanstrengungen, Abgeschlagenheits- und Wundheitsgefühl am ganzen Körper wie auch in der Gebärmutter. Angezeigt mit Arnica nach der Geburt. |
| **Berberis** (Berberitze, Sauerdorn) | Leber-Nieren-Gallenmittel bei harnsaurer Diathese, zum Ausleiten, Leistenhoden, Ekzeme nur am Hals, Blasengrieß und -steine, Nierenkoliken, Nachbehandlung der Stuttgarter Hundeseuche, hepatorenales Syndrom. |

| | |
|---|---|
| **Borax** (Natrium boracicum) | Überempfindlichkeit gegen Geräusche und übermäßigen Lärm. Angst vor Fahrstühlen. Angst in großer Höhe. |
| **Bryonia** (Zaunrübe) | Bronchialkatarrh mit trockenem Husten, Lungenentzündung, Brustfellentzündung, Galle-Erbrechen, Gelbsucht, Gesäugeentzündung, Milchstau, Prostatitis, akuter Rheumatismus bis zur Lähmung. |
| **Bufo rana** (Erdkröte) | Onanie, Krämpfe. |
| **Cactus** (Königin der Nacht) | Herzschwäche, Altersherz, Herzschmerzen. |
| **Calcium carbonicum Hahnemanni** (Austernschalenkalk) | Konstitutionsmittel für kopflastige Typen, perverser Appetit, Rachitis, Epilepsie, Kropf, Fettgeschwülste, Warzen, Allergieneigung. |
| **Calcium fluoratum** (Calciumfluorid) | Star, Rachitis, Zahnbeschwerden, Bindegewebsschwäche, Knochenhautentzündung, Knochenkrankheiten, Exostosen, Afterfisteln, Kropf, auch bei Drüsengeschwülsten. |
| **Calcium jodatum** (Calciumjodid) | Schilddrüse, jugendlicher Kropf, Atemwege, Lymphsystem, auch bei Entzündung des Gesäuges oder des Hodens. |
| **Calcium phosphoricum** (Calciumhydrogenphosphat) | Demineralisation, Eklampsie, Epilepsie, Rachitis, Wachstumsstörungen bei schlanken Typen, Knochen- und Bänderschäden. |
| **Calcium sulfuricum** (Gefälltes Calciumsulfat) | Haut, Schleimhäute, Umstimmung bei eitrigen Prozessen, Analdrüseneiterung. |
| **Calculi biliarii** (Gallensteine) | Gallensteine, Milzsteine. |
| **Calculi renales** (Nierensteine) | Blasengrieß und -steine, Nierensteine. |
| **Calendula** (Ringelblume) | Desinfektion von Wunden, Blutergüsse, Eiterungen, Insektenstiche, äußerlicher Gebrauch als Salbe oder als Mischung von 1–2 Teelöffel der Tinktur auf ¼ Liter Wasser oder unverdünnt bei Gehörgangsentzündungen und Lefzenekzem, Entzündung der Analdrüsen. |
| **Camphora** (Kampfer) | Ohnmacht, Kollaps, Schock. |

| | |
|---|---|
| **Cantharis** (spanische Fliege) | Reizzustand von Blase und Harnröhre. Blasenentzündung mit andauerndem Harndrang, Blasenschwäche nach Operationen. Nierenentzündung, Verbrennungen, Dermatitis mit Blasenbildung. |
| **Carbo animalis** (Tierkohle aus lohgarem Kernrindsleder) | Schleimhäute, Lymphsystem, Neoplasmen, harte Mammatumoren. |
| **Carbo vegetabilis** (Holzkohle) | Perverser Appetit, Blähungen, Gastritis, schlechter Mundgeruch. |
| **Carduus marianus** (Mariendistel) | Hepatitis und Leberzirrhose, auch bei Hakenwurmbefall. |
| **Caulophyllum** (Frauenwurzel) | Schwere Geburten, Wehenschwäche, auch Blutungen. |
| **Causticum Hahnemanni** (Ätzstoff) | Reizblase mit Harntröpfeln, Warzenmittel, Schwäche der Hinterhand bis zur langsam auftretenden Lahmheit, Schwäche des Afterschließmuskels, verstopfte Analdrüsen, Nervosität, Fazialislähmung. |
| **Ceanothus americanus** (Säckelblume) | Milzkrankheiten. |
| **Chamomilla** (Echte Kamille) | Durchfall beim Zahnen, Bauchweh, Krämpfe, Zahnschmerzen, Luxationsneigung, Rangkämpfe. |
| **Chelidonium** (Schöllkraut) | Leberversagen, Gelbsucht, krampflösend bei Magen-Darm-Beschwerden. |
| **China** (Roter Chinarindenbaum) | Erschöpfungszustände nach Blut- oder anderen Säfteverlusten, wie Durchfälle, Erbrechen o. ä., Anämie nach Infekten, eventuell auch Haarausfall. |
| **Chininum arsenicosum** (Chininarsenit) | Wie bei China und Arsenicum album. |
| **Cicuta virosa** (Wasserschierling) | Zentrales Nervensystem, Herz, Haut, Gier nach Kot. |
| **Cimicifuga** (Wanzenkraut) | Rheuma der Halsmuskulatur, Neuralgien, Hormonstörungen der älteren Hündin (Klimax), Sterilität, Regelung verzögerter Geburten. |
| **Cinnabaris** (Zinnober) | Mykosen, chronische Nebenhöhlenerkrankungen. |

| | |
|---|---|
| **Clematis** (Waldrebe) | Prostata-Entzündung, Hodenentzündung rechts, Wanderhoden. |
| **Cocculus** (Kockelskörner) | Fahrkrankheit, dadurch bedingter Durchfall, Lähmung bei Staupe, Muskelzucken. |
| **Colocynthis** (Koloquinthe) | Plötzlich auftretende Koliken, Meteorismus, Blähungen. |
| **Condurango** (Rinde des Condurangobaumes, Geierpflanze) | Rhagaden, Bittermittel, Appetitstörungen. |
| **Conium maculatum** (gefleckter Schierling) | Hodenekzem, chronische Hodenentzündung, Altersschwindel, Drüsenverhärtungen, Geschwülste, besonders Brust und Prostata, Lähmung bei Staupe. |
| **Convallaria majalis** (Maiglöckchen) | Herz, Kreislauf. |
| **Crataegus** (Weißdorn) | Altersherz mit Herzklopfen und Müdigkeit, Kreislaufstimulans. |
| **Croton tiglium** (Purgierkörner) | Ekzem, speziell des Hodens. |
| **Cuprum metallicum** (metallisches Kupfer) | Krämpfe, Zuckungen der Extremitäten, Krampfhusten bis zum Ersticken. Als *Cuprum oxydatum nigrum D 4* ein Wurmmittel, ähnlich wie *Abrotanum*. |
| **Curare** (Pfeilgift der Indios Südamerikas) | Lähmung motorischer Nerven, Atemlähmung, Lähmung nach epileptischem Anfall. |
| **Cyclamen** (Alpenveilchen) | Scheinschwangerschaft, Regulierung des Hormonhaushalts. |
| **Damiana** (aus Süd- und Mittelamerika, Turnera aphrodisiaca) | Impotenz, Deckunlust. |
| **Digitalis purpurea** (roter Fingerhut) | Prostata-Ödem, Herzbeschwerden. |
| **Dulcamara** (Bittersüßer Nachtschatten) | Rheumatismus nach Durchnässung, Blasenkatarrh, Reizblase, Durchfall nach Erkältung, Juckreiz unklarer Genese. |
| **Echinacea angustifolia** (schmalblättrige Kegelblume, auch Sonnenhut) | Infektionen, Wunden, Septikämie, Mandelentzündung. Zur Steigerung der körpereigenen Abwehr. Äußerlich als Salbe oder einer Auflösung 1–2 Teelöffel der Tinktur auf ¼ Liter Wasser. |

| | |
|---|---|
| **Eichhornia** (Wasserhyazinthe) | Chronische Pankreatitis mit Verdauungsstörungen. |
| **Euphrasia** (Augentrost) | Lidbindehaut-Entzündung. Hornhaut- und Tränenkanal-Entzündung. |
| **Ferrum metallicum** (metallisches Eisen) | Appetitlosigkeit im Wechsel mit normaler Nahrungsaufnahme, Anämie, Haarausfall nach schweren Erkrankungen, Gier nach Fressen von Erde. |
| **Ferrum phosphoricum** (phosphorsaures Eisen) | Fieber, Beginn von kongestiven Krankheiten, Eklampsie. |
| **Flor de Piedra** (Steinblüte) | Leberkrankheiten. |
| **Gelsemium sempervirens** (wilder Jasmin) | Gehirnhautreizung, Hitzschlag, zerebral bedingte Lähmung der Hinterhand als Folge der Staupe, Blasenlähmung, Gliederzittern, gesteigerte Libido. |
| **Glonoinum** (Nitroglyzerin) | Meningismus, Sonnenstich. |
| **Gnaphalium** (Vielköpfiges Ruhrkraut, auch Wollkraut) | Peripheres Nervensystem, Lähmungserscheinungen, Magen, Darm, Harnwege. |
| **Graphites** (Reißblei) | Feuchte Ekzeme, Schrunden und Risse der Haut, Verkrüppelung der Nägel, auch Haarausfall, katarrhalische Gehörgangsentzündungen, Sekretabsonderungen »wie Honig«, Narbenmittel (wie *Sepia*), Stuhlverstopfung. |
| **Hamamelis** (virginische Zaubernuss) | Sickerblutungen, Verletzungen, Blasen- und Darmblutungen. Auch als Salbe oder Zäpfchen bei Entzündungen des Afters. |
| **Haronga** (Madagaskar-Palme) | Verdauungsschwäche der Bauchspeicheldrüse, nicht aber bei deren Entzündung. Am besten bei allen Formen nur ab D 12 verordnen. |
| **Harongan** (Trockenextrakt aus Harongarinde und -blättern) | Dyspeptische Beschwerden, nicht bei Pankreatitis. Nicht bei Cholelithiasis. |
| **Hekla lava** (Lava vom Hekla-Vulkan auf Island) | Tumoren im Bereich der Kiefer, Periostitis. |
| **Helleborus niger** (Christrose) | Nervensystem, Alterung. |
| **Helonias dioica** (Falsche Einhornwurzel, Teufelsbiss) | Uterustonikum. |

| | |
|---|---|
| **Hepar sulfuris** (Kalkschwefelleber) | In niedrigen Potenzen eiterfördernd, in hohen eiterhemmend, Abszess, Furunkel, Drüsenvereiterung, Patient ist überempfindlich gegen Berührung, Schmerzen und Kälte. Alles was eitert. Oft Geruch nach altem Käse. |
| **Hydrastis canadensis** (kanadische Gelbwurz) | Schleimhautmittel, besonders des Uterus. |
| **Hyoscyamus** (Bilsenkraut) | Aggressivität, hysterische Erregungszustände, Eifersucht, Lähmungen, trockener Krampfhusten, Reizblase, Harnverhaltung, Eklampsie. |
| **Hypericum** (Johanniskraut) | Nervenwunden, Lähmungen, Johanniskrautöl ist ein vorzügliches Wundöl, auch bei Verbrennungen und Hautabschürfungen. Vorbeugend bei Tetanus, Gehirnerschütterung. |
| **Ignatia** (Ignatiusbohne) | Bei Kummer und Heimweh, Scheinschwangerschaft. |
| **Ipecacuanha** (Brechwurzel) | Bronchitis, Magenkatarrh mit Erbrechen, Darmkatarrh mit blutigen Durchfällen. |
| **Jodum** (Jod) | Kropf, Abmagerung unter Erhaltung des Appetits. |
| **Kalium bichromicum** (chromsaures Kali, Kaliumdichromat) | Chronischer Nasenausfluss, Nebenhöhlen, Neigung zu Geschwüren, auch der Hornhaut des Auges. |
| **Kalium bromatum** (Kaliumbromid) | Zentrales Nervensystem, Schleimhäute, Haut, Akne, besonders am Unterkiefer alter Hunde. |
| **Kalium carbonicum** (Kaliumcarbonat, Pottasche) | Herz-Kreislauf, Atemwege, Bewegungsapparat. |
| **Kalium muriaticum** (Kaliumchlorid) | Schleimhäute, Lymphdrüsen. |
| **Kalium phosphoricum** (phosphorsaures Kali) | Nervosität, Ängstlichkeit, Erschöpfungszustände, Schreckhaftigkeit, Gliederzittern, Ausfallen der Barthaare. |
| **Kalmia** (breitblättriger Berglorbeer) | Neuralgien bei Herzleiden. |
| **Kreosotum** (Buchenholzteerdestillat) | Übelriechende Haut- und Schleimhauterkrankungen mit Entzündung und Juckreiz, Ekzem, Tumoren in der Scheide. |

| | |
|---|---|
| **Lachesis** (Gift der Schlange, Lachesis muta, Buschmeister, lanzenförmige Viper) | Gangränöse Mandelentzündungen, Eifersucht, Septikämie (Blutinfektionen), Gebärmutterentzündung, Leistenhoden links. Infektionskrankheiten mit Blutvergiftung, Phlegmone, Bellwut. |
| **Lachnanthes tinctoria** (Rotwurzel) | Nackensteife, Schiefhals, Neuralgie, Rheuma. |
| **Lathyrus sativus** (Kichererbse) | Neurotoxin. Spastische Lähmungen. |
| **Laurocerasus** (Kirschlorbeer) | Chronische Rechtsinsuffizienz des Herzens mit Stauungshusten. |
| **Ledum palustre** (Sumpfporst) | Insektenstiche und Stichverletzungen, Rheuma der Muskeln und Gelenke, Gicht. Vorbeugend bei Tetanus. |
| **Lespedeza Sieboldi** (Strauchklee) | Ein spezifisches Mittel für alle Krankheiten, die mit einem erhöhten Kreatininspiegel einhergehen, besonders bei Nierenkrankheiten. Dabei auch Haarausfall. |
| **Lilium tigrinum** (Tigerlilie) | Nächtliche Unruhe bei Scheinschwangerschaft. |
| **Lithium carbonicum** (Lithiumcarbonat) | Blasensteine. |
| **Lycopodium** (Bärlapp) | Chronische Leberinsuffizienz, Appetitmangel, Lungenentzündung, Kryptorchismus beiderseits, Blasengrieß und -steine. Haarbruch. |
| **Magnesium carbonicum** (basisches Magnesiumcarbonat) | Nierensteinbeschwerden, Gicht, rheumatische Diathese, Spasmen, Prostatahypertrophie. |
| **Magnesium chloratum** (Magnesiumchlorid) | Magen, Darm, Leber, Prostatahypertrophie. |
| **Magnesium phosphoricum** (Magnesiumphosphat) | Krämpfe und Koliken, Verstopfung mit trockenem Schafballenkot. Gliederzittern, Prostatahypertrophie. |
| **Mercurius solubilis** (Quecksilber) | Schleimhautentzündungen der Mundhöhle und des Magen-Darm-Kanals, Angina, Zahnfleischentzündung, Kolitis, katarrhalische Entzündung der Vorhaut und der Scheide, Krankheiten der Speicheldrüse, Gelbsucht, Gehörgangsentzündung, Bauchfell- und Nierenentzündung, Ekzeme. Durst im Alter. |

| | |
|---|---|
| **Mercurius sublimatus corrosivus** (Quecksilberbichlorid, Sublimat) | Schleimhäute, Magen, Darm, schleimüberzogener Kot, Harnwege, Hornhautveränderungen bis zum Geschwür, eitrige Otitis media, Mundfäule, Foetor ex ore. |
| **Mezereum** (Seidelbast) | Haut, Schleimhäute, auch Vorhautkatarrh, Juckreiz, Ekzeme, Furunkel. |
| **Millefolium** (Schafgarbe) | Blutungsneigung. |
| **Mineral (Vermiculite)** | Entkalkungen – Verkalkungen. |
| **Murex purpurea** (Purpurschnecke) | Sexuelle Erregung bei weiblichen Tieren, Eifersucht. |
| **Myristica sebifera** (Rindensaft von Virola sebifera) | das so genannte »homöopathische Messer«, befördert die Einschmelzung von akuten Eiterungen, wie z. B. Abszess. |
| **Naja tripudians** (Brillenschlange, Kobra) | Herz, Kreislauf, Endokarditis, besonders nach Infektionskrankheiten, Versuch bei Leukämie. |
| **Natrium carbonicum** (Natriumcarbonat-Monohydrat, gereinigte Soda) | Vegetatives Nervensystem, Schleimhäute der oberen Luftwege, Wetterfühligkeit, Spätfolgen nach Herzschlag. |
| **Natrium muriaticum** (Kochsalz) | Abmagerung, Haarausfall, chronische Lidbindehautentzündung, Star, Ekzeme in Gelenkbeugen, nässend nach Fertigfutter. |
| **Natrium phosphoricum** (Natriummonohydrogenphosphat) | Magen, Darm, Parodontose. |
| **Natrium sulfuricum** (Glaubersalz) | Gelbsucht, besonders bei Erbrechen. |
| **Nux vomica** (Brechnuss oder Krähenauge) | Appetitlosigkeit, nervöse Magenstörungen, Magensäureüberschuss, Verstopfung, Kolik, Bandscheiben. Spastische Lähmungen, Angst, geräuschempfindlich, Fahrkrankheit. |
| **Oenanthe crocata** (Rebendolde) | Krampfzustände, Epilepsie. |
| **Okoubaka** (afrikanische Baumrinde) | Vergiftungen durch Insektenmittel, Flohpulver, durch Farben- und Lackgerüche, durch verdorbenes Futter, Fleisch, Wurst. Beeinflusst gut Toxoplasmose und wirkt als Drainagemittel von Resttoxinen nach schweren Krankheitszuständen und Infektionen. |

| | |
|---|---|
| **Opium** (Mohn) | Koma, Verstopfung, Schreckfolgen, Krämpfe nach Narkose, schlaffe Lähmung. |
| **Origanum** (Dost) | Onanie, geschlechtliche Übererregung, besonders bei Rüden. |
| **Paeonia officinalis** (Gartenpfingstrose) | Kolon, Enddarm, Haut, Ekzem am After. |
| **Petroleum** (Steinöl) | Ekzeme, Rhagaden, Fissuren – schlimmer im Winter. |
| **Petroselinum** (Petersilie) | Reizblase, Harnverhaltung. |
| **Phosphorus** (gelber Phosphor) | Nervöse Erschöpfungszustände, Angst (auch vor Gewitter), Durchfall, innere Blutungen, Gelbsucht, Stuttgarter Hundeseuche, Muskelzucken, Lungenentzündung, Knochenentzündung und -eiterung. |
| **Phytolacca** (Kermesbeere) | Entzündung des Gesäuges, Tumoren im Gesäuge. |
| **Platinum** (Platin) | Eifersucht. Übermäßiger Geschlechtstrieb. |
| **Plumbum metallicum** (Blei) | Verstopfung, schlaffe Lähmung, Muskelschwund. |
| **Podophyllum** (Maiapfel, Entenfuß) | Hydrantenstuhl. |
| **Psorinum** (Nosode) | Gehörgangsentzündung, Ekzeme im Winter (oft nässend), chronische Mykosen, Haarverfilzung. |
| **Pulsatilla** (Wiesenküchenschelle) | Eitrige Katarrhe mit mildem Sekret, aber nicht reizend, oft auch dicker, gelbgrüner Eiter, Magenschleimhautentzündungen, schleimige Durchfälle, Scheinschwangerschaft, aber auch zur Vorbereitung der Geburt, Gebärmutterentzündung, Hodenentzündung, Kryptorchismus links, Gehörgangsentzündung, Lidbindehautentzündung. |
| **Pyrogenium** (faulendes Rindfleisch) | Schwere, fieberhafte Infektionen, Septikämie, Abszess, Zahnwurzelentzündung. |
| **Rhododendron** (Goldgelbe Alpenrose) | Periphere Nerven, Muskeln, Knochen, Gelenke, männliche Geschlechtsorgane, Hodenentzündung, besonders links. |

| | |
|---|---|
| **Rhus toxicodendron** (Giftsumach) | Zystitis, Ekzem, oft mit Bläschenbildung, Folgen von Durchnässung, auch von Überanstrengung, Distorsion, Muskelrheumatismus bis zur »Lähmung«. |
| **Rhus venenata** (Giftsumach) | Hautrötungen mit starkem Juckreiz, besonders an den Sohlen der Pfoten. |
| **Ruta graveolens** (Weinraute) | Quetschungen, Überanstrengung, Verrenkung, Knochenhaut, Sehnenverzerrungen und -entzündungen, Bänderzerrung. |
| **Sabal serrulatum** (Sägepalme) | Prostatitis und Prostatavergrößerung. »Homöopathischer Katheter«, auch bei Harnverhaltung. |
| **Sabina Juniperus** (Sadebaum) | Drohende Fehlgeburt, Gebärmutterentzündung. |
| **Secale cornutum** (Mutterkorn) | Wehenschwäche und Atonie der Gebärmutter. |
| **Sepia** (Tintenfisch) | Gebärmutterentzündung, Störung des Hormonhaushaltes bei der älteren Hündin. Haarausfall in den Wechseljahren und nach Geburten. |
| **Serum anguillae** (Aalserum) | Chronische Nierenentzündung mit massiver Eiweißausscheidung. |
| **Silicea** (Kieselsäure) | Kalter Abszess, Star, Epilepsie, Fisteln, chronische Eiterungen, Narbenkeloid. Störungen des Nagelwachstums, Haarausfall. Gier nach Sand. |
| **Solidago virgaurea** (Goldrute) | Nieren-, Blasenmittel. |
| **Spigelia** (Wurmkraut) | Herz, Kreislauf, Zentrales Nervensystem. |
| **Spongia tosta** (Gerösteter Meerschwamm) | Asthma, Verhärtung der Hoden und Entzündung, Kropf, Reizhusten. |
| **Stannum** (Zinn) | Chronische Bronchitis. |
| **Stannum jodatum** (Zinnjodid) | Bronchitis, Reizhusten. |
| **Staphisagria** (Stephanskörner) | Sexuelle Übererregung, Onanie, Narbeneiterungen, Narbengeschwülste, Gerstenkorn. |
| **Sticta pulmonaria** (Lungenflechte) | Reizhusten, Bronchitis. |

| | |
|---|---|
| **Stramonium** (Datura stramonium, weißer Stechapfel) | Zentrales und peripheres Nervensystem, Krämpfe mit nachfolgendem starkem Bewegungsdrang, besonders nach Staupe. |
| **Strophantus** (Strophantus gratus, Apocynaceae) | Herz, Kreislauf. |
| **Strychninum nitricum** (Salpetersaures Strychnin) | Nervöse Erschöpfung, Blasenlähmung bei Rückenmarkserkrankungen, Fahrkrankheit. |
| **Sulfur** (Schwefelblüte) | Ausbrüche der Haut, Schuppen, Haarausfall allgemein bei Stoffwechselstörungen, Haarverfilzung, Haarbruch, Verstopfung, morgendliche Durchfälle, Ekzem, eher trocken, heiße Haut, chronische Krankheiten, Mittel nach überstandenen Krankheiten zur Regeneration. |
| **Sulfur jodatum** (Jodschwefel) | Entzündung der Lymphdrüsen, vergrößerte Mandeln, Schleimbeutelentzündungen. |
| **Symphytum** (Beinwell) | Knochenbruch, Bänderabriss, Bluterguss im Auge. |
| **Syzygium jambolanum** (Jambulbaum) | Diabetes mellitus. |
| **Tabacum** (Tabak) | Fahrkrankheit. |
| **Tarantula** (Tarantel, kubanische Vogelspinne) | Muskelzucken. Zittern, Unruhe. |
| **Taraxacum** (Gemeiner Löwenzahn) | Leber, Galle, Gelbsucht, Magen, Darm, Niere. |
| **Tartarus emeticus** (Bechweinstein) | siehe Antimonium tartaricum. |
| **Terebinthina** (Terpentinöl) | Blasenentzündung, Blasenblutungen durch Nierengrieß. |
| **Thallium aceticum** (Tallium-1-acetat) | Alopezie, Neuritis. |
| **Thuja occidentalis** (Lebensbaum) | Vor und nach Impfungen, wuchernde Gehörgangsentzündungen, chronische Hautleiden wie Warzen, Geschwülste, auch der Drüsen, Prostatitis, Prostataadenom, Störungen des Nagelwachstums. |
| **Thyreoidin** (getrocknete Schilddrüsen von Schafen und Kälbern) | Schilddrüsenüberfunktion, Gewichtsverlust. |

| | |
|---|---|
| **Toxoplasmose-Nosode** | Toxoplasmose. |
| **Tuberculinum Kochi** oder **Tuberculinum aviare** (Nosode) | Konstitutionsmittel, Infektionsanfälligkeit. |
| **Urtica urens** (Brennnessel) | Verbrennungen, Allergie, Nesselfieber, Regulierung der Milchproduktion. |
| **Ustilago maydis** (Maisbrand) | Geschlechtliche Übererregung bei Rüden, Gebärmutterblutungen, Haarausfall. |
| **Veratrum album** (weiße Nießwurz, weißer Germer) | Kolikartige Durchfälle, mit Schwäche einhergehend, Kreislaufstütze. |
| **Vermiculite** | siehe »Mineral«! |
| **Viscum album** (Mistel) | Herz-Kreislauf, Herzhypertrophie. |
| **Zincum metallicum** (metallisches Zink) | Nervosität, nervöses Gliederzittern, Angst, besonders abends, Blasenschwäche, Glieder-, Muskellähmung, Muskelzucken, Epilepsie, Luxationsneigung, auch Stärkungsmittel im After. |

# 21 Anhang: Verschiedene Aufsätze und Vorträge

1. Der kranke Hund
2. Der Bandscheibenvorfall beim Hund
3. Sind die Wirkungen homöopathischer Potenzen bei Tieren auch auf »Suggestion« zurückzuführen?
4. Einige wichtige homöopathische Arzneimittel in der Veterinärpraxis
5. Taking the case from a silent patient
6. Die Tollwut beim Menschen und ihre Behandlung (mit Nachsatz 1977)
7. Wert der Impfungen bei Mensch und Tier

## 1. Der kranke Hund

(DHM, Heft 8/10. Jahrgang, 1959)

Ein brauner Langhaardackel, 4 Monate alt, Bes. M. in F., wird in der Sprechstunde vorgestellt. Die Besitzerin klagt, dass der so junge Hund ihr doch schon viele Umstände bereite. Nie könne er seine kleinen Geschäfte, wie es normalerweise geschieht, auf der Straße erledigen. Immer müsse sie ihn in die Küche einsperren, und wenn der Hund dann mindestens ¼ Stunde allein sei und die Gewissheit habe, dass ihn keiner sieht, dann erst würde er sich lösen.
Natürlich konnte diesem »kleinen Mann« geholfen werden. Es ist gewiss ein Idealfall, wenn ein solches Symptom im Kent unter der Rubrik: »Kann Urin in Anwesenheit anderer nicht lassen«, mit der Stärke 3 zu finden ist, und nur ein einziges Mittel dieses Symptom hat. *Natrium muriaticum C 30,* 5 Korn auf die Zunge, schaffte diesen Kummer noch am gleichen Tage aus der Welt.
Aber nicht immer ist die homöopathische Behandlung in der Veterinärmedizin so einfach. Es fehlt die präzise Angabe der Symptome, die das Repertorisieren beim Menschen für geübte Ärzte einfach macht. Zum guten Teil sind die Erfolge abhängig von der Beobachtungsgabe des Tierhalters und vom Behandler insofern, als er ein sattelfester Homöopath sein muss, jederzeit fähig, menschliche Arzneimittelbilder auf das Tier umzudenken, die Mittelwahl nach Modalitäten zu treffen und die Tiere zu individualisieren.

Einige Beispiele:
Ein 2 Jahre alter Airdaleterrier, Rüde, Bes. H. in K., ist vor 3 Wochen, wie der Hausgärtner behauptet, von einem Kaninchen gebissen worden. Bei der Untersuchung besteht eine pfenniggroße, offene, stark gerötete Wunde an der Innenseite des linken Hinterschenkels. Sie juckt oder brennt wahrscheinlich außer-

ordentlich stark, weil das Tier sie beständig leckt. Wenn der Hund läuft, fliegt sein Kopf nach wenigen Schritten plötzlich nach hinten links herum, um an der Wunde zu lecken. Er kratzt sich aber auch mit den Hinterpfoten abwechselnd sehr heftig an den Ohren, obgleich eine sichtbare Otitis nicht besteht. Ständig ist er mit sich beschäftigt: in steter kratzender oder leckender oder mit den Ohren schüttelnder Bewegung ist das Tier ein Bild des Jammers.
Gegen 12 Uhr ändert sich der Zustand: alle Erscheinungen nehmen an Intensität zu. Der Hund wird aufgeregt, rennt ruhelos im Zimmer umher (»er kriegt seinen Rappel«, wie man in Frankfurt sagt), bleibt minutenlang in einer Zimmerecke völlig erschöpft stehen, schnappt nach Fliegen, die nicht vorhanden sind, ist nicht ansprechbar, hört auf Zurufe oder Befehle des Besitzers nicht, trotz erstklassiger Dressur, und zwischendurch kratzt er sich an den Ohren, leckt sich an der Wunde und beißt an seinen Vorderpfoten. Dieser Zustand währte einen Tag, als ich den Hund in Behandlung nahm. Das Haus ist voller Aufregung, und man denkt an Tollwut. Außer der Wunde ergibt sich kein organischer Befund.
Auffällig war mir die starke Verschlimmerung von mittags 12 Uhr bis gegen 18 Uhr. Auf Grund dieses Symptoms (ich fuhr erst einmal nach Hause, um die damals etwas schwierige Mittelwahl zu treffen) wählte ich *Argentum metallicum* und fand auch alle anderen Symptome in diesem Bild. Der Fahrer des Hauses folgte mir eilends in die Praxis nach, um das Heilmittel abzuholen. In meiner Apotheke war allerdings nur *Argentum nitricum D 30* vorhanden, wovon ich täglich 10 Körnchen in des Hundes Trinkwasser tun ließ, ausgehend von der Annahme, dass wohl ein großer Unterschied in der AMB beider Mittel nicht sein könnte. Nach 2 Tagen waren wohl die Erscheinungen zurückgegangen, aber nicht abgeklungen.
*Argentum metallicum*, das in der dortigen Apotheke nur in der D 6 zu haben war, folgte. Verordnung: 3-mal täglich 10 Tropfen. Die Besserung war daraufhin frappant. Man berichtete mir, dass bereits nach der ersten Gabe eine wesentliche Beruhigung eintrat und alle im Hause den Eindruck hatten, dass »Axel« über den Berg sei. Zwei Tage später war das Tier wieder völlig normal, und eine weitere Behandlung erübrigte sich. Die klinische Diagnose hätte wahrscheinlich bei jedem Untersucher anders gelautet, die homöopathische war nur: *Argentum metallicum.*
Die Frage der Potenz ist in akuten Krankheiten unwesentlich, wichtiger dagegen ist sie bei chronischen Krankheiten, die erfahrungsgemäß hohe Potenzen benötigen.
Ein Teckel, 12 Jahre alt, weiblich, Bes. A. in F., wird mit einem pflaumengroßen Mammatumor vorgestellt. Die Operation ist erwünscht. Der Tumor ist aber nicht verschiebbar und hat alle Anzeichen einer bösartigen Geschwulst. Deswegen wird die Operation abgelehnt, weil wahrscheinlich sehr bald Metastasenbildung oder ein rasches Nachwachsen an der operierten Stelle erfolgen würde und jeder Eingriff im Grunde hoffnungslos zu sein schien. Der Hund wies aber nach eingehender Befragung des Besitzers starke Symptome des *Phosphortyps* auf: Nervöse Übererregbarkeit, ist schreckhaft, ängstlich, ein Angstbeißer, hat Angst bei Gewitter, kann nicht allein bleiben, und wenn man ihn alleine lässt, jault und

winselt er so lange, bis er wieder Gesellschaft hat. Er verlässt nachts seinen Lagerplatz, um zu futtern, was er tagsüber nur in geringem Maße tut. Kälte verschlimmert, Leber ist geringgradig geschwollen, im Urin sind die Leberfarbstoffe erheblich vermehrt. Er erhält deswegen *Phosphor* in der *6. LM*, 2-mal täglich 10 Tropfen. Am 3. Tage teilt sich der Tumor sichtbar in zwei Hälften, am 7. Tage ist eine Hälfte vollständig verschwunden. Inzwischen ist der bereits bestehende Juckreiz unerträglich heftig geworden. Es stellen sich nächtliche Durchfälle ein, die am Tage sistieren. *Sulfur 6. LM* heilt den Durchfall ebenso wie den Juckreiz. Um den Rest der Geschwulst noch weiter zu beeinflussen, wird *Phosphor 12. LM*, jeden 2. Tag 10 Tropfen verordnet, worauf eine Schrumpfung und Eliminierung bis auf Linsengröße erfolgt. Dieser nunmehr linsengroße Tumor ist an der Basis verschiebbar, also allen Erfahrungen nach gutartig geworden. Das Allgemeinbefinden ist ausgezeichnet.

Einen Setter, Bes. Sch.-B. in F., hatte es bei einer Beißerei so erwischt, dass das untere rechte Augenlid vollkommen zerquetscht wurde. Die von einer Universitäts-Veterinärklinik gesetzten Nähte platzten in stationärer Behandlung aber immer wieder auf. Der Zustand wurde sehr prekär, und der leitende Chirurg riet dringend zur operativen Entfernung des Auges. Völlig verzweifelt reiste mir der Besitzer in meinen Urlaubsort nach. Mit *Arnica 6. LM* und *Calendula*-Umschlägen heilte die Wunde zauberhaft aus. Heute ist die Narbe kaum mehr zu sehen, und das Tier erfreut sich nach wie vor seines Auges.

Ein 10 Jahre alter Foxterrier, Rüde, Bes. M. in O., einem Internisten gehörend, wird vorgestellt mit starken Beschwerden beim Urinieren. Der Hund ist in einem desolaten Zustand. Vollkommen apathisch und seit mehreren Tagen appetitlos, bricht der Rüde grünen Schleim und ist überdies gänzlich unbehaart, weil das Haarkleid in den letzten Wochen ausgefallen ist. Die Röntgenaufnahme zeigt einen faustgroßen Blasenstein, einen ebenso großen Gallenstein und mehrere Milzsteine. Es erhob sich die Frage, ob man nicht die erlösende Spritze geben sollte. Auch mir selbst erschien der Hund zu moribund, als dass ich Hoffnung auf eine Gesundung gehabt hätte. Wir einigten uns schließlich darauf, einige Tage abzuwarten. Ut aliquid fiat sollten ein paar Tabletten gegeben werden, nachdem der Kollege selbst seinen »Pet« mit Aureomycin-Kapseln vorbehandelt hatte.

Der Besitzer erhielt »sine confectione« *Calculi biliarii D 8* mit der Maßgabe, seiner Haushälterin aufzutragen, dem Hund 3-mal täglich ½ Tablette zerpulvert auf die Zunge zu streichen. Wochenlang höre und sehe ich weder den Patienten noch den Besitzer.

Eines Tages taucht er wieder auf und führt einen Hund an der Leine, den ich zunächst für den Nachfolger des gestorbenen Hundes hielt. Wie groß war aber meine Überraschung, dass es der gleiche war, der *Calculi biliarii* erhalten hatte. Auf dieses Mittel hin futterte er bereits wieder am 2. Tage; der vorher vollkommen nackte Körper war mit einem festen glänzenden Haarkleid bedeckt, das Allgemeinbefinden großartig. Lustig und munter sprang er vor Freude an mir hoch. Beim Abtasten des Körpers war keine Steinbildung mehr auffindbar, die nachfolgende Röntgenaufnahme zeigte ein normales Bild ohne jedes Konkrement.

Vier Jahre später musste das Tier aus einem anderen Grunde in Narkose gelegt werden. Bei dieser Gelegenheit war eine etwa walnussgroße Gallensteinbildung erkennbar, allerdings offensichtlich ohne Beschwerden zu machen. *Calc. bil. D8* wurde 6 Wochen lang gegeben: ein Allopath hätte sicherlich behauptet, dass diese an ein Wunder grenzende Heilung vermutlich doch wohl dem Aureomycin zu verdanken sei.

Der Zwergpudel »Arno«, Bes. H. in F., macht seinem Herrn argen Kummer, weil er bei jeder Gelegenheit Mandelentzündung bekommt. Ein gutes Dutzend Penizillinspritzen haben diese Anfälligkeit nicht beheben können. Neuerdings sind die Lymphdrüsen des Halses stark geschwollen und nehmen bei Aufregungen merkwürdigerweise an Umfang zu. Überdies kratzt er sich viel hinter den Ohren und beißt sich die Haare aus dem Fell der Vorderpfoten, obwohl die Ohren sauber und an den Vorderpfoten keinerlei krankhafte Veränderungen sichtbar sind. Weiterhin ist er heißhungrig, gierig auf Eier, besonders auf rohe, auch auf rohe Kartoffeln, und zudem sehr empfindlich.

In diesem Zustand wird mir das Tier zur Behandlung vorgestellt. Eine Gabe *Calc. carb. C30* peroral hat am 3. Tage zur Folge, dass der Zwergpudel 1½ bis 2 Liter Wasser trinkt. Man berichtet mir aber gleichzeitig von einer seltenen Munterkeit; die vergrößerten Lymphdrüsen seien deutlich zurückgegangen. Da der Urinbefund negativ war, deutete ich diese Erscheinung als eine Heilreaktion und ließ den Dingen ihren Lauf. Der übermäßige Durst ließ am 5. Tage wieder nach, die Schwellung klang ab, und das Tierchen ist zur großen Freude des Besitzers heute vital und lebensfroh wie nie zuvor.

Die Kasuistik könnte beliebig fortgesetzt werden. Sie zeigt, dass Hoch- und Tiefpotenzen bei Tieren äußerst wirksam sind, sofern man sie nach dem Simileprinzip oder nach organspezifischen Gesichtspunkten einsetzt.

Eine homöopathische Tierpraxis zeigt ferner, dass Hochpotenzgaben infolge des kürzeren Lebens eines Tieres und des zeitlich komprimierten Krankheitsablaufes durchaus in kürzeren Intervallen gegeben werden können. Es ist eine Erfahrungstatsache, dass homöopathisch behandelte Tiere mit zunehmendem Alter immer seltener krank werden. Die Beschwerden des Alters sind kaum spürbar. Der Altersstar tritt, wenn überhaupt, viel später als gewöhnlich auf. Wird auch die letzte Krankheit homöopathisch behandelt, dann erlebt man oft ein ruhiges kampfloses Ende, und es bedarf der Euthanasie nicht. Nach 10-jähriger homöopathischer Praxis bin ich in der Lage, dies aussagen zu können, nachdem mehrere Generationen unserer vierbeinigen Freunde durch meine Hände gingen.

Es ist ein täglich neuer Quell reiner Freude, als Arzt der Tiere die homöopathische Heilkunst ausüben zu dürfen und mit am Menschen geprüften Arzneien Tiere zu heilen – eine geringe Wiedergutmachung für die Grausamkeiten der Vivisektion.

## 2. Der Bandscheibenvorfall beim Hund

Vortrag auf dem »XXVI. Internationalen Kongress für homöopathische Medizin« vom 10. bis 14. September 1962 in Bad Godesberg

Von den möglichen Lähmungen beim Hund, der ja bekanntlich nach SCHOPENHAUER die beste Akquisition des Menschen überhaupt ist, möchte ich 2 Formen vorstellen, die er mit seinem Herrn gemeinsam haben kann.

Es ist nämlich durchaus denkbar, dass Sie selbst einmal mit dieser Krankheit in Berührung kommen, wenn Sie einen eigenen Hund haben oder einmal von Patienten um Hilfe für deren Tier gebeten werden. Ein guter Arzt hilft ja jedem kranken Geschöpf, wenn er es vermag. Umgekehrt geht es mir als Tierarzt mitunter ebenso. Überrascht von der schnellen Heilung ihrer Tiere, werde ich oft von Klienten um Rat angegangen, den ich begreiflicherweise versagen muss. Aber ab und zu überkommt mich doch der pruritus curandi. Wenn ich dann einen Menschen sehe, der seine 10 Jahre bei vielen Ärzten abgelaufen hat und so offensichtlich nach seinem Mittel »schreit«, dann kann ich einfach nicht anders.

Dem Tierarzt fehlt das verbindende Gespräch mit seinem Patienten, der persönliche Kontakt, wie er in der menschlichen Unterhaltung gegeben ist. So hat er folgerichtig oft den Drang, seine Heilmethodik anderweitig bestätigt zu finden und die Universalität der Homöopathie immer wieder neu zu entdecken. Denn ein Naturgesetz ist für alle lebenden Wesen universal gültig, gilt für Mensch und Tier und auch für Pflanzen, wie man es an der Behandlung der Kräuselkrankheit der Pfirsichbäume in seinem eigenen Garten durch *Silicea D6* bestätigt bekommen kann.

Von den Teckeln werden sie bereits gehört haben, dass sie in einem gewissen Alter, meist zwischen 3 und 5 Jahren, aber auch später, häufig der so genannten »Teckellähme« ausgesetzt sind. Das ist ins Menschliche übersetzt: der Bandscheibenvorfall.

Nach den grundlegenden Untersuchungen von FRAUCHINGER und FANKHAUSER von TILLMANNS, RISER, HANSEN u.a. besteht kein Zweifel darüber, dass zwischen dem Bandscheibenvorfall des Menschen und dem der Tiere, insbesondere der Hunde, eine deutliche Parallele besteht. Im Prinzip handelt es sich um die gleiche Krankheit. Wir haben den partiellen und den totalen Vorfall. Wir haben die degenerativen Veränderungen der Disci intervertebrales, die die Voraussetzung zu den dorsalen Discus-Protrusionen beim Hund genauso wie beim Menschen bilden.

Bei den Hunderassen sind es vier, die eine viel größere Häufigkeit von Discus-Degenerationen und Vorfällen als andere Rassen aufweisen, und zwar

der Dachshund in all seinen Spielarten,
der französische Bulldog,
der Pekinese und
der Spaniel,

wobei bemerkenswert ist, dass schon bei jugendlichen Tieren, ja sogar schon bei Welpen, Modifizierungen bei enchondralen Ossifikationen auftreten können, also angeborene Störungen des Knorpelwachstums. Der Vorbericht lautet dann, dass der junge Hund mitten im Spiel oder beim Spaziergang plötzlich nicht mehr weiter konnte, sich hinlegte, für kurze Zeit gelähmt war, dann aber lustig weitersprang, als sei nichts geschehen.

Das ist also ein Vorreiter für das erste klinische Auftreten, das allgemein zwischen 3 und 5 Jahren, gelegentlich auch schon im 1. Lebensjahr, erfolgt.

Ein Prolaps von Discusgewebe setzt seine Degeneration voraus. Ohne Discus-Degeneration keine Discus-Protrusion. Die Discus-Degeneration ist eine System-Erkrankung als Folge eines Konstitutionsmangels dieser Rasse. Deswegen sehen wir das Auftreten in relativ jungen Jahren. Ein ähnlicher Vorgang kommt bei allen Rassen in einem höheren Lebensalter vor. Er ist sozusagen ein Altersphänomen.

Das sind die beiden Formen von Lähmungen beim Hund, mit denen ich Sie bekannt machen möchte:

die erste Form, konstitutionsgebunden, in den besten Jahren,

die zweite Art, als Alterserscheinung, bei allen Rassen.

Beide treten unter dem pathologisch-anatomischen Bild eines Bandscheibenvorfalles auf.

Es muss erwähnt werden, dass bestimmte Stellen der Wirbelsäule viel häufiger der Gefahr eines Discus-Prolapses ausgesetzt sind, was ganz sicher mit der erhöhten mechanischen Beanspruchung zusammenhängt. So finden wir im Bereich der ersten 9 Brustwirbel niemals einen Prolaps, weil hier das Ligamentum conjugale costae einen zusätzlichen Schutz der Bandscheibe darstellt. Der Prolaps findet meist im thorakolumbalen und zervikalen Abschnitt statt.

Eins ist gewiss, der Vorfall selbst ruft keine klinischen Erscheinungen hervor, auch die Degeneration des Discus geht unbemerkt vor sich. Erst der Druck des vorgefallenen Nucleus-pulposus-Gewebes auf das Rückenmark oder die abgehenden Nervenwurzeln bringt Symptome hervor, die also vorwiegend solche des betroffenen peripheren Nervensystems sind. Warum ist nun ein Bandscheibenvorfall beim Hund so folgenschwer, wie wir es doch beim Menschen kaum kennen?

Mit *Nux vomica* in diesen beiden Stadien hat man immer Erfolg. Die Potenz ist in akuten Fällen gleichgültig, weil in akuten Fällen erfahrungsgemäß alle Potenzen heilen. Aus psychologischen Gründen wählen wir die D 6, wovon wir den Besitzer alle 2 Stunden 1 Tablette zerpulvert auf die Zunge geben lassen.

Auch nach Abklingen der Schmerzsymptome, meist nach 48 Stunden, lassen wir *Nux vomica* noch wochenlang 3-mal am Tage geben und schließen in der Nachbehandlung eine Behandlung der Konstitution ein, die sehr oft *Sulfur, Calcium, Argentum nitricum* oder *Phosphorus* ist.

Das dritte Stadium: die spastische oder, anschließend an diese, die schlaffe vollständige Lähmung der Hinterhand mit Harn- und Kotinkontinenz ist an und für sich nicht sehr häufig. Die Tierhalter, in der Stadt zumindest, kommen schon meistens bei Frühsymptomen mit ihrem Hunde in die Sprechstunde. Wenn man seine Klientel richtig erzogen hat, dann können diese Stadien vermieden werden. Aber auch bei der spastischen Form hilft *Nux vomica* noch eindeutig mit Wechselgaben von *Lathyrus sativus* in Hochpotenz.

Das ist die eigentlich beidseitige Querschnittslähmung, die das im Allgemeinen so bekannte und schwere Krankheitsbild darstellt.
Bei den schlaffen Formen, die meist von außerhalb in die Praxis gebracht werden und oft schon wochenlang bestehen und die man der Entfernung wegen nur selten wiedersieht, hat sich *Paralysin* (jetzt Elhapargen, Fa. elha, Oberursel) bewährt, ein Komplexmittel aus *Alumina, Arnica, Arsenicum album, Agaricus, Causticum, Gelsemium, Hypericum, Plumbum, Rhus toxicodendron, Nux vomica* und *Zincum sulfuricum* D2 bis D10. Eine Notlösung, zugegeben, aber es ist unmöglich, dann aus dem Vorbericht und dem unergiebigen Krankheitszustand auf ein Einzelmittel zu schließen.
Nach geduldigem Anwenden sind die meisten schlaffen Formen damit gut beeinflussbar, wenn man nicht eine chirurgische Discus-Fensterung vorzieht.
Das vierte seltene Bild eines Bandscheibenvorfalls ist das einer aufsteigenden progressiven Paralyse.
Ich habe es nur einmal in meiner vorhomöopathischen Zeit erlebt und nicht erfolgreich behandeln können. Dieser Komplex wird durch einen akuten Discusvorfall nach heftigster Überanstrengung ausgelöst. Der motorischen Paralyse der Nachhand mit Harn- und Kotinkontinenz folgt bei vollem Bewusstsein eine aufsteigende Paralyse mit Zwerchfell-Lähmung. *Cocculus* oder *Conium* wären hierbei wohl angezeigt.
Das homöopathische Mädchen für alles, *Nux vomica*, hilft also beim Großteil dieser Lähmungen. Man ist fast geneigt, es als spezifisch zu bezeichnen. Sollten Sie jemals einen solchen »armen Hund« sehen, dann denken Sie daran. Mit oder ohne wissenschaftliche Begründung und pathologische Anatomie: allein die Symptome sind arzneimittelbestimmend.
Interessant ist nebenbei die Beobachtung, dass alle befallenen Tiere einen latenten Leberschaden haben.
An *Nux vomica* sollte man aber auch bei der zweiten Form dieser Lähmung denken, an die bereits vorher erwähnten Altersschäden, die bei jedem Tier auftreten können. Man wird sie freilich nur beim Hund oder bei der Katze feststellen können, weil Nutztiere ja nie dieses Alter erreichen.
Auch wenn dabei die typischen Symptome von *Nux* nicht so deutlich ausgeprägt sind, seine Anwendung führt in der Mehrzahl der Fälle zum Ziel, sofern noch überhaupt ein Reaktionsvermögen vorhanden ist. Das ist ja die Voraussetzung in jedem Falle für eine Besserung, wenn auch beim Bandscheibenvorfall von einer Heilung oder restitutio ad integrum natürlich nicht gesprochen werden kann.
Mit diesen homöopathischen Mitteln und in diesem Geiste aber schließt der Heilkünstler – wie Hahnemann in der 1. Auflage des »Organon« sagt – sich unmittelbar an den Weltenschöpfer an, dessen Geschöpfe er erhalten hilft und dessen Beifall sein Herz dreimal beseligt.
Zusammenfassung:
Der Bandscheibenvorfall beim Hund verläuft infolge der anatomischen Ausgangslage trotz gleichen Prinzips wesentlich schwerer als beim Menschen. Er ist mit den homöopathischen Mitteln *Nux vomica* und *Lathyrus sativa* gut und schnell beeinflussbar.

## 3. Sind die Wirkungen homöopathischer Potenzen bei Tieren auch auf »Suggestion« zurückzuführen?

Mit großem Interesse las ich kürzlich in der »Allg. homöopath. Ztg.« Donners Artikel »Medizin und Wissenschaft« (Allg. homöopath. Ztg. 1961, 9 u. 10). Meiner Ansicht nach wird darin dem Placeboproblem und der Persönlichkeit des Arztes eine zu große Bedeutung beigemessen.

Man sollte bei allen Placeboversuchen nie vergessen, dass fast alle akuten Krankheiten eine kräftige Heilungstendenz aufweisen – das Selbstheilbestreben des Organismus, den »inneren Arzt«, von Paracelsus als Archaeus bezeichnet –, die zu einem großen Teil von sich aus zur Genesung führt.

Wenn Placebogaben also »helfen«, dann doch nur, weil der natürliche Ablauf der Krankheit eben ohne wahre Hilfe von außen möglich ist. Je weniger in solchen Fällen der Arzt unternimmt, umso besser für den Kranken. Je weniger Arzneien, umso leichter überwindet der Organismus die Krankheit. Immer heilt die Natur die Krankheiten, niemals der Arzt.

Ist der Organismus aber nicht in der Lage, sich selbst zu regulieren, dann gehört zu einer echten Heilung das richtig gewählte Medikament. Medica mente: heile durch den Geist! wie ich an dem Pudel eines bekannten Internisten, einem äußerst kritischen Beobachter, darlegen will.

Wer in die Tiefe geht, wer an den Quellen schöpft, »wer es genau nachmacht«, für den gibt es Heilungen mit einer Sicherheit, die der mathematischen sehr nahekommt.

Wie man auch über Suggestion denken mag (nicht Autosuggestion), beim Tier ist sie absolut unmöglich.

Man wird mir zugeben, dass bei dem Pudel meine Person überhaupt keine Rolle gespielt hat. Überdies habe ich ihn der Entfernung von 180 km wegen nur ein einziges Mal gesehen. Auch sein Herr, der ihm die Arzneien gab, hatte keinen Einfluss auf ihn; denn, wie man im Folgenden sieht, gab er ihm zuerst die falschen. Die Heilung mit einer LM-Potenz, einer infinitesimalen Gabe, ist eine Tatsache, von der sich jeder Interessierte selbst überzeugen kann, denn der Hund ist heute wieder »pudelwohl« zur Freude seines Besitzers, und nichts erinnert mehr an die Zeit des hoffnungslosen Zustandes, in dem ihn sein Arzt-Herr, fest davon überzeugt, dass das Tier nie und nimmer zu retten sei, fotografierte, um ein letztes Bild von ihm zu besitzen.

Trotz Vorbehandlung mit *Omnamycin, Leukomycin,* Bestrahlungen usw. und scheinbar passenden Hoch- und Tiefpotenzen brachte erst eine immaterielle Potenz des richtig gewählten Mittels* die Heilung. Der Klient, Herr Dr. K. in A.,

* Lutze hat in »Hahnemanns Todtenfeier« die hübsche Geschichte erwähnt: »Auf meinen Reisen – erzählt Dr. Hering – kam ich einst in ein Dorf; da ließ mich der Edelmann einladen, die Nacht, statt in der Schenke, bei ihm zu bleiben. Es war ein reicher Kauz, wie gewöhnlich krank dabei, hatte Langeweile und guten Wein. Als er hörte, dass ich ein Doktor wäre, sagte er, er wolle lieber, dass sein Sohn Scharfrichter würde. Als ich mich dess wunderte, brachte er ein großes Buch herbei und

war so freundlich, obwohl ständig mit Arbeit überlastet, mir seine Eindrücke zu schildern. Im Folgenden führe ich seinen Bericht an und zur linken Seite das Arzneimittelbild nach der Arzneimittellehre von MEZGER.

erzählte mir: er sei vor 20 Jahren krank geworden, aber nicht am Verstande; da hätten sich zwei berühmte Doktoren gezankt über seine Krankheit; er habe keinen von beiden genommen und ihre Arzneien noch weniger, aber die Sache in ein Buch geschrieben. Hierauf sei er aber nicht gesund geworden, sondern auf Reisen gegangen, willens, wenn er drei Ärzte finden könnte, die über ihn einig wären, ohne Absprache dann deren Kur zu gebrauchen, aber auch keine andere. Darum habe er fast alle berühmten Ärzte und noch einige unberühmte um Rat gefragt, und bei aller seiner Plage sei er dem ersten Vorsatz treu geblieben, habe jedesmal den guten Rat hier ins Buch eingetragen, aber noch keines übereinstimmenden habhaft werden können (dies war ehedem gerade so wie noch jetzt), daher auch keinen einzigen befolgt, sei zwar immer noch krank, aber doch wenigstens am Leben geblieben. Übrigens koste ihn das Buch ein schweres Geld.
Das Buch war wie ein Comptoirbuch eingerichtet, in groß Folio, Tabellenform. Da standen in der ersten Rubrik die Namen der Ärzte, alle numeriert, es waren ihrer 477; in der zweiten standen die Namen seiner Krankheit, sowie die wesentlichen Naturen des Übels erörtert; es waren 313 Verschiedenheiten numeriert, als die wichtigeren, in der dritten standen die vorgeschlagenen Mittel, es waren 892 Rezepte, in denen, zufolge des mit Sorgfalt angelegten Registers, 1097 Heilmittel verordnet waren. Die Summen standen unter jedem Folio angegeben. Er nahm eine Feder und fragte trocken: Wollen Sie mir nicht auch etwas raten? Ich wills eintragen unter No. 478. Ich hatte aber keine Lust, sondern fragte ihn nur, ob Hahnemann denn nicht dabei wäre? Er schlug ihn lachend auf: No. 301. Krankheitsname: 0, Mittel: 0. Das ist der Gescheidtste von allen, rief er, der sagte: der Name der Krankheit, der ginge ihn nichts an, und der Name der Mittel, der ginge mich nichts an, die Hauptsache wäre nur die Heilung. Warum aber, fragte ich, er sich von diesem Gescheidtsten nicht behandeln lasse? Weil er nur Einer ist, ich aber drei will, die eins sind.
Ich fragte, ob er wohl etliche hundert Thaler an einen Versuch wenden wollte, dann könnte ich ihm nicht drei, sondern dreiunddreißig Ärzte namhaft machen an ganz verschiedenen Orten, Ländern, Weltgegenden, die alle übereinstimmen würden. Er zweifelte, doch beschloss er, es zu wagen. Nun machten wir eine Beschreibung seiner Krankheit, und er schickte dieselbe, sobald die Kopien fertig waren, an dreiunddreißig verschiedene homöopathische Ärzte, legte in jedem Brief einen Louisd'or – manche Leser werden sich dessen vielleicht noch erinnern – und ersuchte, ihm die Mittel namhaft zu machen, welche ihm seine Krankheit, wo nicht heilen, doch fürerst verbessern könnten.
Vor Kurzem erhielt ich ein Fass Rheinwein von 1822. »Zweiundzwanziger schicke ich Ihnen« schrieb er, »denn 22 stimmten in ihren Antworten überein. Da sah ich, dass Sie Recht hätten, und es noch eine Sicherheit gäbe in der Welt. Ich schaffte mir die Werke an, um dahinter zu kommen. Unter fast zweihundert Mitteln wählten zweiundzwanzig Ärzte – und alle dasselbe. Mehr war nicht zu verlangen. Der Nächste behandelte mich, und ich schicke Ihnen den Wein, damit ich vor Freuden über meine zunehmende Gesundheit nicht zu viel trinke.«

**Der Bericht:**

Es handelt sich nicht um eine Leptospirose, die ja beim Menschen als das Weilsche Fieber bekannt ist, es war auch keine bekannte Hundeseuche, denn alle nur möglichen Blutuntersuchungen verliefen negativ (ausgeführt vom Hygienischen Institut Frankfurt/Main).

Gieriger Appetit, Leergefühl im Magen, das Essen wird hastig eingenommen, große Müdigkeit, Liegen bringt Erleichterung, unruhige Träume. In der Folge Appetit vermindert – Durst vermehrt. (Dass die Nase trocken und warm ist, muss kein Symptom sein, so genannte Schlafnase, wenn ein Hund viel ruht. Kommt aber auch bei Fieber vor.)

Hahnemann allein führt in den chron. Krankheiten das Symptom: harter Stuhl mit etwas Blutabgang, Blutabgang aus dem After.

Reißendes, ziehendes Halsweh, Reiz zum Räuspern, kratzige Roheit im Munde, Halstrockenheit, Zusammenschnüren auf der Brust.

Nase verstopft, Auftreibung des Leibes,

Im Februar 1961 tobte in A. (8000 Einwohner) eine Hundekrankheit, der etwa 30–40 Hunde zum Opfer fielen. Nach Meinung der hiesigen Tierärzte hatte es sich damals um die Stuttgarter Hundeseuche gehandelt. Auffallend jedoch war bereits, dass trotz rechtzeitigen Einsatzes von *Penizillin* dennoch die Hunde zahlreich verstorben sind.

Etwa vom 8. bis 10. März hatte Bambi eine ausgesprochen große Fresslust, die bei dem sonst sehr genügsamen und beherrschten Tier ungewöhnlich war. Anschließend etwa eine Woche lang, fand ich Bambi verändert. Er war vermehrt müde, schien träumend und schlief viel. Die Nase war warm und trocken, und es bestand bei dem Hund wenig Lust, lange im Garten zu bleiben, den er sonst sehr liebte. In diesen Tagen aber bereits Nachlassen der Fresslust. Lediglich bestand vermehrter Durst auf Wasser.

Der Hund magerte ab. Am 19. März Rötung der Augen, am 20. Temperaturanstieg auf 39,8°C rektal gemessen. Daraufhin Injektion einer halben Manole *Omnamycin*. Promptes Abfallen der Temperatur. Es blieb jedoch die Appetitlosigkeit. Daraufhin flößte ich dem Hund etwas Eigelb mit Rotwein und Traubenzucker ein. Medikamentös wurden *Leukomycin*-Kapseln gegeben. Dennoch kam es nach 2 Tagen erneut zu Fieberanstieg. Daraufhin wurden 3 *Omnamycin*-Halbmanolen in den 3 folgenden Tagen gespritzt. Jedoch blieb das Fieber unverändert hoch. In diesen Tagen wurden auch zum ersten Male Blutabgänge im Stuhl beobachtet. Außerdem schneller, angestrengter Atem, beim Abhorchen Röcheln auf der Brust.

Als Behandlung wurden *Ephetonin*-

Zuckungen der Glieder, Unruhe in den Beinen, die immer bewegt werden müssen. Katarrhalische Erscheinungen an den Augen.

Schwäche und Müdigkeit, Benommenheit des Kopfes, Kopfschmerz, große Schlaftrunkenheit am Tage. Depressive, mürrische und schweigsame Stimmung.

Es handelt sich um einen telefonischen Ratschlag. Jede Art einer Fernbehandlung, ohne den Patienten untersucht zu haben, ist misslich und sollte besser unterbleiben, da man nur allzu oft Fehlschläge erlebt. Nach der am Telefon erhaltenen Auskunft schien mir *Ferr. phos.* oder *Ars. alb* indiziert. Ich verordnete es im Wechsel, *Ferr. phos. D 12* und *Ars. alb. D 6.*
Große Schwäche in den Beinen.

1 Gabe *Ferr. phos. C 1000* und ein Komplex*.
Zittern der Hände, Arme und Beine wie gelähmt, krampfartige Spannung in den Fingern und Händen. Übelkeit und Brechreiz ist häufig mit den nervösen Symptomen verbunden. Viel Frösteln und Frieren, Schleimhäute der Zunge und des Mundes wund.

Hustensaft und Inhalationen gegeben. Das Befinden aber blieb unverändert. Der Hund atmete sehr angestrengt, die Nasenflügel wurden sehr stark bewegt. Hinzu kamen Zuckungen an allen vier Beinen. Anschwellen des Bauches mit offensichtlichem Druckschmerz. Die Rötung der Augen hatte zugenommen, und es kam stark eitriges Sekret aus den Bindehäuten. Die Nase wurde noch trockener und war grau, hart, rissig.
In den folgenden Tagen verschlechterte sich das Krankheitsbild. Auch die Hornhaut der Augen wurde trübe, so dass der Eindruck des Blindseins entstand. Der Hund wurde zusehends apathisch und lag oft wie tot da. Er nahm keinen Anteil an seiner Umgebung.
Am Ostersamstag Dr. Wolff angerufen. Danach sofort Einsatz der homöopathischen Behandlung. Außerdem warme Packungen um den Leib und *Boviserin* zur Ernährung.
Am nächsten Tag, Ostersonntag, nach wie vor schwerkranker Eindruck. Konnte Urin nicht lassen. Am Vormittag konnte der Hund noch stehen, wurde im Garten fotografiert und konnte noch schwankend einige Schritte laufen. Nachmittags kein Urinlassen, vor Schwäche konnte das Tier nicht mehr laufen. Am 3. April leichte Besserung des Gesamtbefindens, aber noch kein Urinabgang.
Am 4. April Eintreffen der Spezialmedizin von Dr. Wolff. In den folgenden Tagen gingen die Temperaturen langsam zurück. Der Hund schien wieder etwas mehr Anteil am Leben zu nehmen. Jedoch noch keinen Appetit, vielmehr wurde die Ernährung löffelweise mit *Boviserin* fortgesetzt. Am 7. April starkes Erbrechen. Lähmungserschei-

* bestehend aus: Hydrastis cp, Centaurium cp, Symphytum cp, Allium cp. – Iso, Ettlingen

Als das Tier auf meinem Untersuchungstisch lag, war die Lähmung der Hinterhand derart ausgeprägt, dass ich zwischen *Lathyrus* und *Zincum* schwankte. Nach einer *Sulfur D-12*-Injektion als Reaktionsmittel erhielt der Besitzer, da bei der weiten Entfernung mit einer neuerlichen Vorstellung des Patienten nicht zu rechnen war, *Lathyrus C 30* und *Zinc. met. 6. LM* mit der Maßgabe, erst *Lathyrus* anzuwenden und, wenn er keinen Erfolg sähe, *Zincum* 3-mal täglich 10 Tropfen zu geben.

nungen an den Hinterläufen. Gleichzeitig begann er von Zeit zu Zeit zu zittern und konnte nicht mehr schlucken. Nachdem in den vorangegangenen 2 Tagen Urin und Stuhlgang wieder in Gang kamen, erneutes Aufhören von Stuhl und Urin.
Daraufhin bin ich mit dem Hund nach Frankfurt gefahren und habe ihn dem Tierarzt vorgestellt. Nach einschlägiger Behandlung begann Bambi am 20. April wieder in der Wohnung zu laufen. 3 Tage später ist er wieder frei und ungehindert im Garten umhergelaufen.
Die Treppen musste er jedoch noch hinauf- und heruntergetragen werden. Etwa 10–14 Tage später konnte er die Treppen hinauf wieder alleine gehen, jedoch dauerte es noch etwa 6 Wochen, bis er die Treppe auch wieder heruntergehen konnte.

*Lathyrus* zeigt keine Wirkung, und nach telefonischer Rücksprache wurde nun *Zincum* eingesetzt mit zauberhaftem, schlagartigem Erfolg. Nach der 6. wurde die 9. LM gegeben, bis der Heilerfolg gesichert war.

Epikrisis:
Ein Arzneimittel, nämlich das den Umständen entsprechend angepasste Mittel, führte cito, tuto et iucundo zum bleibenden Heilerfolg. Eine Scheinarznei im Placebosinne waren die Antibiotica und die anderen scheinbar passenden Hoch- und Tiefpotenzen.
Ein »alter Hase« hätte vielleicht nicht zwischen *Lathyrus* und *Zincum* geschwankt. Beide Arzneien haben eine weitgehend gleiche Wirkungsrichtung und einander ähnelnde Symptome. Zudem war mir *Lathyrus* noch frisch in der Erinnerung, hatte ich doch 2 Tage vorher einen gelähmten Wellensittich mit *Lathyrus* geheilt. Aber nicht Gefühle, sondern Denken und die tägliche Beschäftigung mit der Materia medica sind wesentlich für die erfolgreiche Anwendung von infinitesimalen Potenzen.

# 4. Einige wichtige homöopathische Arzneimittel in der Veterinärpraxis

(Vortrag, gehalten am 25. 10. 1967 auf dem Kongress der Liga Medicorum Homoeopathica Internationalis in Neu-Delhi.)

Die homöopathische Behandlung der Tiere ist dankbar und erfolgreich, wenn auch nicht ganz einfach*. Versteht der Behandler gut zu beobachten, den Vorbericht der Krankheit vom Tierhalter vollständig zu erfahren und überdies noch zu individualisieren, dann kann er schnell und sicher helfen, wenn er auch zwangsläufig mit einer geringen Zahl von Symptomen auskommen muss. In der täglichen Praxis, bei der Behandlung der Wiederkäuer und der Fleischfresser, schälen sich dann im Laufe der Zeit die Mittel heraus, die öfters als die andern verordnet werden. Aus dieser Reihe der wichtigen Homöopathica möchte ich Ihnen einige kurz vorstellen. Geben Sie bitte acht und gebrauchen Sie sie mit Nutzen, wo es notwendig ist.

Zu allem Anfang ist *Nux vomica* zu nennen. Wie *Ignatia, Gelsemium, Spigelia* und *Curare* zu den Loganiaceen gehörend und in Ihrem Lande, in Indien, heimisch, ist es für den Tierarzt ein sehr wertvolles Mittel. In der Rinderpraxis hilft es eigentlich überall: bei Pansenlähme, bei Pansenatonie, beim Festliegen und bei den Rückenmarkslähmungen verschiedenster Genese.

Zentral angreifend, reguliert es vegetativen Dystonus, beseitigt die Stauung der großen Abdominalgefäße und die daraus resultierende spastische Verstopfung und verkrampfte Hinterhandmuskulatur. Diese spasmolytische Wirkung von *Nux vomica* ist von größtem Wert.

Wesentlich auch ist seine zentral angreifende Wirkung, sowie die Heilung der primären und sekundären Diarrhöen. Verblüffende Wirkung zeigt *Nux* bei Verkrampfung des Verdauungskanals mit großer Unruhe.

Als optimale Potenz wirkt die D6 in der Rinderpraxis, während wir sie beim Hund in derselben Potenz, aber auch höher anwenden. Wir sehen dort zum Beispiel bei der Teckellähme mit der D15, aber auch mit den LM-Potenzen eindrucksvolle Ergebnisse. Es muss aber, dem *Nux-vomica*-Bild entsprechend, der spastische Charakter vorherrschend sein. Bei den schlaffen Lähmungen können wir einen Erfolg mit Nux nicht erwarten.

Beim Hund finden wir viele Symptome des Menschen wieder, weil er in seinen Lebensäußerungen dem Menschen näher kommt als das Rind und fähig ist, objektive Symptome in größerer Zahl zu produzieren. So finden wir auch bei ihm die Verdrossenheit, das Zornig-werden, das Bissig-werden bei den geringsten Anlässen, die Empfindlichkeit auf Geräusche, die Magenbeschwerden, die Verstopfung mit vergeblichem Drang – so dass man es in Hochpotenzen auch als Konstitutionsmittel geben kann.

Ist also *Nux vomica* bei der Teckellähme (dem Bandscheibenschaden des Menschen) das Mittel der Wahl, die übrigens auch bei anderen Rassen vorkommen

* Der Mensch muss die großen Vorteile der homöopathischen Behandlung auch der Tierwelt zukommen lassen.

kann, wie Cocker Spaniel, Malteser und Pekinesen, so hat es aber auch bei den degenerativen Rückenmarkshautveränderungen der alten Tiere eine gute Wirkung. Wird es rechtzeitig eingesetzt, dann wird die Rückenmarkslähme, die sonst tödlich verläuft, günstig beeinflusst. Daraus mögen Sie ersehen, dass *Nux vomica*, der Ähnlichkeitsregel nach eingesetzt, bereits eine Reihe von Krankheiten zu heilen imstande ist.

*Pulsatilla D4* dient uns als Mittel, die Geburt und damit auch die Laktationsperiode der Rinder vorzubereiten. Man gibt es 3 Wochen vor der Geburt. Ebenfalls ein Polychrest, hat es hormonähnliche Eigenschaften und Wirkungen: es schaltet sich entscheidend in das Wechselspiel Hypophyse-Ovarien ein und ist deshalb auch in der Sterilitätsbehandlung nützlich.

Leitsymptom für *Pulsatilla* ist, dass alle Funktionen zu spät einsetzen: bei weiblichen Tieren kommt die Brunst zu spät, sie ist zu schwach, setzt aus oder ist unterbrochen.

Wenn sie mit *Pulsatilla* normalisiert wird, zeigt es sich, dass wohl die Funktion als solche wieder hergestellt ist, die Frage bleibt aber, ob eine Ovulation stattfindet – meist findet diese nicht statt, und *Aristolochia* muss zusätzlich eingesetzt werden. Das ist eigentlich kein Nachteil, sondern gehört in das Arzneimittelbild von *Pulsatilla*, was man wissen muss, um nicht zu viel zu erwarten. Für die »stille Brunst«, eine Brunst, die nicht deutlich zu erkennen ist, ist *Pulsatilla* das alleinige Mittel, ebenso wie für Gebärmutterentzündungen.

Wie Sie wissen, ist *Pulsatilla* sehr anhänglich, seelisch weich und schüchtern. Unter den Einzeltieren, die ruhig und willig, in enger Hausgemeinschaft mit dem Menschen leben, findet man diesen Typ.

Auch unter den Hunden können Sie ihn beobachten, der dunkelpigmentiert, von harmonischem Körperbau, Milch und Fett nicht verträgt, zeitweise kalte Pfoten hat, dessen Schleimhautsekretionen dick, gelbgrün und mild sind, und bei dem die Hündinnen unter der Brunst zu leiden haben, indem um diese Zeit herum alles bei ihnen schlechter wird, und die, mögen sie noch so krank sein, Erleichterung immer in frischer Luft verspüren.

In der Hundewelt ist *Pulsatilla* ein gutes Mittel bei der Scheinschwangerschaft, jenem Zustand, der um die Zeit der Geburt Milch in die Zitzen schießen lässt, obwohl ein Deckakt nicht stattgefunden hat. Hier wirkt *Pulsatilla D3* oder *D4* schnell und normalisierend, wenn der Patient es alle 3 Stunden erhält bis die Besserung einsetzt.

Ganz besonders hoch geschätzt ist es als Arznei für Katzen, für jene Schmeichelkatzen, die dem *Pulsatilla*-Typ entsprechen. Wenn Sie Tiere konstitutionell einstufen können und ihnen »ihr« Mittel geben, brauchen Sie für das örtliche Krankheitsgeschehen selten eine andere Arznei.

Besonders deutlich macht es der *Phosphor*-Typ. Ist er sehr ausgeprägt, dann tut man gut daran, ihm im Krankheitsfalle immer *Phosphorus* zu geben, denn es wird sich wahrscheinlich um Phosphor-Krankheiten handeln, die er produziert – es sei denn, ein Unfall oder eine Infektion käme von außen.

Der *Phosphor*-Typ beim Hund ist nervös, feingliedrig, seidenhaarig und dünnhäutig. Wird ein solcher Hund auf die Straße geführt, dann zieht er und zerrt an

der Leine und ist kaum zu halten. Folgt aber wirklich ein längerer Spaziergang, legt er sich nach anfänglich ungestümem Drängen bald zu einer Verschnaufpause nieder, weil er erschöpft ist. Er kann nicht allein bleiben und wenn er es ist, dann heult und winselt er so lange, bis er wieder Gesellschaft hat.
Bei Gewittern ist es ganz schlimm: entweder er versteckt sich bereits Stunden vor dem Gewitter oder spätestens beim ersten Donnerschlag, weil er Angst vor Geräuschen und äußeren Reizen hat, vor Autohupen, Knall und Motorengeheul.
Futtern kann er zu jeder Zeit, sogar gleich wieder nach einer ausreichenden Mahlzeit oder aber er frisst nur nachts, wie *Lycopodium, Psorinum, Petroleum* und *Natrium carbonicum.*
Der Geschlechtstrieb ist ganz auffällig gesteigert, die Gier der Rüden ist enorm bei fehlender Potenz, während die Hündinnen weit über die Zeit läufig sind, oft volle 4 Wochen lang.
*Phosphorus* hustet bei Temperaturwechsel von warm zu kalt und umgekehrt, ohne dass eine Diagnose zu stellen wäre und hat zwischen den Schulterblättern Hitze der Haut. Diese Hautstelle ist deutlich wärmer als die Umgebung, wie er überhaupt die Wärme sucht und auch häufiges Herzklopfen hat: man sieht das Herz schlagen und hört es sogar aus einiger Entfernung.
Der aufmerksame Beobachter sieht diese Tiere fast nur auf der rechten Seite liegen, links liegen ist ihnen unsympathisch. Sie neigen auch zu Blutungen.
*Phosphorus* hat aber beim Hund noch ein anderes wichtiges Symptom, das bei Hahnemann als Brennen im After und Mastdarm, sowie Stechen im After, Jucken im After beschrieben wird.
Hunde verspüren dies offensichtlich ausgeprägt und laufen aus diesem Grunde – scheinbar im Spiel – mitunter aber auch wie gehetzt hinter ihrem eigenen Schwanz her.
Organisch reicht *Phosphorus* bis zu den nutritiven Störungen der Rachitis und der Osteomalazie. Wie bei *Belladonna* ist die Affinität zu Lunge und Gesäuge deutlich, und auch die Magen-Darm-Krankheiten innerhalb des Arzneimittelbildes werden geheilt.
Sie sehen, obwohl Mensch und Tier verschiedene Sprachen sprechen und zwei verschiedenen Welten angehören, dass das Arzneimittelbild hochdifferenzierter Tiere dem des Menschen recht nahe kommt – ein Zeichen der Universalität unserer Homöopathie.
Ein weiteres Mittel ist *Belladonna,* das Folgemittel von *Aconit.*
Zur Aconit-Anwendung kommt der herbeigerufene Tierarzt oft zu spät, weil das Aconit-Stadium einer Krankheit schnell vorüber geht. Kommt der Arzt aber doch dazu, meist zwischen 21 und 23 Uhr, zu diesem Tier mit großer Angst und Unruhe, mit hohem Fieber, Herzjagen und hartem Puls – wenn also dieses Aconit-Bild noch sichtbar ist – dann wirkt es auch wunderbar bei Pneumonie, Mastitis, Zystitis und allen Entzündungskrankheiten im ersten Beginn.
*Belladonna* ist die Arznei für die akuten hochfieberhaften Entzündungen, besonders im Infiltrationsstadium. Es besteht Affinität zu den großmaschigen Geweben, wie Lunge und Euter.

Interessant ist es, dass es zum Beispiel Kühe gibt, die beim Melken die Milch aufziehen und sich nicht melken lassen wollen. Das ist für den Bauern aus verschiedenen Gründen sehr ärgerlich. Homöopathisch gibt es eine elegante Lösung: sie heißt *Belladonna D4,* 1 Stunde vor dem Melken. Die Tiere sind danach normal und lassen sich willig melken.
Besteht der umgekehrte Zustand: tröpfelt die Milch aus dem Euter, ohne dass die Kuh gemolken wird – das ist auch recht ärgerlich, welcher Bauer sieht dies gern? – dann heilt *Chamomilla D3,* wenn es 3-mal täglich gegeben wird.
Ist aber die Milch gar blutig – und auch das kommt öfter vor, als man glauben möchte, und ist sie für den menschlichen Genuss untauglich – dann helfen immer, ob nun ein Trauma ober ein Calcium-Mangel die Ursachen sind, *Hamamelis* und *Ipecacuanha* im Wechsel gegeben.
In dieser Reihe wichtiger Mittel für die Rinderpraxis ist *Phytolacca D3* anzuführen, das mit gutem Erfolg mehr Milch macht. Lässt man es im Wechsel geben mit *Asa foetida D4,* dann wird die Milchproduktion in natürlichem Rahmen noch mehr gesteigert.
Das Loblied auf *Hypericum* kann nicht laut genug ausfallen: Wenn ein Nerv verletzt ist, denken wir nicht an Arnica, sondern an *Hypericum* und verwenden es als Wundöl auf gestochene, geschnittene, infizierte, gequetschte oder zerrissene Wunden. Spezifisch wirkt *Hypericum D4* bei traumatischen Rückenmarksentzündungen durch Unfall oder andere Anlässe.
Beim Scheidenvorfall bringt *Hypericum D4* als Injektion in ¾ aller Fälle diesen zum Verschwinden, ohne manuelle Einwirkung oder gar das Anbringen von Scheidenverschlüssen. Dieser Heilvorgang dauert 24 Stunden, danach lässt man es noch 14 Tage peroral eingeben.
Was auf *Hypericum* nicht anspricht, das wird von *Rhus toxicodendron* erfasst, sofern eine Abkühlung die Ursache ist. Wenn eine versteckte Endometritis nach der Geburt die Ursache dieses Scheidenprolapses ist, dann hilft *Pulsatilla.* Mit diesen 3 Mitteln ist jeder Vorfall zu beheben.
*Arnica* ist unser Mittel der Wahl bei allen Traumen. Es dient zur Operationsvorbereitung, indem es 3 Tage vor der Operation gegeben wird, und zur Wundbehandlung nach Operationen gleichermaßen. Zur Blutstillung nach Unfällen und bei Sickerblutungen hat es sich in der 1000. Potenz bewährt, gefolgt von 1 Gabe *Phosphorus 1000.*
*Arnica* in tieferen Potenzen in der D4 oder D6 leistet gute Dienste bei Gehirnerschütterungen, Blutergüssen, Gelenkdistorsionen und Weichteilverletzungen, nach denen *Rhus toxicodendron* oft folgt.
Ferner bei inneren Schäden nach starken Überanstrengungen, aber auch vor zu erwartenden Anstrengungen, wie zum Beispiel Rennen bei Pferden oder Hunden. Überdies ist *Arnica C30* beim alten Hund ein Mittel, ihn jung zu halten, wenn es ihm 2-mal wöchentlich gegeben wird.
Die intensive Wirkung von *Carbo vegetabilis* auf kachektische Tiere wird verständlich dadurch, dass die homöopathische Wirkung von *Carbo* nicht auf der Adsorption beruht – das ist nur eine Wirkung von *Carbo* nicht auf der Adsorption beruht, sondern auf Regulierung des gestörten Kohlensäurenhaushalts. Die

Überladung des Organismus zeigt sich an der großen Schwäche und Mattigkeit infolge erlahmender Blutzirkulation, an der Kollapsneigung, dem kalten Atem, an bläulichen Conjunktiven, wie wir sie bei den Enteritiden mit heftigen Durchfällen beobachten können.
Diese Durchfälle sind sehr übelriechend und wässerig, machen Brennen am After, so dass die Tiere mit gekrümmtem Rücken dastehen und heftig pressen. Überdies kollert es im Gedärm: der aufgetriebene Gasbauch ist eine sehr wichtige Indikation für die Anwendung von *Carbo vegetabilis* in der Tiermedizin.
Eine Tonisierung des Darmes beim Fleischfresser erreicht man auf die Dauer mit *Nux vomica* und *Carbo vegetabilis*, beides in der D6. Chronische Magen-Darm-Katarrhe bei Hund und Katze werden mit diesen beiden Mitteln innerhalb kurzer Zeit ausgeheilt.
Ein sehr geschätztes Mittel ist das Schlangengift *Lachesis* in der D8. Es hat einen großen Wirkungskreis – es umfasst alle Infektionskrankheiten, die zur Hämolyse neigen und mit Apathie, hohem Fieber und schnellem Puls einhergehen. *Lachesis* ist spezifisch bei Rotlauf der Schweine. Bei allen Krankheiten, die von der Gebärmutter ausgehen, den Nachgeburtskrankheiten und den akuten Allgemeinerkrankungen denkt man an *Lachesis.*
In der Rinderpraxis ist typisch, dass bei den Lachesis-Krankheiten die Milch schon vor dem Auftreten der klinischen Erscheinungen zurückgeht. Man kann also die Vorstadien dieser Krankheiten mit *Lachesis* bereits kupieren.
Bei der Behandlung der Nierenkrankheiten hat *Cantharis* seinen festen Platz bei der akuten Nephritis, wie auch bei schmerzhaften Vagina-Entzündungen.
Ein gut wirksames Mittel bei Koliken der Rinder und Kälber ist *Colchicum,* während die Diarrhöe beim Kalb *Podophyllum* verlangt, das wunderbar hilft, sofern nicht Parasiten die Ursache sind. Die fieberhaften Durchfälle verlangen *Pyrogenium.*
Viel Sorgen in der tierärztlichen Praxis macht die Aktinomykose der Rinder, aber auch hier weiß die Homöopathie Rat und hat im *Kalium jodatum D 3* ein spezifisches Mittel gefunden.
Die Homöopathie als heilende Kunst ist für den Arzt das Wesentliche, das Eigentliche der Medizin, und ich möchte meinen, dass der glücklich zu nennen ist, der die homöopathische Philosophie und das Denken nach der Ähnlichkeitsregel in diesem Leben erfasst und diese Stufe des Denkens eingenommen hat. Sie wissen um das erhebende Gefühl der beglückenden Erkenntnis.
So ähnlich, möchte ich zum Schlusse sagen, so ähnlich ist es wohl 1827, noch zu Lebzeiten Hahnemanns und Goethes, dem großen deutschen Naturforscher Wilhelm von Humboldt ergangen, als er zum ersten Male in Schlesien auf dem Lande die Bhagavadgita las, deren erste Übersetzung Deutschland um diese Zeit erreicht hat und die Ihr früherer Staatspräsident so glücklich kommentiert hat – er schrieb, dass sein beständiges Gefühl Dank war gegen das Geschick, dass es ihn habe leben lassen, dieses Werk noch kennenzulernen, weil es wohl das Tiefste und Erhabenste sei, was die Welt aufzuweisen hat.
Und lassen Sie mich schließen mit dem Vers aus Goethes Nachlass:

Wer sich selbst und andere kennt, wird auch hier erkennen –
Orient und Okzident sind nicht mehr zu trennen.
Sinnig zwischen beiden Welten, sich zu wiegen, lass ich gelten
also zwischen Ost und Westen sich bewegen, sei zum Besten!

## 5. Taking the case from a silent patient Washington 1974

(Vortrag auf dem XXIX$^{th}$ International Congress for Homoeopathic Medicine vom 31. Mai bis 10. Juni 1974, Washington/DC und San Francisco, USA.)

Natürlich kann ein Tierarzt, ebensowenig wie ein Kinderarzt, Krankheiten riechen oder den Patienten ansehen und sagen, welche Mittel er braucht. Gewiss, es geht (*Sulf, Psor., Ac. nitr.*), aber doch nur in den seltensten Fällen.
Wie der Kinderarzt die Eltern, so benötigt man bei der homöopathischen Behandlung der Tiere den Besitzer oder den Pfleger, um nach deren Aussagen und den eigenen Beobachtungen die Arzneimittelwahl zu treffen.

Im Sonntagsdienst wurde mir letzthin ein Pudel von 9 Jahren vorgestellt, der unter ständiger Betreuung eines Tierarztes steht. Dieses Mal war ein Erbrechen der Grund, weswegen er gebraucht wurde: er litt an heftigem Erbrechen von weißlichem Schleim, dazu war er sehr verkrampft, hatte Aufstoßen und natürlich keinen Appetit. *Nux vom. D 6*, stündlich eine Gabe bis zur Besserung, half ihm auf die Sprünge.
Von der schnellen Wirkung dieser Arznei überrascht, kamen die Leute später wieder.
Was ergibt die Anamnese?
Der Vorbericht zeigt, dass der Hund sehr ängstlich und nervös ist. Aus Angst entfernt er sich nicht von seinem Herrn. Bei einem Spaziergang im Wald z. B. läuft er nie in den Wald hinein oder spürt dem Wild nach. Auch auf der Straße kann er ohne Leine geführt werden, eben weil er sich von seinem Herrn – wohlgemerkt aus Angst – nicht entfernt, nicht etwa aus Treue oder ähnlichen Motiven, die die Menschen ihm gerne unterstellen. Soll er getrimmt oder geschoren werden, dann zittert er vor Angst wie Espenlaub so sehr, dass zwei Leute ihn festhalten müssen, damit er nicht vom Tisch springt.
Süßigkeiten mag er sehr gern, aber nur kurz ist die Freude: bald bricht er alles wieder aus. Daneben ist er nicht wählerisch, er frisst Salat und Gurken ebenso wie rohes und gekochtes Fleisch und ist auch sonst kein Kostverächter.
Die Untersuchung der Mundhöhle ergab chronische Zahnfleischentzündung, und an den Augen fanden wir eine ebenfalls chronische Bindehaut- und Hornhautentzündung, weswegen der Hund ständig in Behandlung ist.
Die Augenbefunde werden zwar zeitweise auf die Behandlung besser, aber nie ganz gut.

Für alle vom Fach ist – so vermute ich – die homöopathische Arzneimitteldiagnose klar: *Argentum nitricum.*
Fassen wir unsere Befunde zusammen, so haben wir

1. das angstvolle Wesen im Vordergrund
2. Verschlimmerung der Aufregung, wenn wir an das starke Zittern vor dem Trimmen denken
3. die Gier auf Süßes, was nicht vertragen wird
4. die Zahnfleischentzündung
5. die nicht heilen wollende Conjunktivitis und Kreatitis.

Ein 1 Jahr alter Perserkater wird von weit her gebracht. Die Besitzerin hat mein Buch über die homöopathische Behandlung der Katzen gelesen und kommt dann mit ihm aus einer 240 km entfernten Stadt. Mehrere Tierärzte und eine Universitätsklinik hatten das Kätzchen in Behandlung wegen eines Schnupfens, der nun chronisch mit gelb-schleimigem Ausfluss, hauptsächlich auf das rechte Nasenloch beschränkt war, vorher aber auf beiden Seiten herrschte.
Das arme Tier war durch die hohen Antibiotika- und Sulfonamiddosen sehr herunter, litt an schleimigen Durchfällen wechselnder Farbe und war stark abgemagert.
Charakterlich zärtlich, anhänglich, sehr liebebedürftig, ein Schmeichelkätzchen – also nichts von der Männlichkeit eines Katers an sich – gehört er zum Pulsatilla-Typ:
Er erhielt zunächst zur Ausscheidung der Arzneien eine Injektion *Sulfur C 30* und danach *Pulsatilla C 30* jeden 3. Tag einige Korn, bis nach kurzer Zeit der Ausfluss zäh wurde und wenige Gaben *Kalium bichromicum C 30* endgültig Besserung brachten.

Heutzutage werden die Haustiere in einer Großstadt immer kleiner. Bedingt durch die teuren Mieten, sind die Wohnungen kleiner und nicht jeder hält sich einen Hund oder eine Katze, nein – Feldhasen, Kaninchen, Goldhamster und Meerschweinchen sind stark im Zunehmen. So kommt es, dass man in einer Kleintierpraxis auch diesen Gattungen intensiv Aufmerksamkeit schenken muss. Je kleiner, umso schwieriger, aber auch sie sind der homöopathischen Behandlung zugänglich.

Hier ein Meerschweinchen: Es war gebadet worden und lief dann anschließend noch etwas herum, trotzdem erkältete es sich. Es fing an zu niesen, bekam Nasenausfluss, und als man es zum Tierarzt brachte, war eine kräftige Pleuritis zu diagnostizieren mit starken Reibegeräuschen und trockenem Husten. Man merkte, wie schmerzhaft die Atmung des kleinen Kerlchens war, es bewegte sich nicht, blieb unverwandt in einer Ecke seines Käfigs und vermied ängstlich jede Bewegung.
Woran denkt dann der Homöopath?
An *Bryonia!* Dem Tierchen wurde *Bryonia D 30* und 3 Tage später *Bryonia D 200* gespritzt, und innerhalb dieser wenigen Tage war das Krankheitsbild aufge-

hoben. Dieses zauberhaft anmutende Ergebnis verdanke ich Voegeli, der bei *Bryonia*-Pleurititis diese Behandlung empfiehlt.

Was *Lachesis* anbelangt, so ist dies ein Mittel, das in der Tiermedizin auch von solchen Kollegen mit großem Erfolg angewendet wird, die sich homöopathische Gedankengänge nicht oder nicht genügend angeeignet haben (was bei Anwendung der anderen homöopathischen Mittel unbedingt notwendig ist). In der Rinderpraxis wird es täglich gebraucht.

Wie kommt das?
Während Hering schon 1837 über die Wirkung des Schlangengiftes beim Menschen berichtet hat, fanden sich erst in den 30iger Jahren dieses Jahrhunderts, also hundert Jahre später, 72 deutsche Tierärzte in einer Arbeitsgemeinschaft zusammen, um die Brauchbarkeit von *Lachesis* bei den vielfältigen Rinderkrankheiten zu erforschen.
Es fing so an: Einer von Ihnen, Heinboth, nahm *Lachesis*-Gift in verdünntem Meerwasser, damals unter dem Namen *Lachesis Bengen* im Handel, und spritzte es intravenös zwei gesunden Pferden und Kühen seines väterlichen Bestandes. Diese vier Tiere waren fieberfrei und völlig gesund. Die beiden Stuten, 6 und 9 Jahre alt, gehörten dem schweren Kaltblut an.

Und das Ergebnis?
Die beiden Tiere zeigten einige Stunden Benommenheit und Schwindel, die sich im Taumeln und Schwanken – besonders der Hinterhand – bemerkbar machen. Weiter sah man tränende Augen mit ödematöser Schwellung der Lider, starke Schmerzhaftigkeit des ganzen Kopfes und des Kehlganges.
Pferde verweigerten das Futter infolge des Nichtschluckenkönnens. Schwellung der Hinterextremitäten. Puls stark und klopfend. Mehrtägiger Nasenausfluss. Schließlich zeigten die Pferde am zweiten Tag noch einen starken Juckreiz. Die Harnsekretion der Rosse war verstärkt.
Die beiden Kühe verhielten sich ähnlich, nur waren die Schwindelanfälle noch heftiger.
Auch das laktierende Euter wurde stark ergriffen. Kräftige Rötungen und Schwellungen traten hier auf. Die Wirkung auf die Genitalien war deutlicher als bei den Stuten. Eine Kuh verkalbte zwei Tage nach der Injektion. Der Hautausschlag trat weniger hervor. Ich kann versichern, schreibt er, dass beim Auftreten dieser Reaktionen mir gar nicht wohl zu Mute war, und dass mir die anscheinend venösen Stauungen Sorge bereiteten. Diese Erscheinungen gingen aber – abgesehen von der Rhinitis und dem Hautausschlag – ziemlich schnell zurück.
Dieses an die toxische Grenze führende Arzneimittelbild hat Madaus dann mit der D 2 bei Mäusen vervollständigt. Er untersuchte bei solchermaßen vorbehandelten Tieren Leber und Herz histologisch (Paraffineinbettung, Schnittdicke 5 my, Hämatoxylin-Eosin-Färbung). Die Leber zeigte starke Nekrose. Es wurden herdförmige multiple Nekrosen mit Kernverlust und Kernzerfall sowie ein Verschwinden der Zellstruktur überhaupt beobachtet.
Das Herz zeigte kleine Nekroseherde mit Zerfall des Herzmuskels (scholliger Zerfall, Verlust der Querstreifung und Wucherung des Bindegewebes).

Zu diesen Befunden kamen dann die Beobachtungen in der Praxis und die Erfahrung hinzu. Die Versuche und Arbeiten über *Lachesis* brachten auch viele Sackgassen. Einer z. B. (Demel) wollte auf Nummer Sicher gehen und kombinierte die *Lachesis*-Therapie bei Gebärmutter-Erkrankung des Rindes mit gleichzeitiger Applikation von Jodpräparaten. Selbstverständlich war da kein Erfolg zu erwarten, und das überrascht auch keinen Homöopathen.
Andere aber behandelten die Metritis ausschließlich mit *Lachesis* und erhielten gute Resultate. In allen Berichten kommt die Befriedigung zum Ausdruck, dass sich das hochgradig gestörte Allgemeinbefinden rasch bessert, dann der Fieberabfall einsetzt, wodurch sich die Atem- und Pulsfrequenz normalisiert, und das in den ersten 24 Stunden nach der Injektion!
Z. T. festsitzende Nachgeburten werden von selbst ausgestoßen oder so gelockert, dass die manuelle Abnahme mühelos und ohne Schädigung des Patienten vor sich geht. Die Atonie des Uterus wurde behoben, fortschreitende Nekrosen gebannt und somit lokalisiert.
Die positiven Berichte von immerhin 72 Mitarbeitern des Kolleg. Thienel ergeben dann das Anwendungsgebiet von *Lachesis* wie es heute gang und gäbe ist. Heute werden Puerperalfieber, Septikämien, Phlegmone, Mastitis, Pneumonie, kurz alle Infektionskrankheiten mit Neigung zu Hämolyse, mit *Lachesis* behandelt.
Hohes Fieber, gestörtes Allgemeinbefinden und schneller Puls sind die 3 Leitsymptome, an die man bei *Lachesis* denken muss. Bei Kühen kommt hinzu, dass sie im Vorfeld einer *Lachesis*krankheit keine Milch mehr geben, sie also auf dieses Zeichen hin schon erfolgreich mit *Lachesis* behandelt werden können. Ein spezifisches Mittel ist es ferner bei Rotlauf der Schweine (wie auch der Menschen), sowie auch der Mastitis necrotica, der Holsteinischen Euterseuche der Schafe. Bei akuten Krankheiten wird es in D 8, sonst auch in D 15 oder D 30 gespritzt.
*Lachesis* sollte man nach alter Regel immer spritzen, weil ja auch eine Schlange mit dem Biss parenteral eindringt, übrigens ebenso wie *Acidum formicicum* und *Apis*. In der Zeit der großen *Lachesis*-Prüfung durch die Tierärzte ist die Injektion homöopathischer Mittel ganz allgemein als nützlich und wirksam wie auch gefahrlos erkannt worden und hat sich dann auch auf dem humanen Sektor eingebürgert.
Meine Damen und Herren, das kurz aus der Veterinärmedizin. Das Berufsleben eines Homöopathen, der mit der genialen Methode Hahnemanns arbeitet, ist relativ kurz, denn es gehen voraus lange Hochschuljahre, Jahre mit den Behandlungsmaximen der Schule, Jahre der Zuwendung und des Studiums der Homöopathie. Bis man unter vollem Segel steht, ist viel Zeit verstrichen.
Man sollte deswegen m. E. jede Tagung und jede Zusammenkunft besuchen, denn »große Gesinnungen und Gedanken« – wie Goethe sagt – »sind uns eigentlich immerfort nötig, wenn das graue Netz des täglichen Lebens sich nicht über uns zusammenziehen und seine Farbe auf uns übertragen soll.«

## 6. Die Tollwut beim Menschen und ihre Behandlung

(Erfahrungsheilkunde, Band X 1961, Heft 6, Seite 272)

Die Behandlung des Menschen beim Biss von tollwutverdächtigen Tieren besteht in der prophylaktischen Impfung, deren Wert unbestritten ist. Sollte jedoch, aus welchen Gründen auch immer, die Tollwut effektiv ausbrechen, so wird man trotz infauster Prognose den Versuch einer Behandlung machen müssen. Ein wirksames Heilverfahren ist im Allgemeinen nicht bekannt, und die Tollwut wird bis jetzt als eine Krankheit mit unbedingt letalem Ausgang betrachtet.
Wie sieht das Bild der Tollwut beim Menschen aus, und wie haben sie unsere Altvorderen, die ja die Impfspritze noch nicht kannten, behandelt?
Nach Brauchle und Miessner hat die Tollwut eine Inkubationszeit von 15–60 Tagen, in Ausnahmefällen bis zu 6 Monaten. Die längst abgeheilten Bissstellen beginnen sich zu röten, manchmal zu eitern, während gleichzeitig nervöse Unruhe, Kopfschmerzen und Schlaflosigkeit bestehen. 2 bis 4 Tage später treten beim Versuch, Flüssigkeit zu schlucken, krampfhafte Zusammenziehungen der Schlund-, Kehlkopf- und Atemmuskulatur auf mit Erstickungsgefühl und größter Herzangst. Schon beim Anblick von Wasser oder beim Hören des Geräusches von fließendem Wasser treten schmerzhafte Schlundkrämpfe ein, die zu allgemeinen Krampfanfällen Anlass geben. Dabei bestehen heftigster Durst und Wasserscheu. Immer drohender wird mit jedem Anfall die Erstickungsgefahr. Manchmal erliegen die Kranken einem solchen Anfall oder kommen kurz danach ad exitum. Zwischen den Anfällen sind die Kranken unruhig oder kriechen unaufhörlich mit zitternden Bewegungen im Zimmer umher. Der Speichel fließt massenhaft aus dem Mund, weil er nicht abgeschluckt werden kann. Die Stimme wird heiser. Das anfänglich nur geringe Fieber steigt auf 41 °C und höher. Sterben die Kranken nicht schon in diesem Zustand der Unruhe, so erliegen sie bald einer ausgebreiteten Muskellähmung, von der schließlich auch die Atemmuskeln ergriffen werden.
Differentialdiagnostisch unterscheidet sich der Tetanus hauptsächlich durch das Auftreten von Kieferklemme und Gesichtslähme von der Tollwut. Empfindsame Personen können aus Angst, eine echte Tollwut zu bekommen, tollwutähnliche Erscheinungen hervorbringen.
Prophylaktisch empfiehlt die Volksmedizin Auflagen von zerriebenem *Knoblauch* auf die Bisswunden durch tollwutverdächtige Tiere. Brauchle rät, sie mit Zitronensaft zu beträufeln, indem man die Wundränder etwas auseinanderzieht und danach mit feucht-kühlen, in Zitronenwasser getränkten Packungen verbindet, welche man häufig erneuert, spätestens sobald sie heiß geworden sind. Lutze empfiehlt in seinem Lehrbuch (1871), dem Patienten 3 Tage lang *Belladonna C30* und *Hyoscyamus C30* in 2-stdl. Wechsel zu geben. Er fügt hinzu: Die Erfahrung lehre, dass durchaus nicht jeder von einem tollen Hunde Gebissene auch toll werde, vielmehr finde dies nur in den wenigsten Fällen statt. Das Einnehmen beruhige aber jeden Gebissenen, der oft durch die Vorspiegelungen seiner Phantasie kränker sei als in Wirklichkeit.
Soviel zur Prophylaxe.

Die oben genannten Mittel haben aber – fügt Lutze hinzu – auch schon solche Patienten geheilt, bei denen Wasserscheu und Hundswut ausgebrochen war. Manche homöopathischen Ärzte würden noch *Lachesis* empfehlen, nach seinen Erfahrungen seien beide Mittel allein vollkommen ausreichend.
Als ganz untrügliches Mittel empfehlen übereinstimmend Brauchle, Lutze und Winsch, der große Berliner Naturarzt, das Schwitzen, zur Vorbeugung ebenso wie zur Behandlung. Winsch rät beim Biss vermeintlich tollwütiger Tiere (und Schlangen) zu einer Schwitzprozedur mit Nachschwitzen im Bett in einer Ausdehnung bis zu 2 Std. und empfiehlt dasselbe an den beiden folgenden Tagen; dann sei jede ernste Gefahr vorüber. Auch Lutze preist als ein Mittel, »welches bis jetzt in jedem Falle geholfen hat, selbst bei Wasserscheu und ausgebrochener Wut«, das Schwitzen (Dampfbad), das, wie auch Brauchle betont, vor dem Ausbruch der Krankheit schützt. Brauchle verbindet bei ausgebrochener Krankheit Schwitzpackungen mit Darmeinläufen und Bleibeklistieren, um den quälenden Durst zu mindern oder zu stillen. Auch er rät, wie Lutze, den Kranken seelisch zu beruhigen, damit er nicht einer reinen Angststörung zum Opfer falle. Lutze, der frequentierteste Arzt des vorigen Jahrhunderts, berichtet von einem geheilten Tollwutkranken, einem Bauernknecht in Pommern, von dem er schon in seiner Kindheit von Augenzeugen erzählt bekam:
»Als bei ihm schon Wasserscheu und Hundswut ausgebrochen waren, warfen ihn die Männer in ein Bett, banden ihn mit Stricken fest und warfen nun eine Menge Betten auf ihn in der Absicht, ihn zu ersticken, da in früherer Zeit öfters Tollwütige getötet wurden. Um ihrer Sache sicher zu sein, setzten sich mehrere Personen auf die übergeworfenen Betten und blieben wohl eine Stunde sitzen. Als nun alles still war und sie glaubten, der gefährliche Kranke sei längst eine Leiche, nahmen sie ein Bett nach dem anderen ab und – siehe da – der Totgeglaubte lag, von Schweiß triefend, aber völlig genesen, unter der weichen Last, und es hat sich nie wieder das kleinste Symptom jenes Leidens bei ihm gezeigt.«

**Literatur:**
Brauchle: Naturheilkunde.
Lutze: Lehrbuch der Homöopathie.
Winsch: Der Weg zur Selbsthilfe.
Künzle: Das große Kräuterheilbuch.
Miessner: Kriegstierseuchen.
Hutyra-Marek-Manninger: Spez. Pathologie und Therapie der Haustiere.

**Nachsatz 1977:**
Auch die Chinesen waren vor den Bissen tollwütiger Tiere nicht sicher. In ihrer jahrtausendealten Akupunktur haben sie diese Therapie entwickelt: Nach dem Biss eines tollwutverdächtigen Tieres stechen sie den Chenn Tchou, den Gouverneurspunkt 11 – auf dem Dornaufsatz des 4. Rückenwirbels gelegen – dreimal im Abstand von 2 Stunden und aktivieren damit die körpereigene Abwehr.
Ist keine Nadel zur Hand, wird mit dem Fingernagel stark und tief mit leicht drehenden Bewegungen dieser Punkt 3–5 Minuten lang gepresst, ebenfalls 3-mal im 2-Stunden-Intervall.

# 7. Ein Beitrag über den Wert von Impfungen bei Mensch und Tier

(»Allgemeine Homöopathische Zeitung«, 6/1993, S. 225 ff.)

**Entdeckung und Entwicklung der Impfungen**

Die neue Zeit nach der Französischen Revolution brachte eine außerordentliche Umwälzung auf nahezu jeder Ebene menschlichen Denkens – auch in der Medizin.

1796 formulierte HAHNEMANN erstmals den Begriff des Simile im Hufeland-Journal. Im gleichen Jahr entdeckte JENNER, dass Inokulation mit Kuhpocken die spätere Infektion verhindert.

Parallel zur Homöopathie begann damals das Zeitalter der Impfungen, das im 20. Jahrhundert seine Blüte erlebt.

HAHNEMANN war einer der ersten, der JENNERS Entdeckung würdigte, zielen doch sowohl Homöopathie als auch Impfungen darauf ab, die Gesundheit dadurch zu fördern, dass das Immunsystem durch die »ähnlich« gewählte Substanz gefordert und seine Reaktionskraft gesteigert wird.

Allerdings stellen Impfungen einen recht groben Gebrauch des Simile dar, und Homöopathen haben sich schon immer für einen vorsichtigen Umgang ausgesprochen.

Klinische Erfahrung legt überdies nahe, dass das »Durchmachen« einer natürlichen Krankheit das **gesamte** Immunsystem stärkt, während Impfungen, die die Immunität gegenüber bestimmten »Krankheiten« erhöhen sollen, die Fähigkeit des Organismus, mit anderen Krankheiten fertig zu werden, verringern können – und dies erfahrungsgemäß auch tun.

Nach den Pocken folgte die Tollwut-Impfung durch PASTEUR 1885, dann in Abständen die Impfungen gegen Cholera, Typhus, Diphtherie, Tuberkulose, Gelbfieber, Influenza, Kinderlähmung 1954/56 und andere.

Die meisten haben sich bewährt, besonders bei den Epidemien, die Afrika, Asien und Latein-Amerika heimsuchten. Man bedenke, dass bislang das Heer der kolonialen Angestellten in Übersee, die Kaufleute, die Diplomaten stark gefährdet waren, ja durch diese Seuchen regelrecht dezimiert wurden.

Es kamen immer mehr Impfungen gegen Krankheiten auf, die bisher zu den gewöhnlichen gezählt wurden: 1925 Impfung gegen Keuchhusten, 1960 Masern, 1966 Röteln und 1967 Mumps.

Inzwischen mehren sich die Stimmen, die gerade diese typischen Kinderkrankheiten für die körperliche und seelisch-geistige Entwicklung hoch einschätzen und diese Impfungen als einen Hemmfaktor betrachten.

Ihre Begründung? Der Körper muss lernen, **wie** er mit einer Krankheit umgeht, und dazu braucht er ein gewisses Maß an Praxis. Ebenso wie Sprachen im jugendlichen Alter spielend gelernt werden, so lässt sich auch die Sprache der Krankheit erlernen, wenn wir jung sind. Bringt man den Körper um diese Erfahrung, ist es gut möglich, dass er niemals Abwehrmechanismen entwickelt. Das Immunsystem kann also durch die Krankheit im jugendlichen Alter nur profitieren.

## Die Bedeutung des Impfalters

Um das Impfalter haben sich Ärzte wie Forscher leider wenig gekümmert. Erwiesen ist, dass ein erwachsener Organismus mit einem gefestigten Immunsystem den Impfstress besser vertragen kann als ein 2 Monate alter Säugling. Dies ist das Alter, in dem z. B. die Immunisation der amerikanischen Kinder beginnt. Nahezu jedes ist bis zum Alter von 2 Jahren bereits gegen 7 oder 8 Krankheiten geimpft, Ausnahmen werden nur aus religiösen Gründen geduldet.

Deshalb wird neuerdings die Forderung in den USA erhoben, erst nach dem 3. Jahr mit den Impfungen zu beginnen, wenn die Kinder imstande sind, sich im Falle eines nachfolgenden Impfschadens zu artikulieren.

Dem Impftrend selbst ist natürlich schwer zu widerstehen! Welche Mutter will ihr Kind nicht geschützt wissen? Welche berufstätigen Eltern können es sich erlauben, Tage und Wochen daheim zu bleiben, um das schulpflichtige Kind zu betreuen?

Dieser Hang zur Bequemlichkeit – die am Ende stets siegt – betrifft auch Ärzte und Kinderärzte: Keine Hausbesuche, keine nächtlichen Störungen – stattdessen ein beständiger Strom von Müttern und Kindern zur obligatorischen Spritze.

## Impfungen und natürliches Krankheitsauftreten

Schaut man sich die Verlaufskurven anhand von Statistiken an, so fällt auf, dass lange vor Einführung der Impfungen die Krankheitskurven rückläufig waren, besonders bei Tuberkulose, Keuchhusten, Diphtherie, Scharlach und Tetanus. Bei der Kinderlähmung zeigte die Kurve nach gespritzten Impfungen (Salk) die gleichen Abläufe. Hingegen war nach Einführung der Schluckimpfung ein Rückgang zu verzeichnen – offensichtlich ein Erfolg der peroralen Impfung.

Bei unseren Haustieren verlief die Entwicklung nicht anders, ja analog. Als Augenzeuge kann ich berichten, dass nach dem 2. Weltkrieg die Staupe unter den Hunden grassierte. Einige Rassen waren so gut wie immun, z. B. Boxer und Terrier, empfindlich dagegen Dackel, Pudel, Spaniel und Schäferhunde.

Bei Katzen war es die Katzenseuche, eine infektiöse Panleukopenie, die wie ein Fegefeuer durch Dörfer und Städte zog und reiche Ernte hielt. In manchen Orten verlief sie so rasch tödlich, dass man zuerst eine Vergiftung in Betracht zog.

Andererseits war festzustellen, dass die nachfolgenden Generationen kräftig und seuchenfrei aufwuchsen, bis – meist nach 3–4 Jahren – eine neue Seuchenwelle heranrauschte, die aber wegen der eingetretenen und vererbten Immunität wesentlich besser überstanden wurde.

Dies ist ein Gewinn für die Art.

Nun starben beileibe nicht alle erkrankten Tiere. Viele kamen ohne die geringste Behandlung durch. Wer das Wagnis einging, Tiere homöopathisch zu behandeln, der konnte nach einigen Versuchen erfahren, dass die Chancen, die Seuchen mit homöopathischen Arzneien zu behandeln, **gut** waren, sofern man die Patienten zu Beginn der Krankheitserscheinungen zu Gesicht bekam.

Der aufmerksame Zeitgenosse konnte aber auch beobachten, dass Anfang der 50er Jahre die Mortalität dieser Seuchen erheblich abnahm und sich so abschwächte, dass man meinen konnte, sie seien auf dem Weg zu erlöschen.

**Und genau zu diesem Zeitpunkt** kamen die ersten Schutzimpfungen: von der Industrie kräftig propagiert, von den Tierhaltern günstig aufgenommen, und von den Tierärzten selbstverständlich nicht abgelehnt.
Um 1950 gab es in Frankfurt am Main, einer Stadt von damals 550 000 Einwohnern, ganze 8 Tierärzte, die existenziell nicht auf Rosen gebettet waren.
Erst der Zoodirektor GRZIMEK mit seinen Fernsehserien und die allgemein gestiegene Wertschätzung des Haustieres änderten die Verhältnisse und brachten eine enorme Zunahme der tierärztlichen Praxen und Kleintier-Kliniken und – damit verbunden – eine gewaltige Zunahme der Schutzimpfungen.
Man entdeckte außer der Staupe noch andere kleine und selten vorkommende Seuchen. Die nahm man mit in das Impfprogramm auf, so dass mehrere Impfungen gegen Seuchen in einer Spritze, meistens jedes Jahr, dem Hund und der Katze subkutan verabreicht werden.
Ich bin sicher, dass die Behandlung der verheerenden Folgen dieser Überimpfung einen großen Teil des heutigen Klientels darstellt: rasant ansteigende Allergien, Hautkrankheiten, Immunschwäche, das weite Feld der Verhaltensstörungen, Hüftdysplasien und alle Arten von Krebs.
Ich sage **nicht**, dass all diese Krankheiten **nur** die Folgekrankheiten der Impfungen wären, aber m. E. sind sie neben dem Antibiotika- und Cortison-Missbrauch am Entstehen dieser Plagen maßgeblich beteiligt.

### Homöopathie als Impfersatz beim Tier

Von einem Versuch, Hunde gegen Staupe »homöopathisch zu impfen«, kann ich berichten. Man wählte den verschiedenen Formen der Staupe ähnliche homöopathische Mittel und verabreichte diese in der 200. Potenz vorbeugend, jeweils abends im Wechsel über 7 Tage in dieser Reihenfolge: *Sulfur, Sulfur, Tuberkulin, Sulfur, Sulfur, Lyssinum, Sulfur,* zwei wichtige Nosoden im Sulfurmantel.
Von dieser Entdeckung erfuhr ich 1959, als ich meinen liebenswürdigen Kollegen DUVERDYN in Brüssel besuchte. Es war seine Idee.
Die Mehrzahl der Hundebesitzer wollte – dem Trend der Zeit folgend – die Spritze! Eine kleine Anzahl von Tierfreunden war aber der Homöopathie gegenüber aufgeschlossen. Diesen wenigen schlug ich vor, ihre Hunde kostenfrei zu behandeln, falls sie doch die Staupe bekommen sollten. Das war ein überzeugendes Argument in der damals geldknappen Zeit!
Im Laufe der langen Praxisjahre kam ich auf ein gutes Dutzend von so geimpften Hunden, die ich trotz der Fluktuation in der Großstadt und Abgängen wegen Verlegung des Wohnsitzes der Hundebesitzer von Geburt bis zum Tod beobachten konnte.
Alle homöopathisch »geimpften« Hunde haben dem Staupevirus standgehalten, keiner erkrankte daran, ja sie trat nicht einmal abgeschwächt auf.

### Schädliche Folgen der Impfung

Für den Einzelnen ist es schwer, gegen den Strom der Zeit zu schwimmen, es sei denn, die Schäden und Nachteile einer konventionellen Impfung treten so gravierend auf, wie es letzthin mit der Maul- und Klauenseuche (MKS) geschah:

Der zuständige Bundestagsausschuss musste einer EG-Empfehlung zustimmen, dass ab 1992 in Deutschland nicht mehr gegen die MKS geimpft werden darf, weil Seuchenausbrüche immer nur durch die Impfung erfolgten. Die impfenden Länder Italien und Deutschland sind die letzten in Europa, in denen die Seuche offen zutage trat. Sie verhinderten daher nicht, wie so oft behauptet wurde, die Ausbreitung der Seuche, sondern waren ihrerseits stets der Ausgangspunkt und daher die eigentliche Gefahr für alle seuchenfreien Länder.

Die anfangs erwähnte Überimpfung der amerikanischen Säuglinge vom 2. Monat an lässt in den USA Stimmen laut werden, die die Folgen dieses kommerziellen Treibens aufdecken.

Harris L. Coulter hat ein Buch darüber geschrieben. Er bespricht darin die ganze Reihe der Impf-Nebenwirkungen und auch solche, die sich erst Jahre oder Jahrzehnte später bemerkbar machen, ja manchmal auch erst in der nächsten Generation. So beschreibt er Reaktionen, die auch in unserem Schrifttum z. T. nicht unbekannt sind:

1. Hautreaktionen
2. Fieber
3. Erbrechen, Durchfall, übermäßige Blähungen
4. Hals-Nasen-Ohren-Infektionen
5. Schreien und Weinen. Dabei unterscheidet er ein schrilles durchdringendes Schreien, sehr hoch vom Ton, was an den Cri encéphalique denken lässt, wofür wir ja das vorzüglich wirkende Apis haben, und ein Weinen, das ununterbrochen über Stunden und Tage anhalten kann. Das Kind schläft nur aus Erschöpfung ein, nach dem Erwachen beginnt es aufs Neue zu weinen. Er deutet dies als Zeichen einer ernsthaften Reizung des Gehirns.
6. Schock
7. Abnorme Schläfrigkeit
8. Krämpfe und Epilepsie
9. Verlust der Muskelkontrolle sowie verminderte Koordination, Paraplegie und Lähmung aller Extremitäten.
10. Nach einer skandinavischen Studie Verminderung der Thrombozyten und hämolytische Anämie.
11. Hypoglykämie
12. Tod, wenn das Baby in einen Schockzustand gerät und daran zugrunde geht. Der Tod kann aber auch später eintreten. Eine Studie von Torch weist nach, dass von 200 zufällig ausgesuchten Fällen von plötzlichem Kindstod 70% in den letzten drei Wochen vor dem Tod Impfungen erhalten hatten und 26% davon innerhalb der letzten drei Lebenstage.

Als langfristige Schäden nennt Coulter chronische Krankheiten, die erst Jahre oder Jahrzehnte oder gar erst in der nächsten Generation auftreten, wie schwere neurologische Schäden, Lernschwierigkeiten, Hyperaktivität, Allergien und Überempfindlichkeiten.

Weitere schwerwiegende Folgen sind:

- Autismus (Kernsymptom der Schizophrenie, Verlust des Kontaktes mit der Wirklichkeit)

- Gehirnschäden als Folge einer Impfenzephalitis
- Anorexie, Hyperaktivität, Hypotonie, Labilität
- fehlendes Selbstbewusstsein, das durch Hypersexualität und Aggression kompensiert wird
- Epilepsie, Depressionen, Selbstmord, Wahnsinn
- Kinds-Missbrauch, Alkoholismus, Drogensucht, übermäßiger Zug zu überlauter Musik etc.
- alles Zeichen unserer Zeit!

So werden ganze Generationen durch die Impfungen nicht nur körperlich, sondern auch charakterlich schwer geschädigt!
Auch die Konzentrations- und Kritikfähigkeit werden extrem gemindert und gleichzeitig Erregbarkeit und Ängstlichkeit enorm verstärkt. Dadurch haben die Medien ein leichtes Spiel, die Massen zu beeinflussen.
Sicher kommen zu diesen Feststellungen noch andere Faktoren hinzu, aber fest steht, dass Impfungen stark an der Strukturierung von Charakter und Verhaltensweisen der heutigen und künftigen Massen beteiligt sind.

**Die homöopathische Alternative**

Der Drang zum Leben, der Hang zur Sicherheit, der Wunsch nach Schutz vor jeder Krankheit werden die Impfung als solche nicht aus der Welt schaffen.
Welche Alternativen gibt es?
Schon VOEGELI empfahl in seinen Kursen die homöopathische Poliomyelitis-Impfung mit *Lathyrus sativus*, indem er alle 4 Wochen eine Gabe verabreichte, beginnend mit der C30 über die C200, M und XM. Je nach Seuchenlage riet er zur Wiederholung alle 2–3 Jahre, wenn überhaupt.
Von anderer Seite werden die Nosoden der jeweiligen Seuche gerühmt, so empfahl PIERRE SCHMIDT zur Vorbeugung gegen Cholera:
*Camphora C200, Lachesis, Sulfur* oder *Choleratoxin*, stets in der C200.

- Malaria: *Eupatorium C200* oder *Nat. mur. C200,*
- Gelbfieber: *Cimicifuga M,*
- Tetanus: *Ledum C200, Thuja C200* oder besser noch *Tetanotoxin C200, M, XM,* eine Gabe beim Schlafengehen während dreier Tage.

Reisenden riet er als Vorbeugung gegen Müdigkeit zu *Arnica C200*, mehrmals am Tage, und seinen Kollegen zur Vermeidung des Einschlafens bei einer Abendgesellschaft, im Theater oder bei einem Vortrag die Gabe von *Opium M.*
Es ist höchste Zeit, einen alternativen Weg zu den konventionellen Impfungen zu entwickeln. Damit wird der Volksgesundheit ein großer Dienst erwiesen!

# 22 Literaturverzeichnis


| | |
|---|---|
| Aubry, P./ Bardoulat, M. | Médecine vétérinaire homéopathique Paris 1952, Editeurs Balliere & Fils |
| Biddis | Homeopathy in Veterinary Practice, Nelsons Dispensary, London |
| Burghard, H. | »Homöopathie für Tierärzte« Bd. 2, S. 41, Schlütersche Verlagsbuchhandlung 1980 |
| Coulter, H. L. | Vaccination, Social Violence and Criminality. North Atlantic Books, Berkeley, Calif. 1990 |
| Delarue, E. und S. | Impfungen – der unglaubliche Irrtum. 3. erw. Aufl. Hirthammer-Verlag 1991 |
| Dorcsi, M. | Personotrope Medizin und Homöopathie, Haug Verlag 1970 |
| Duverdyn, R. | Persönlicher Briefwechsel |
| Eckert, G. | Das hat ihr Hund zum Fressen gern, Goldmann Ratgeber 10614 |
| Eckert, G. | Für ein besseres Hundeleben – eine Hundepsychologie, Goldmann Ratgeber 10802 |
| Farré, Ch. | Eléments de Matière médicale homéopathique vétérinaire. G. Doin & Cie, Paris |
| Ferréol, M. | Homéopathie vétérinaire in »Groupement Hahnemannien de Lyon« |
| Fischer, H. | Der Hund. Dr. Willmar Schwabe Verlag 1923 |
| Gauß, F. | Wie finde ich das passende Arzneimittel? 8. Aufl., Haug Verlag 1988 |
| Günther, F. A. | Der kleine homöopathische Tierarzt. Langensalza 1884 |
| Hochstetter, K. | Einführung in die Homöopathie, 4. Aufl., Verlagsbuchhandlung Johannes Sonntag, Regensburg 1985 |
| Julian, O.-A. | Homöo-biotherapeutische Behandlung und Prophylaxe der postvaccinalen Komplikationen, Zschr. klass. Homöop. **9** (1965) 270–275 |
| Kent, J. T. | Arzneimittelbilder, 8. Aufl., 1. Nachdr., Haug Verlag 1991 |
| Lamouroux, J./ Lebeau, A. | Comment soigner un chien par l'homéopathie. Vigot Frères Paris 1954 |
| Mezger, J. | Geschichte homöopathischer Arzneimittellehre, 2. Bd. 9. verb. Auflage Haug Verlag 1991 |
| Prost-Lacuzon, J. | Dictionnaire vétérinaire homéopathique Paris 1865 |
| Raspe, Th. | Die Natur hilft heilen, Herderbücherei 965 |
| Rehm, E. | Bewährte homöopathische Rezepte, Turm-Verlag Bietigheim 1974 |
| Rehm, E. | Homöopathisches Laienbrevier, 3. Aufl., Paracelsus Verlag Stuttgart |
| Schilski, B. | Homöopathiefibel für Ärzte, Haug Verlag 1952 |

| | |
|---|---|
| Schoeler, H. | Homöopathie von A–Z, 5. Aufl., Haug Verlag 1988 |
| Schömmer, F. | Einführung in die Homöopathie für Tierärzte, Verlag M. & H. Schaper, Hannover 1948 |
| Schwab, F. G. | Vortrag XXVIII. Internationaler Kongress für homöopathische Medizin, Wien 1973 |
| Sheppard, K. | The Treatment of Dogs by Homoeopathy, Healthy Science Press, Rustington, Sussex, England 1972 |
| Sollogoub, C. | Les hépatites chronique du chien, Bosc Frères, Lyon 1957 |
| Vannier, L./ Poirier, J. | Précis de matière médicale homéopathique Paris 1958 |
| Voegeli, A. | Heilkunst in neuer Sicht, 7. Aufl., Haug Verlag 1991 |
| Wellmer, W. | Risikolose Arzneimitteltherapie, 4. Aufl., Haug Verlag 1986 |
| Wolff, H. G. | Gesunde Hunde durch homöopathische Behandlung, Haug Verlag 1964 |
| Wolff, H. G. | Soignez Vos Chiens par l'homéopathie. Editions Peyronnet, Paris 1965 |
| Wolff, H. G. | Mineral in Man and Dogs. The British Homoeopathic Journal Vol. 75, No. 1 January 1986 |
| Wolter, H. | Klinische Homöopathie in der Veterinärmedizin, 5. Aufl., Haug Verlag 1991 |
| Zimmermann, W. | Homöopathische Arzneitherpie, 5. Aufl., Verlagsbuchhandlung Johannes Sonntag, Regensburg 1990 |

# 23 Register